AF241043

LE
LANGAGE INTÉRIEUR

ET

LES PARAPHASIES

(LA FONCTION ENDOPHASIQUE)

PAR

G. SAINT-PAUL

Médecin-major de 2ᵉ classe du 66ᵉ régiment d'infanterie à Tours
Membre de la Société d'Anthropologie de Paris
Lauréat de la Faculté de médecine de Lyon

PARIS
FÉLIX ALCAN, ÉDITEUR
ANCIENNE LIBRAIRIE GERMER BAILLIÈRE ET Cⁱᵉ
108, BOULEVARD SAINT-GERMAIN, 108

1904

LE LANGAGE INTÉRIEUR

ET

LES PARAPHASIES

DU Dr G. SAINT-PAUL

Essais sur le langage intérieur. 1 vol., 150 pages. Paris, MASSON, et Lyon, STORCK, 1892 (Médaille d'argent de la Faculté de médecine de l'Université de Lyon). (*Épuisé.*)

Enquête sur le langage intérieur. Questionnaire. *Revue scientifique*, 18 juin 1892.

La physiologie, la psychologie et l'étude des langues. *Revue scientifique*, 8 juillet 1899.

Le visuelisme et l'étude des langues. *Revue scientifique*, 25 août 1900.

L'examen des malades atteints de paraphasie. *Annales médico-psychologiques*, mars-avril 1902.

Le centre de Broca et les paraphasies. *Tribune médicale*, 5, 12, 19 mars 1902.

L'instinct sexuel (à propos d'un ouvrage de M. HAVELOCK ELLIS). *Arch. d'Anthrop. crim.*, 15 avril 1902.

Souvenirs de Tunisie (*Notes et Études sur la Tunisie et sur l'Algérie*). Paris et Limoges, Henri CHARLES-LAVAUZELLE. (*Sous presse.*)

Réflexions sur les mœurs et sur le caractère des Indigènes tunisiens. *Bulletins et Mémoires de la Société d'Anthropologie de Paris*, 1902, n° 3.

Le Roule-Sac. *Touraine médicale*, novembre 1902, et *Arch. médico-chirurg. du Centre*, 1er février 1903.

La Jeffa. *Annales d'hygiène publique et de médecine légale*, mai 1899.

Études sur l'emploi de la Jeffa pour le transport d'hommes de troupes malades ou valides dans les régions sahariennes. Mém. de 60 p., avec 50 photogr., 1897.

La Jeffa et le transport des malades et des blessés dans les régions désertiques. Communic. à la Cruz Roja, 1899.

Une épidémie de variole à Gafsa en 1897. Vaccinations. Prophylaxie. *Annales d'hyg. publ. et de méd. lég.*, janvier 1899. (Médaille d'argent sur propos. de l'Académie de Médecine.)

L'assassinat du Marquis de Morès au point de vue médico-légal. 1896.

L'appréciation de l'étendue et de la valeur des zones de matité thoracique. Le coefficient de matité thoracique. *Médecine scientifique*, novembre 1901.

LE
LANGAGE INTÉRIEUR

ET

LES PARAPHASIES

(LA FONCTION ENDOPHASIQUE)

PAR

G. SAINT-PAUL

Médecin-major de 2ᵉ classe du 66ᵉ régiment d'infanterie à Tours
Membre de la Société d'Anthropologie de Paris
Lauréat de la Faculté de médecine de Lyon

PARIS

FÉLIX ALCAN, ÉDITEUR

ANCIENNE LIBRAIRIE GERMER BAILLIÈRE ET Cⁱᵉ

108, BOULEVARD SAINT-GERMAIN, 108

—

1904

A M. BOUDENOOT,

SÉNATEUR DU PAS-DE-CALAIS.

CHAPITRE PREMIER

LE MÉCANISME CÉRÉBRAL ET LE LANGAGE INTÉRIEUR

Données anatomiques et physiologiques. — Découverte de Flechsig ; territoire de projection et centres d'association. — Conceptions de Pitres. — Organes moteurs ; centres corticaux incito-moteurs et centres de mémoire motrice. — Processus psychiques ; auto-conscience psychique et fonction-miroir. — Mémoire verbale et endophasie. — Centre psychique et organes de la mémoire verbale ; considérations anatomiques. — Langage conscient et langage réflexe. — Les données anatomiques et les théories cérébrales. — Données psychologiques. — Mémoire verbale et endophasie ; endophasie et idéation. — Enquête sur l'endophasie. — Visuelisme et verbalisme. — Vocabulaire.

I. — Données anatomiques et physiologiques.

DÉCOUVERTE DE FLECHSIG

Les recherches de Flechsig sur la myélinisation des fibres nerveuses ont conduit ce savant à une doctrine qui, avec des réserves qu'elle paraît comporter, marque, à mon avis, un stade important de la connaissance du cerveau et fait présager des progrès appréciables dans la découverte des fonctions de cet organe. Il n'est sans doute point permis de penser, à moins que par hypothèse, que si les territoires, dits territoires myélogénétiques, dont Flechsig fixe actuellement le nombre à quarante, arrivent à leur développement à des époques différentes, c'est qu'ils doivent effectuer des opérations différentes ; toutefois, la distinction entre les centres de projection et les centres d'association paraît répondre à de réelles distinctions fonctionnelles, dont *l'appréciation*, en clinique, ne conduit pas dans bien des cas, il est vrai, à des résultats satisfaisants ; mais il faut tenir compte de la difficulté des interprétations.

Les centres de projection seraient les suivants : *la sphère de la sensibilité corporelle* (aire de prolongements des faisceaux de la moelle), autour du sillon de Rolando : FA, PA, lobule paracentral, partie voisine de la circonvolution du corps calleux (gyrus fornicatus) ; parties postérieures des trois circonvolutions frontales, segment le plus antérieur, long d'environ 2 centimètres, du gyrus supramarginalis. *La sphère visuelle* (aire des faisceaux optiques) : cuneus, portion supérieure du gyrus lingual, pôle du lobe occipital. *La sphère auditive* (aire du nerf acoustique) : partie postérieure de T¹ et partie, voisine de cette circonvolution, qui concourt à former l'opercule inférieur de la scissure de Sylvius. *La sphère olfactive et gustative.* L'aire des faisceaux olfactifs s'arborise en partie dans le lobe frontal (jusqu'au gyrus fornicatus), en partie dans le lobe temporal (circonvolution en crochet), territoires associés par de nombreux faisceaux au gyrus hippocampi. C'est probablement dans cette aire que s'irradient les impressions gustatives.

En somme, les territoires corticaux que nous venons de citer seraient des projections des parties ou organes sensibles ; la sphère auditive est la projection de l'organe de Corti, la sphère visuelle la projection de la rétine, la sphère tactile la projection de la surface cutanée de notre corps et de toute l'étendue de nos muqueuses en même temps que le territoire cortical sur lequel viennent s'irradier les sensations endogènes nées dans la profondeur des organes thoraciques et abdominaux. On remarquera que les sphères de projection se sont développées le long des trois grandes scissures : de Rolando (sphère tactile), de Sylvius (sphère auditive), calcarine (sphère visuelle).

Si la sphère olfactive de l'écorce est peu développée chez l'homme, c'est qu'elle est la projection corticale de la muqueuse peu étendue des fosses nasales, siège des cellules d'origine des fibres olfactives. Il existe un rapport constant et déterminé entre les surfaces des appareils périphériques des sens et l'étendue correspondante des aires corticales respectives (Soury) ; la disproportion d'étendue des diverses aires corticales est l'expression même de la loi de Flechsig : *L'étendue en surface de chaque sphère sensible varie comme la surface de section des nerfs périphériques correspondants.*

Aux champs myélogénétiques dépourvus de couronne rayonnante ou territoires de projection, Flechsig a ajouté le gyrus subangularis, dont la structure décèle les particularités caractéristiques des centres sensoriels. Ce savant considère la sphère tactile comme formée par le groupement de huit champs myélogénétiques, et chacune des autres par trois seulement.

Entre ces territoires de projection, situés le long des scissures principales, on trouve des territoires myélogénétiques dépourvus de couronne rayonnante et beaucoup plus riches que les précédents en longs systèmes d'association. Ces territoires ou centres sont au nombre de quatre : le *centre frontal ;* le *centre pariétal* et le *centre temporal* unis à la partie postérieure de la deuxième temporale en arrière du gyrus subangularis, centres confondus parfois sous le nom de grand centre d'association postérieur (centre pariéto-occipito-temporal) ; enfin, *le centre insulaire.*

Les territoires centraux des zones d'association (surtout la partie moyenne du gyrus angularis, la troisième temporale, la moitié antérieure de la deuxième frontale) seraient les points nodaux des systèmes longs d'association et ces territoires centraux, caractéristiques du cerveau humain, seraient tous des territoires terminaux, c'est-à-dire ceux qui se myélinisent le plus tardivement, ceux qui mettent le plus de temps pour arriver à développement.

Ces centres d'association ne seraient pas en rapports *directs* avec les masses grises inférieures du névraxe ; aucune excitation du milieu interne ou externe ne se propage *directement* dans ces centres ; inversement, ils n'exercent aucune influence immédiate *directe* sur nos muscles et sur nos organes (Soury). Mais ils sont en rapport direct par un système de relation avec les centres de projection. Ces organes de relation comprennent des fibres *centripètes*, dont les cellules d'origine sont dans les centres de projection et dont les prolongements cylindraxiles s'arborisent dans les centres d'association, et des fibres *centrifuges*, dont les cellules d'origine sont dans les centres d'association, et dont les prolongements cylindraxiles s'arborisent dans les centres de projection.

Des zones périphériques des territoires d'association, Flechsig dit qu'elles sont peut-être des formations de transition entre les territoires riches en couronne rayonnante (territoires de projection), et ceux qui en sont dépourvus (territoires d'association). Il semble nécessaire d'attribuer un rôle important à ces territoires intermédiaires situés entre les territoires d'association, que nous appellerons souvent zones psychiques, et ces autres territoires, dont certaines parties servent à la projection ou apport des sensations aux centres psychiques, et par certaines parties desquels doivent se transmettre les vibrations ou excitations dynamogéniques qui, venues des centres psychiques, retentissent sur des centres moteurs infra-corticaux.

Il serait téméraire d'adopter entièrement et sans arrière-pensées tous les détails de la doctrine de Flechsig, qui s'est avancé beaucoup sur des points très nombreux. Si la présence de fibres de projection dans les systèmes d'association peut trouver une explication dans l'hypothèse qu'il s'agit de fibres aberrantes, il n'est pas moins probable que la division des territoires n'est pas aussi tranchée qu'on pourrait le croire d'après Flechsig ; des divergences constatées par lui dans le développement chronologique des centres, et qu'il considère comme individuelles, ou relevant de causes pathologiques, peuvent, au contraire, être physiologiques (Hitzig) ; et bien que la loi d'évolution, découverte par la méthode myélogénétique soit fondée dans ses grands traits, il faut tenir compte qu'il n'existe pas de différences anatomiques *fondamentales* entre les deux sortes de territoires, et qu'il existe, dans d'autres régions cérébrales (la substance grise centrale), des parties, d'une moindre étendue, il est vrai, mais qui sont, elles aussi, dépourvues de fibres de projection et pour lesquelles il n'est pas d'usage de distinguer des centres de projection et des centres d'association (Monakow). Cette considération conduit Monakow à rejeter l'hypothèse de l'existence de foyers corticaux spécialement délimités et possédant une structure anatomique particulière (centres corticaux) et à admettre pour des *complexus de neurones* une myélinisation qui se fait de façon telle que dans un complexus, à une certaine période du développement embryonnaire, certains éléments du complexus devancent les autres en s'entourant plus tôt de myéline. Par complexus de neurones, il faut entendre la somme des neurones individuels, qui s'articulent les uns avec les autres, et forment progressivement des systèmes coordonnés (au sens des systèmes des divers ordres de projection de Meynert), renfermant un nombre de neurones de plus en plus grand à mesure qu'ils se rapprochent de l'écorce (cellules de projection et d'association), et dont le minimum est nécessaire pour produire chez l'adulte un acte nerveux (une impression lumineuse, par exemple). Une voie sensorielle se composerait d'un grand nombre de ces complexus de neurones d'une nature analogue, dont les plus centraux se revêtent les premiers de myéline, tandis que les périphériques ne le font que plus tard (Monakow).

Cette conception a le grand mérite d'attirer l'attention sur l'importance du mode de groupement des neurones et

sur la valeur architectonique d'unités qui existent vraisemblablement. Mais si des groupements semblables existent
dans le système nerveux, et s'il est légitime de soupçonner
la présence dans l'écorce de leurs territoires terminaux, il
ne semble pas que l'on doive rejeter l'existence des zones
dites d'association, que nous ne supposerons en relations
avec tous les organes nerveux infra-corticaux que par l'intermédiaire de territoires ou d'organes différents d'eux-mêmes.
L'embryologie et l'anatomie pathologique, la physiologie,
la clinique, la psychologie me paraissent fournir des arguments en faveur de l'existence d'un territoire psychique.

Pitres, l'éminent neurologiste, n'admet pas le groupement
en îlots anatomiquement séparés des centres d'association
et de projection. « Les innombrables neurones d'association
dépourvus de projection capsulaire ne sont pas accessibles,
dit-il, à nos moyens d'expérimentation. Ils échappent même
à la méthode anatomo-clinique, à cause des retentissements
lointains et à extension indéterminable des lésions, même
les plus limitées, du cortex. Tout porte à croire, cependant,
que les fonctions qui leur sont attribuées ne sont pas localisées. C'est vraisemblablement courir après une chimère,
que de rechercher le siège de l'intelligence, de la mémoire,
du jugement, de la volonté. Ces mots qui, dans le langage
scholastique, représentaient des entités, ne sont, en réalité,
que des abstractions qui nous ont trop souvent fait
illusion, et nous donnent encore trop souvent une idée
fausse des phénomènes très complexes qu'ils désignent...
Rien jusqu'à présent ne permet de supposer qu'il existe
un centre de l'intelligence, un centre de la conscience, un
centre du jugement, etc. Cependant le réseau inextricable
des neurones corticaux dans l'ensemble desquels s'élaborent
les fonctions psychiques supérieures est nécessairement
relié aux cellules pyramidales dans lesquelles résident
les images sensorielles et motrices. Les fonctions cérébrales paraissent s'opérer à la manière des actes réflexes
élémentaires. Elles ont pour origine des excitations sen-

sitives et pour résultats des excitations motrices. Dans les réflexes simples, l'excitation passe, sans intermédiaire, des terminaisons du neurone sensitif à celles du neurone moteur contigu, et la réaction suit immédiatement l'irritation provocatrice. Dans le cerveau, au contraire, l'acte réflexe est plus compliqué, parce que le réseau des neurones psychiques s'interpose entre les neurones sensitifs et les neurones moteurs ; mais au fond il y a toujours une excitation initiale de nature sensitive, et un résultat final de nature motrice. » (PITRES.)

Il ne me semble pas qu'il faille considérer le territoire psychique *comme une simple nappe*, à laquelle les impulsions arrivent, et par laquelle elles sont renvoyées après une durée en rapport avec la valeur de la résistance au passage desdites impressions, et avec l'intensité et la nature de chacune de celles-ci. Remarquons d'abord que l'activité du terrain psychique se manifeste par un travail qui n'est pas exactement récepteur ou moteur au sens où l'on entend ces mots, lorsqu'on les applique au rôle des autres territoires nerveux. Le territoire psychique reçoit non des impressions exogènes et endogènes, comme le font les sphères sensitives ou sensorielles, mais *des impressions d'impressions* transmises à ces sphères, et il ne réagit pas par des actes moteurs, mais par des *incitations productrices d'actes moteurs*. Si, dans certains cas, les impressions reçues traversent le territoire psychique pour aboutir aux réactions correspondantes, nous pensons que, dans d'autres cas, l'activité du terrain psychique se manifeste par des actions aptes au plus haut point à *transformer* les impressions reçues, qui *paraissent* s'y terminer, en une énergie potentielle, et à réagir au moyen d'une *dépense* de son énergie potentielle (dont les sources dynamiques tirées de l'organisme peuvent ne pas nous être toutes connues actuellement), par des réactions qui *paraissent* y naître. Les lois qui régissent ces actions nous échappent ; mais nous devons supposer qu'elles sont l'expression de conditions et de nécessités d'équilibre et que, bien entendu, rien ne se crée, rien ne se perd, dans les modifications des forces organiques ; seulement, au lieu de considérer l'acte psychique comme une phase de certains réflexes, nous admettons deux dynamismes, sans doute dans des conditions constantes de réversibilité l'un en l'autre et de tendance à l'équilibre, dynamismes dont l'un permet le réflexe habituel, infrapsychique, et l'autre le réflexe ou acte psychique ; le jeu concordant ou contraire de ces deux groupes d'actes nerveux produit de multiples manifestations, dont certaines modalités habituelles sont appréciées communément sous le nom de *caractère* ; ce sont ces modalités habituelles que nous jugeons chez un sujet, quand nous parlons de ce qu'on appelle, dans le langage courant, son caractère.

ORGANES MOTEURS ; CENTRES CORTICAUX INCITO-MOTEURS
ET CENTRES DE MÉMOIRE MOTRICE

Nous avons dit que, de même que le territoire psychique ne paraît pas recevoir d'impressions, mais bien des impressions d'impressions, il ne paraît pas réagir par de vrais actes moteurs, mais par des actes incitateurs d'actes moteurs. Au point de vue de la réaction, il est faiblement dynamique.

Les centres corticaux ne sont pas réellement moteurs ; nous ne savons pas si les cellules des zones dites motrices sont sensitivo-motrices ou s'il y a une différence, dans un même centre, entre les cellules qui servent à l'apport et les cellules qui servent à la réaction ; le fonctionnement coordonné des deux éléments permettraient les réflexes infrapsychiques, conscients ou non, comme le permettrait le fonctionnement de cellules sensitivo-motrices. En tous cas, certains centres sous la dépendance étroite des zones psychiques servent à des relations entre ces zones et les centres moteurs véritables, c'est-à-dire les centres bulbaires ou médullaires. Les centres corticaux dits moteurs sont plus dynamogènes que dynamiques; ils sont *idéo ou incito-moteurs*.

Nous devons considérer les vrais centres moteurs (tels les centres médullaires et bulbaires), comme toujours prêts à agir et, pour ainsi dire, toujours sous pression. Cette propriété subsiste et s'affirme, après section de la moelle, dans les centres situés au-dessous de la section; les centres moteurs sont, contrairement aux centres corticaux, des centres puissamment dynamiques; la force nerveuse peut donc être produite, dans les parties les plus inférieures de l'arbre nerveux, par l'influence de processus biologiques locaux.

L'appareil moteur comprend, outre le centre moteur véritable, un centre cortical incito-moteur, centre cortical dont le rôle est de produire sur le centre moteur une action modificatrice telle que celui-ci agit et agit d'une façon déterminée. Les deux centres sont unis par des trajets nerveux dont l'un passe par le cervelet. Les différentes parties de l'appareil sont toniques par rapport les unes aux autres, et nous devons admettre que les actes réflexes d'un centre moteur (médullaire, par exemple), suscités par des actions périphériques, amènent une rupture de l'équilibre des organes sus-médullaires avec le centre moteur médullaire, de même que l'action psychique transmise au centre médullaire détermine des modifications toniques qui se traduisent par des mouvements différents des mouvements réflexes ; la différence entre le réflexe médullaire et l'acte volontaire correspond à l'action des centres sus-médullaires. La modification apportée au réflexe par les centres cérébello-cérébraux paraît essentiellement tonique et limitative.

Nous ne savons pas comment agit le centre cortical incito-moteur sur le centre moteur bulbaire ou médullaire ; nous pouvons supposer une action incitatrice qui détermine la mise en action du centre médullaire correspondant (en prenant pour exemple un centre médullaire), et cette mise en action se fait selon une forme et avec une intensité qui sont la reproduction d'une forme, et d'une forme d'intensité, déjà usitées par l'individu ou par ses ascendants (mémoire). Nous pouvons rapporter aussi la modification d'origine psychique qui détermine la mise en action du centre moteur non à une incitation exercée par le cortex sur ce centre, *mais à une cessation d'une action continue d'inhibition du cortex sur la moelle*, cessation d'inhibition qui se manifesterait *au moment de la volition*, sous une forme qualitativement et quantitativement adéquate (mémoire) à l'acte voulu dans chaque cas particulier. Peut-être un *acte volontaire physiologique* est-il le résultat d'incitations parties du cortex et transmises, d'une part, *par voie cérébelleuse*, incitations qui déterminent dans le centre médullaire moteur l'ictus moteur, mais avec une force limitée par les forces d'appareils voisins avec lesquels les éléments de cette voie sont étroitement imbriqués, forces avec lesquelles elle se coordonne (*action et mémoire toniques*) ; — tandis que, d'autre part, en même temps, synergiquement à l'action précédente, se produit, *par voie directe*, une incitation (ou une cessation d'inhibition) du cortex sur le centre moteur médullaire, incitation ou cessation d'inhibition, graduée quant à la quantité et à la forme du mouvement (*mémoire motrice*).

La destruction simultanée des fibres de la voie directe ou cortico-spinale et de la voie indirecte ou cortico-cérébello-spinale, soit dans le cerveau avant leur séparation, soit dans la moelle, détermine la paralysie et abolit l'influence de la volonté sur les parties paralysées. Si dans la moelle l'un des trajets est seul détruit, le pouvoir de la volonté persiste, mais les accidents diffèrent selon que le trajet direct (cortico-spinal) ou que le trajet indirect (cortico-cérébello-spinal) sont atteints. Van Gehuchten a signalé dans le premier cas la démarche spasmodique ; dans le second, la démarche titubante et l'absence de coordination des mouvements.

A l'état de repos, les courants ou actions médullifuges,

c'est-à-dire provenant des centres moteurs médullaires pour retentir sur les centres corticaux et cérébelleux, doivent prédominer ; par ces courants ou actions médullifuges *s'absorberaient* des excès de potentiel de ces centres puissamment dynamiques que sont les centres médullaires ; lorsque, par suite d'une insuffisance fonctionnelle ou pathologique, accidentelle ou congénitale, cette faculté d'absorption, cette réceptivité, que nous reconnaissons aux territoires corticaux et cérébelleux (et dont l'effet peut être envisagé en quelque sorte comme tonique ou inhibiteur des centres moteurs spinaux) lorsque cette faculté est épuisée ou dépassée, le centre moteur réagit seul, et dépense son potentiel en réactions motrices intensives et qui ne comportent plus les caractères des mouvements volontaires. A l'état d'action les courants ou actions médullipètes prédominent, et les causes ou raisons pathologiques qui déterminent une hyperexcitation des organes incitateurs (ou des organes susceptibles de provoquer la cessation des actions inhibitrices continues), déterminent peut-être dans les centres moteurs des réactions intensives et involontaires, comme dans le premier cas ; en sorte que les convulsions, et aussi l'épilepsie, pourraient relever de causes essentiellement différentes.

La pathologie de l'appareil moteur est donc des plus complexes ; outre les altérations toniques, la paralysie et les troubles différents occasionnés par la disparition de l'un ou de l'autre des trajets cortico-spinaux, il faut encore noter les cas où les mouvements volontaires ne sont plus effectués, malgré l'intégrité de l'appareil nerveux de réaction motrice, parce que les incitations psychiques font défaut pour les actes nécessaires à accomplir ; mais ceci touche moins directement l'étude du système moteur.

Un examen attentif des considérations d'ordre physiologique et clinique relatives aux centres de la région prérolandique permet de reconnaître que, dans cette zone, « que l'on a divisée en carrés de deux millimètres chacun »

(Horsley et Beevor), il existe des centres dont les fonctions ne sont pas identiques. Si la grande découverte de Fritsch et d'Hitzig nous a révélé l'existence et l'emplacement des centres corticaux dits moteurs avec une précision remarquable (encore qu'il ne faille pas prendre au pied de la lettre l'assertion de Horsley et Beevor), il est cependant de toute nécessité d'insister sur la différence entre un vrai centre sensitif, ou plus exactement endosensitif, comme est le centre de Broca, et un véritable centre moteur (incito-moteur) de la même région. « Une lésion destructive du pied de la circonvolution frontale (FA), dit Jules Soury, où sont les centres de l'hypoglosse, du facial inférieur, du trijumeau,... abolira les mouvements volontaires de la langue, des lèvres, du larynx ; c'est que ces centres ont des faisceaux de projection qui vont directement inner-ver les muscles des organes auxquels ils se distribuent ; ce sont les centres de sensibilité ou de projection de Flechsig. Au contraire, toute lésion de déficit du pli de substance grise, compris entre la branche verticale de la scissure de Sylvius et le sillon précentral, se manifeste par des alté-rations que Pitres appelle purement psychiques, car elles consistent, dit-il, en perte des images verbales, absence d'incitation psychomotrice, inertie consécutive sans para-lysie vraie des organes de la phonation. Ces phénomènes diffèrent totalement de ceux qui résultent d'une paralysie glosso-labio-laryngée pseudo-bulbaire, consécutive aux lésions en foyer de la région capsulaire traversée par les faisceaux descendants de l'aire corticale du facial et de l'hypoglosse. »

Pour nous, la région dite motrice renferme non seulement des centres moteurs (incito-moteurs) mais encore des centres qui sont non pas incito-moteurs, mais bien de pure mémoire motrice. Elle en renferme au moins un : le centre de Broca. Pour expliquer l'existence d'un tel centre, nous supposons que, dans l'acte de parler, les actions motrices concomi-tantes aux actions psychiques retentissent sur un groupe

de cellules, autrement dit que, dans les organes idéo-phonateurs, les impressions propres à chaque mouvement de
phonation, les modifications qui se produisent au cours de
chacun des mouvements de phonation, se projettent dans
une partie déterminée de l'appareil incito-moteur ; cette
partie dans le système idéo-phonateur atteint un haut
degré d'individualisation. L'existence de l'aphémie en est
la preuve.

Il est difficile d'apprécier si de véritables appareils de
mémoire motrice existent pour chacun des centres moteurs
corticaux, ou, au contraire, si ceux-ci ne sont pas à la fois
incito-moteurs et mnémo-moteurs. En ce qui concerne le
langage écrit, nous croyons à l'existence du centre de l'agraphie chez la plupart des hommes qui écrivent couramment.
Le fait que l'on peut écrire par une partie du corps autre
que la main, prouve simplement la possibilité de l'adaptation, plus ou moins rapide et adroite, des images motrices
graphiques à des actes moteurs autres que les actes habituellement effectués pour écrire. Mais le centre de l'écriture
n'a pas dans l'idéation de l'homme normal la même importance que le centre du langage articulé. La cause de l'individualisation considérable de ce dernier tient au rôle
qu'il joue pour l'idéation. On peut penser mentalement des
mots ; les images motrices des mouvements et surtout l'image
motrice individualisée d'un mouvement n'entrent pas souvent dans nos représentations mentales ; l'*akinemnésie* (perte
du souvenir des mouvements à faire pour exécuter un acte),
sans paralysie, serait la preuve de l'existence du centre
mnémo-moteur correspondant au centre moteur dont l'inertie serait uniquement due, en cas d'akinemnésie, à la disparition des images motrices des mouvemements qu'il détermine.

Le centre de Broca et les centres similaires, dont la destruction entraîne la *cécité verbale* et la *surdité verbale*, sont
des territoires dont le rôle est d'une extrême importance
dans les phénomènes de l'idéation humaine. Nous allons
essayer d'en démontrer la raison.

PROCESSUS PSYCHIQUES. AUTOCONSCIENCE PSYCHIQUE. FONCTION-MIROIR.

L'acte psychique que nous appelons pense réchappe en grande partie à l'extrospection et à l'introspection. Par l'examen extrospectif nous ne saisissons que des manifestations (verbales, graphiques, physiognomoniques, mimiques), qui sont d'autant plus difficiles à interpréter qu'elles sont mêlées à des manifestations de réflexes infra-psychiques, ou contrariées par ces dernières, et qu'il faut tenir compte des actes d'inhibition, de dissimulation raisonnée ou non, etc. D'autre part, l'examen introspectif ne nous permet pas de percevoir l'acte psychique lui-même, ni même très complètement la résultante des multiples associations et actes dont la pensée est la synthèse. Lorsque nous nous examinons penser ou quand nous cherchons à nous souvenir de la façon dont nous pensons, nous ne pensons plus de la même façon que lorsque cette préoccupation n'existe pas, et même lorsque nous éprouvons, sans aucune recherche de notre part sur son contenu, que la pensée se manifeste en nous, nous nous apercevons vite que certains complexus se sont formés avec tant de rapidité que, si leur résultante subsiste dans l'esprit à l'état d'un mot ou d'une image, beaucoup d'éléments constitutifs du complexus se sont évanouis sans avoir été perçus d'une façon réfléchie. En règle générale, la pensée consciente de sa forme, spontanément ou non introspective ou autoconsciente, est un mode lent du processus d'idéation. Et, d'autre part, quand nous cherchons à savoir comment nous pensons, nous pensons d'une façon ralentie. Le langage est également l'expression d'un mode lent d'idéation, qui permet souvent, d'ailleurs, des phénomènes rapides intercurrents d'idéation plus ou moins consciente.

Tout ceci implique cependant que la pensée n'échappe pas complètement à l'introspection. Voici comment je tente d'expliquer ce fait.

Le phénomène de conscience résulte des modifications
que font subir à un complexus de neurones, ou territoire
nerveux, les sensations, réactions ou actions d'un autre complexus de neurones ou territoire nerveux, projetées en
quelque sorte sur le premier. Ainsi, les sensations exogènes ou endogènes de l'organisme, portées par les systèmes de projection sur les territoires psychiques, déter-
mineront à l'état physiologique de veille les modifications
les plus conscientes, c'est-à-dire celles qui sont susceptibles de devenir l'objet d'une analyse raisonnée. D'autre
part, certains complexus nerveux, dont les fonctions organiques sont bien individualisées, ne déterminent sur les
sphères psychiques qu'une résultante de modifications,
une modification globale; celle-ci, soit à cause du mode
régulier, constant ou rythmique avec laquelle elle se produit, soit à cause de la complexité des mouvements
dont elle est le résumé, soit encore pour une raison de disposition architectonique, ou pour différents de ces motifs
réunis, peut ne pas donner lieu ou ne donner lieu que faiblement au phénomène de conscience. « Nous ne nous
apercevons pas distinctement de tous les mouvements de
notre corps, dit Leibniz, comme par exemple de celui de
la lymphe; mais, pour me servir d'un exemple que j'ai déjà
employé, c'est comme il faut bien que j'aie quelque perception de chaque vague du rivage, afin de me pouvoir apercevoir de ce qui résulte de leur assemblage, savoir, de ce
grand bruit qu'on entend, proche la mer... » Dans bien des
cas, des excitations dolosives élémentaires peuvent ne pas
être perçues, alors que l'est (douleur) la modification globale du système des neurones irrités.

L'autoconscience d'un complexus nerveux, quel qu'il soit,
n'existe pas; mais les modifications d'un complexus sont
transmises à d'autres complexus, *ressenties* par ces derniers.

Beaucoup de modifications de neurones et de complexus de neurones sont transmises à des territoires

psychiques; elles sont projetées sur eux, *ressenties* par eux; elles sont conscientes psychiquement.

Nous avons dit que l'acte psychique ne se percevait pas lui-même; ses modifications sont inconscientes, comme l'est la mémoire psychique ou mémoire des cellules du territoire psychique, car nous pensons ces cellules douées de mémoire comme toutes les cellules de l'organisme.

Mais, si les actes psychiques ne se perçoivent pas eux-mêmes essentiellement, des actes ou des résultantes d'associations ou d'actes du territoire psychique déterminent dans les sphères de projection, dans les territoires infra-psychiques, des modifications que ces derniers projettent, *renvoient* sur le territoire psychique. Le territoire psychique reçoit donc en quelque sorte le *reflet* de sa propre activité, grâce aux territoires infrapsychiques qui font office de *miroir*. L'activité du complexus des neurones psychiques détermine dans les territoires voisins des modifications qui se projettent sur le territoire psychique, sont *ressenties* par lui, deviennent *conscientes* pour lui; en sorte que, par le moyen de certaines sphères différentes de lui, le territoire psychique peut prendre conscience de son fonctionnement propre, de sa propre activité.

Nous dénommons *attention* l'activité psychique lorsque, se portant sur une projection (spontanée ou déterminée déjà par le fonctionnement du cortex psychique), elle la rend plus stable que les autres, partant qu'elle l'individualise, la fait plus consciente, par elle se perçoit mieux elle-même.

Si ma doctrine est exacte, *les actes psychiques peuvent donc se percevoir eux-mêmes, mais seulement par le contre-coup des modifications qu'ils déterminent dans d'autres territoires nerveux, et seulement, bien entendu, sous les seules modalités fonctionnelles que ces autres territoires sont susceptibles de présenter.* Ce que nous percevons dans l'auto-observation psychique, ce ne sont pas les actes psychiques eux-mêmes, mais leurs répercussions sur des territoires infrapsychiques, lesquelles sont perçues par le territoire psychique, d'où elles émanent, sous les seules formes que les territoires infrapsychiques sont aptes à fournir.

˗ Cette *fonction-miroir* qui permet une certaine auto-observation psychique paraît caractéristique de l'espèce humaine. En fournissant à l'acte psychique la faculté de prendre conscience de soi-même, elle lui donne, en quelque sorte, une unité de mesure par laquelle il distingue le moi du non-moi, lui révèle son individualisation dans le temps et dans l'espace (je pense, donc je suis); rend possibles les actes de comparaison et de jugement. Elle est donc d'une extrême importance ; nous avons dit qu'elle paraissait exister pas ou peu chez l'animal; de plus l'auto-observation psychique paraît supprimée, si complexes et bien coordonnés que soient les reflexes infrapsychiques, dans des états anormaux, tels que ceux de l'hypnose, où l'impossibilité de l'individualisation exacte du moi dans le temps et dans l'espace trahit la disparition de la fonction-miroir, — bien que des associations mnémoniques souvent très complètes puissent, en pareil cas, faire illusion et masquer plus ou moins l'absence de phénomènes (tels que la fonction-miroir et la mémoire psychique, par exemple) dus au fonctionnement du territoire psychique. Il n'y a plus que retentissement les unes sur les autres d'actions, de projections de territoires subpsychiques; les modifications des uns sont donc conscientes pour d'autres ; mais la *conscience psychique* est abolie.

MÉMOIRE VERBALE ET ENDOPHASIE

Les territoires infrapsychiques, ou peut-être mixtes, qui permettent à des actes psychiques de se percevoir le plus complètement et le plus clairement, sont des territoires sièges d'associations très complètes et très synthétiques, de complexus de sensations nombreuses et résumées. Les centres d'associations verbales permettent aux actes psychiques de se percevoir sous une modalité fort complète ; lorsqu'on pense en mots, l'acte psychique se perçoit sous la modalité verbale ; or les mots sont des complexus de sensations multiples.

Ces centres d'associations verbales sont au nombre de trois : associations verbales visuelles ; associations verbales auditives ; associations verbales phonétiques. On considère, en l'état actuel de la science, ces centres comme de purs centres de mémoire, et on localise le centre dit de mémoire motrice verbale dans le pied de F^3, celui de la mémoire visuelle verbale en P^2 ou au voisinage de P^2, celui de la mémoire auditive verbale en T^1. Nous exposerons par la suite que nous faisons une distinction au point de vue fonctionnel entre les groupes de neurones dont la fonction semble être de mémoire pure (centre de mémoire verbale) et le groupe des neurones, qui sont, chez un sujet, sans cesse utilisés pour l'idéation proprement dite (*centre endophasique*).

L'individualisation si remarquable des centres de mémoire verbale nous conduit à penser que l'individualisation de la mémoire est d'autant plus complète, qu'il s'agit d'actions combinées de la sphère psychique et de la sphère infrapsychique plus nombreuses, plus synergiques et plus synthétiques. Il y a individualisation de la mémoire (c'est-à-dire formation de véritables territoires destinés à effectuer les actes de mémoire, actes essentiellement régulateurs entre deux territoires nerveux), surtout si l'un d'eux est le territoire psychique et surtout pour les actes synergiques des deux territoires par lesquels s'exprime le plus complètement le mécanisme psychique. Les actions synergiques des deux appareils se projettent sur un territoire intermédiaire, peut-être mixte ; les faits de mémoire deviennent conscients, qu'il s'agisse de simples projections sur le centre psychique (*reviviscence*), ou, ce qui a lieu en d'autres actes, que cette projection ait été provoquée par l'activité du territoire psychique même (*évocation*).

Au point de vue psychologique nous remarquons que les souvenirs, qu'ils soient dus ou non au fonctionnement d'un centre de mémoire individualisé, peuvent se projeter sur les zones psychiques et devenir conscients à la suite d'un effort conscient et avec la notion de l'effort effectué (*évocation*); ou au contraire se projeter d'une façon synergique aux actes psychiques, mais sans notion d'un effort effectué (*évocation spontanée ou inconsciente*); ce dernier phénomène est constant à l'état physiologique de veille.

Il arrive sans cesse, par contre, que les souvenirs se projettent sur le territoire psychique en vertu de l'activité propre des territoires infrapsychiques (1) (*apport, reviviscence*); dans certains états anormaux ou subnormaux le phénomène acquiert une grande intensité ; dans le rêve, le fonctionnement propre de territoires infrapsychiques, soumis aux seules lois du dynamisme infrapsychique, peut amener le réveil du territoire psychique sur lequel il se projette (réveil causé par un rêve) ; il arrive aussi que l'intensité des projections n'est pas suffisante pour déterminer le jeu normal des réflexes ou actions psychiques, et que les modifications qui s'opèrent dans les sphères infrapsychiques deviennent psychiquement conscientes, c'est-à-dire sont projetées plus ou moins complètement sur les sphères psychiques, sont perçues par celles-ci, mais sans que l'activité propre de ces dernières leur permette des réactions aux impressions qu'elles subissent passivement.

En ce qui concerne les centres verbaux, nous distinguerons l'*idéation verbale consciente*, au cours de laquelle, sous l'influence des centres psychiques, synergiquement à eux, mais sans conscience d'un effort, les images verbales correspondant aux actes psychiques se projettent sur les centres psychiques; et nous réserverons le nom

(1) Dans tout ce qui suit la qualification d'infrapsychique, appliquée à certains territoires, nous servira à désigner la situation fonctionnelle, et non anatomique, de ces territoires par rapport aux territoires psychiques.

d'*idéation verbale introspective* au même phénomène lorsqu'il est provoqué par un processus psychique conscient (attention) destiné à le faire naître, ou qu'il s'accompagne de ce processus dans le but de porter au plus haut point l'auto-conscience psychique. Ces modalités auto-perceptibles de l'idéation ne rendent compte que de résultantes d'actes psychiques sans nous dévoiler les phénomènes essentiels de l'*idéation*, lesquels sont inconscients.

Dans des états subnormaux ou anormaux, les centres de mémoire verbale, territoires mixtes ou territoires infrapsychiques très voisins des territoires psychiques, peuvent fonctionner sans que leurs actions se projettent sur les territoires psychiques (d'où absence complète de la mémoire psychique et de la fonction-miroir), ou bien elles ne s'y projettent que d'une façon insuffisante pour susciter des réactions psychiques appropriées et étendues.

A l'état physiologique de veille, il est indéniable que les mouvements synergiques des territoires nerveux sont généralement déterminés par le dynamisme psychique, au lieu que dans beaucoup d'états subnormaux c'est le dynamisme des appareils infrapsychiques qui détermine les actes de l'organisme ; — que le fonctionnement de ces appareils ne se projette plus du tout sur le territoire psychique (inconscience psychique) ou qu'il se projette encore (ainsi, au cours de certains rêves) plus ou moins complètement sur ce territoire devenu passif à un degré plus ou moins absolu.

L'état banal qualifié de *distraction* est le résultat d'un manque de synergie entre les actes qui relèvent du dynamisme psychique et ceux qui relèvent du dynamisme infrapsychique ; il doit servir de point de départ à l'étude raisonnée de la plupart des états subnormaux.

Au point de vue de la mémoire, les données qui précèdent nous expliquent pourquoi les philosophes et les cliniciens ont distingué entre le mécanisme d'apport (reviviscence) et le mécanisme d'évocation, consciente ou spontanée, qui sont tous deux des modes physiologiques du fonctionnement de centres nerveux. Au cours de certaines maladies, de certains troubles fonctionnels, la reviviscence ou apport peut subsister alors que l'évocation, qui suppose un retentissement sur des centres infrapsychiques d'actes de la sphère psychique, a disparu ; au contraire, la suppression de la reviviscence ou apport, qui traduit l'impossibilité de la projection d'actes ou de modifications infra psychiques sur le terrain psychique, implique la suppression de l'évocation, puisque l'évocation comprend deux phases dont la deuxième est précisément celle par laquelle se produit un phénomène d'apport ; l'acte d'évocation comprend au début une action des centres psychiques sur les centres infrapsychiques, et consécutivement une projection des modifications des centres infrapsychiques sur les centres psychiques ; cette projection est un apport ; elle n'existe pas quand la faculté d'apport est impossible ; en sorte que l'évocation disparaît avec la reviviscence.

Quelle que soit l'analogie entre les mécanismes d'évocation, consciente ou non, et de reviviscence des phénomènes de mémoire et le mécanisme du langage intérieur, nous serons amené à développer incidemment cette théorie que, chez un sujet, le centre du langage intérieur (centre endophasique simple ou mixte) est distinct du centre de mémoire verbale correspondante ou constitue une partie différenciée de ce centre. Les projections sur le territoire psychique par lesquelles se révèle son existence, à l'état physiologique de veille et au cours de l'idéation verbale consciente ou introspective, sont des formes de l'activité des centres psychiques transmise à un territoire infrapsychique, et revenue, grâce à ce territoire, à son point de départ et sous la modalité que ce territoire est capable de fournir (fonction-miroir) ; il ne paraît pas que ce soit seulement de pures images sensorielles verbales projetées par évocation ou reviviscence sur le centre psychique ; s'il existe des analogies et des identités de mécanismes entre la fonction de mémoire verbale et la fonction endophasique, on peut penser que l'évocation spontanée incessante des trames endophasiques en corrélation constante avec le processus psychique sous sa forme verbale, qui est la forme la plus nette de l'autoconscience psychique, fait de ces trames des éléments très synthétiques, qui ont perdu beaucoup de leurs caractères sensoriels. Nous admettons donc un centre endophasique distinct du centre de mémoire verbale correspondant, ou différencié dans ce centre, et cette différence répondrait à la distinction psychologique que fait un auditif verbal, par exemple, entre la voix de son langage intérieur et le souvenir auditif de paroles entendues par lui (1). En l'état actuel de la science, nous nous trouvons sans cesse obligé d'utiliser indistinctement les termes de mémoire verbale et d'endophasie et souvent d'identifier les deux fonctions qu'ils désignent.

CENTRE PSYCHIQUE ET ORGANES DE LA MÉMOIRE VERBALE ; CONSIDÉRATIONS ANATOMIQUES

Il n'est pas indifférent d'examiner dans un atlas anatomique les places assignées sur l'hémisphère gauche aux centres de mémoire verbale. Les centres de mémoire verbale ou centres endophasiques sont situés *en avant* des sphères de projection de même nom, autrement dit ces centres sont plus rapprochés des parties antérieures des circonvolutions frontales que les sphères de projection qui leur correspondent ; on pourrait admettre qu'ils se trouvent sur le trajet de fibres allant desdites sphères de projection aux

(1) Nous pouvons considérer la fonction endophasique comme une modalité d'autoconscience psychique sous la forme verbale s'exerçant presque constamment au moyen d'une même partie des organes de mémoire verbale. Lorsqu'il y a suppression de l'autoconscience psychique, dans le sommeil somnambulique par exemple, le fonctionnement de cette partie relève de l'activité péripsychique et retentit sur les organes voisins ; mais il n'y a plus endophasie proprement dite, puisqu'il n'y a plus conscience psychique.

régions frontales antérieures et moyennes. Cette hypothèse serait aisément justifiable en ce qui concerne l'apppareil idéo-visuel verbal : la rétine corticale est située dans le lobe occipital, et l'on peut même dire, avec apparence de justesse, que son étendue se limite à la région de la scissure calcarine ; si l'on admet que le centre de mémoire visuelle verbale est au pli courbe ou aux environs du pli courbe, on voit comment peut se justifier notre assertion. Pour des raisons qui seront développées au cours d'une discussion sur l'interprétation des cas de paraphasies (V. ch. III), nous inclinons à penser que la lecture suppose le fonctionnement synergique de deux groupes de neurones et de fibres : l'un qui *transmet* au centre psychique les impressions dues aux sensations lumineuses projetées sur la rétine corticale, l'autre qui comprend dans son trajet, d'ailleurs relié au premier, le centre de mémoire visuelle verbale dont le fonctionnement, la vibration concomitante à la précédente action, permet l'individualisation, partant la reconnaissance par l'intellect, la signification de la sensation ou excitation produite. Il se pourrait qu'à la première de ces actions correspondît le trajet : rétine, rétine corticale, centre de transmission de la rétine corticale, centre psychique, tandis qu'à la deuxième correspondrait le trajet : rétine corticale ou centre de transmission de la rétine corticale, centre de mémoire visuelle verbale, centre psychique. De même, les faisceaux de projection du larynx, de la langue, des lèvres, et les centres incito-moteurs (moteurs corticaux) de ces organes sont au pied de FA, tandis que le centre de mémoire motrice verbale se trouve, *en avant*, entre la branche verticale de la scissure de Sylvius et le sillon précentral ; nous pensons que l'acte idéo-phonateur comprend une incitation motrice de la voie : centre psychique, centres corticaux (incito-moteurs), voie motrice, centres moteurs, et synergiquement le fonctionnement, la vibration concomitante, permettant la différenciation des sons à émettre de la voie : centre psychique, centre de mémoire motrice verbale, centres corticaux (incito-moteurs). Enfin, certains auteurs localisent le centre de mémoire auditive verbale en T¹, en avant de la zone des fibres de projection auditives (1) ; nous faisons sur le mode de fonctionnement idéo-auriculaire et sur l'audition des mots, une hypothèse identique, et qu'il est superflu de développer, à celle que nous venons de présenter au sujet de l'appareil idéo-visuel et de la lecture.

Notons encore que le centre de mémoire motrice verbale, si ma doctrine est exacte, doit confiner au trajet allant du centre de mémoire visuelle verbale au centre psychique, et aussi à celui qui va du centre de mémoire auditive verbale au centre psychique ; au contraire, il y a peu de chances pour que le parcours qui permet aux impressions visuelles verbales de retentir sur les centres psychiques (dont nous supposons le siège dans les régions frontales antérieures et moyennes), se mêle au parcours par lequel les impressions auditives verbales sont transmises aux centres psychiques. Ces deux centres doivent donc avoir, à l'état physiologique, moins de connexions, ou des connexions moins étroites entre eux, qu'ils n'en ont chacun avec le centre de mémoire motrice. Or, nous le verrons, les types d'endophasie verbale mixte les plus fréquents sont ceux d'*auditivo-moteurs* et de *visuelo-moteurs ;* les *auditivo-visuels* sont, au contraire, tout à fait exceptionnels ; autrement dit, au cours de l'idéation consciente de sa forme verbale, on trouve souvent des sujets chez lesquels les images audi

(1) V. Poirier, *Traité d'anatomie humaine*, t. III, 2e fascicule : « Système nerveux ; Encéphale », p. 667. D'habitude cependant on indique le siège de la mémoire verbale auditive en arrière de la zone de projection ; il se peut que la direction générale soit arquée ; la présence de la scissure de Sylvius rend cette hypothèse possible ; la concavité serait en avant, et le centre de mémoire verbale auditive, quoique plus éloigné en ligne droite de la région frontale que la zone de projection, en serait néanmoins plus rapproché sur le trajet auditivo-psychique.

tives s'associent aux images motrices, d'autres chez lesquels il y a association des images motrices et des images visuelles ; tandis que l'on n'en rencontre que très rarement qui soient auditivo-visuels, dont les pensées se projettent, consciemment et simultanément, en images visuelles et en images auditives verbales, correspondantes.

Nous pouvons expliquer ainsi qu'il suit le développement de la fonction de mémoire verbale et de langage conscient en tenant compte, bien entendu, des aptitudes innées, héréditaires, des cellules et des complexus de cellules. Les sensations exogènes (visuelles et auditives), ou endogènes (phonatrices), se projettent sur les sphères psychiques et y déterminent des modifications qui amènent à leur tour des modifications sur certains points de territoires péri ou infrapsychiques ; le mot d'infrapsychiques se rapportant, bien entendu, non pas à la situation anatomique de ces territoires, mais à leur signification fonctionnelle. A des sensations différentes correspondent des modifications différentes ; par contre, chaque sensation identique à une sensation ancienne, suit le même trajet ou plus exactement détermine la même modification que celle qui avait été déterminée par la sensation ancienne ; les territoires où se produisent les modifications dues aux sensations émanant d'un appareil sensoriel (œil, oreille et aussi larynx) employé au langage (lu, entendu, parlé) sont les centres de mémoire verbale. Dans les processus d'idéation, certains actes psychiques, nous l'avons dit, déterminent dans les sphères péripsychiques des modifications qui se répercutent sur les sphères psychiques à l'activité desquelles elles sont dues ; cette répercussion se fait selon les modalités d'action possibles des sphères péripsychiques, puisque, évidemment, celles-ci ne peuvent produire que des mouvements adéquats à leur structure ; les centres de mémoire verbale sont des centres d'impressions très synthétiques, au moyen desquels, ou au moyen de certaines parties différenciées (centres endophasiques) desquels, indépendamment de leur fonction de mémoire, la fonction-miroir s'effectue d'une façon particulièrement complète ; l'autoconscience psychique, c'est-à-dire la possibilité à l'acte psychique, à la pensée, de prendre une connaissance étendue de sa propre valeur est le résultat de ce fonctionnement.

Ainsi s'explique l'importance des centres de mémoire verbale. Par eux sont possibles : *le langage actif* (phonétique) *ou passif* (lecture, audition des mots) ; la *reviviscence* verbale ou projection sur les centres psychiques des images verbales ; *l'évocation verbale* (consciente ou non), c'est-à-dire due à un effort conscient ou non (1), reviviscence déterminée par l'activité des centres psychiques ; la fonction miroir, spéciale à l'espèce humaine ou très particulièrement développée dans l'espèce humaine, assure à celle-ci une supériorité considérable sur les autres espèces. *La fonction miroir, sous sa forme verbale*, dépend de l'existence des centres de mémoire verbale ou de centres développés grâce à eux (centres endophasiques) ; par elle, l'idéation prend hautement conscience d'elle-même, perçoit des actes, tout au moins des phases importantes ou des résultantes de son propre processus ; elle se perçoit par des modifications ou reflets précis, qui deviennent le point de départ de nouveaux processus psychiques.

LANGAGE CONSCIENT ET LANGAGE RÉFLEXE

Nous avons dit que nous pensions les centres de mémoire verbale non seulement en relations avec les centres psy-

---

(1) L'effort est d'autant plus conscient que l'activité psychique tarde davantage à déterminer la reviviscence, l'apport de l'image adéquate ; tant que celui-ci n'a pas eu lieu, des modifications déterminées sur les sphères infrapsychiques et portées sur le centre psychique, à l'activité duquel elles sont dues, constituent sans doute la notion consciente de l'effort psychique du processus qui tend à la projection de l'image adéquate.

chiques, mais encore avec les organes ultimes, appareils ou *centres transmetteurs*, par le moyen desquels les territoires de projection transmettent les impressions (visuelles ou auditives) aux centres psychiques, par l'intermédiaire desquels, d'autre part, sont transmises les actions du centre psychique qui se traduisent par des incitations motrices (incitations des centres moteurs de l'appareil phonateur) ; ces appareils transmetteurs ne sont sans doute, à proprement parler, ni réellement sensitifs, ni réellement moteurs, mais intermédiaires entre les territoires psychiques et les territoires de projection et de réaction ; c'est par eux que se transmettent les actions des zones de projection au centre psychique, et celles de ce dernier aux zones de projection ; ainsi l'action psychique, dans l'acte idéo-phonateur, détermine l'incitation motrice au moyen de centres transmetteurs (*centres corticaux moteurs ou plus exactement incito-moteurs*), dont les cellules sont dites sensitivo-motrices, ou, tout au moins, dont les cellules qui servent à l'incitation motrice sont juxtaposées à des cellules de projection des organes phonateurs. Il doit exister, dans les appareils idéo-visuels et idéo-auditifs, des centres transmetteurs analogues, dont le rôle est prépondérant pour l'apport aux centres psychiques de sensations émanant des appareils sensoriels (œil, oreille) et consécutivement des appareils de projection. La suppression des communications entre le centre de mémoire verbale et les appareils transmetteurs abolit le *langage réflexe*, comme la suppression des communications entre le centre de mémoire verbale et les territoires psychiques abolit le *langage conscient* ; nous le verrons au cours de la discussion des interprétations de cas de pharaphasies. Lorsque les communications entre les centres de mémoire verbale et les centres transmetteurs sont intactes, le fonctionnement de ces deux parties de l'appareil peut s'effectuer synergiquement et de façon adéquate aux excitations — qu'elles soient d'origine périphérique ou qu'elles résultent de l'activité, propagée à distance, de territoires nerveux plus ou moins éloignés : le langage peut se faire d'une façon *réflexe*.

Beaucoup d'actes et de mouvements de l'organisme deviennent, par l'influence de la répétition, des réflexes. Les impressions ne sont plus projetées sur les sphères psychiques, mais retentissent sur les centres incito-moteurs et moteurs correspondants. Il en arrive de même pour les actes du langage actif ou passif. A l'état normal, le langage conscient, s'il s'agit de la lecture ou de l'audition, suppose des modifications du centre psychique, produites par le fonctionnement des centres *transmetteurs* des impressions projetées sur le cortex psychique, et en même temps, l'éveil du centre de mémoire verbale qui permet l'individualisation, la signification, des modifications produites; de même, en ce qui concerne la phonation, l'incitation motrice, consécutive à l'action psychique, ne se traduit par l'émission d'un mot adéquat à l'idée à exprimer, que si l'action psychique, en même temps qu'elle détermine une incitation motrice, provoque le fonctionnement, la vibration du centre de mémoire motrice qui permet à l'incitation motrice de s'effectuer selon la forme correspondant à l'action psychique.

Dans le langage réflexe, il y a bien adaptation de l'image à l'action du centre transmetteur; le fonctionnement de celui-ci ne détermine plus de modifications sur le centre psychique; le centre psychique ne réagit pas, ne provoque pas d'incitations motrices; mais les impressions, si elles ne déterminent aucune modification psychique ou ne sont déterminées par aucune, se relient toutefois aux traces, aux modifications produites dans les sphères infra-psychiques, au cours des actes psychiques qu'elles avaient antérieurement provoqués, c'est-à-dire, en termes moins précis, aux images verbales qui leur correspondent. Il n'y a peut-être là qu'un fait de la loi générale de la transformation de l'acte volontaire en acte réflexe par influence de l'habitude, c'est-à-dire de la répétition des actes; mais l'individualisation des centres de mémoire verbale obscurcit et complique un peu la question.

La possibilité du langage réflexe nous amène à conclure que les centres de mémoire verbale sont reliés aux centres ou organes ultimes par lesquels les impressions sont transmises de la sphère de projection aux centres psychiques, ou sur lesquels les actes psychiques déterminent des incitations motrices. En langage courant, les actes réflexes sont des actes qui n'arrivent pas à l'élaboration psychique ; les impressions se réfléchissent en quelque sorte contre la sphère psychique sans déterminer en elle de modifications ; le fait que ces impressions sont adéquates aux excitations, c'est-à-dire la certitude que les centres de mémoire verbale fonctionnent d'une façon synergique aux actions des centres de réception sensitive ou d'incitation motrice, nous prouve que les sensations n'ont pas besoin d'être l'objet d'une élaboration psychique pour prendre la forme verbale qui leur est adéquate. Les images verbales peuvent, à l'état normal, être projetées sur les centres psychiques par la seule activité des sphères infrapsychiques ou, au contraire, y être projetées par l'influence de processus psychiques qui leur correspondent et qui, par elles, peuvent prendre une connaissance consciente, sous une modalité sensorielle de leur propre existence (fonction-miroir). A vrai dire, les centres de mémoire ne sont eux-mêmes ni sensitifs, ni moteurs ; leur existence est due à la répercussion, sur le territoire infrapsychique, de modifications psychiques déterminées, sur le territoire psychique, par des sensations émanant des sphères infrapsychiques de projection ; les images verbales sont donc, en quelque sorte, un reflet psychique de l'activité sensorielle ; les centres de mémoire verbale sont, au point de vue fonctionnel, de véritables territoires mixtes, dont nous avons vu l'importance pour l'apport ou reviviscence, l'évocation verbale, pour la fonction miroir sous la forme verbale ; l'activité des centres de mémoire verbale résulte soit de l'action psychique, soit de l'action des zones infrapsychiques. A l'état normal, le langage actif (phonétique) ou passif (lecture, audition des mots), conscient, nécessite le fonctionnement synergique, dans chacun des appareils (phonateur, visuel, auditif), de deux complexus nerveux, l'un qui transmet des impressions de ou pour le centre psychique, l'autre qui permet l'individualisation de la transmission. Il ne faudra pas oublier que, si des lésions se produisent dans les voies de communication qui unissent les différentes parties de l'appareil, les symptômes varieront avec le siège de la lésion.

Si la lésion siège uniquement sur le trajet qui constitue le premier de ces deux complexus (sphères de projection des images verbales, centres transmetteurs, O-CI, sch. 1 et 2, ou incito-moteurs, L-CI, sch. 3 ; centre psychique), il en résultera de *l'aperception* (visuelle ou auditive), en ce qui concerne la vue et l'audition des mots, ou des *troubles paralytiques, anarthriques, dysarthriques*, en ce qui concerne la phonation ; mais les images verbales pourront encore spontanément ou par évocation se projeter sur le centre psychique dans les processus d'idéation.

Si la lésion (*a*, sch. 5 ; *a*, sch. 8) siège entre le centre de mémoire verbale et le centre psychique, si elle abolit les communications entre ces deux centres (sur le trajet, centres incito-moteurs ou transmetteurs, centre de mémoire verbale, centre psychique), il y aura *perte du langage conscient* avec maintien possible du langage réflexe.

Enfin, le *langage réflexe*, peut-être aussi la faculté de reconnaître les mots seront supprimés, si le centre de mémoire verbale se trouve isolé du centre qui transmet au centre psychique les impressions des zones de projection (en ce qui concerne la lecture et l'audition des mots, lésion *b*, sch. 8) ou s'il se trouve isolé des centres incito-moteurs par lesquels les incitations psychiques sont transmises au centres moteurs bulbaires (en ce qui concerne la phonation, lésion *a'*, sch. 6).

La perte de la faculté de reconnaître les mots, dans le

troisième cas, tout au moins une grande gêne dans les actes de reconnaissance provient de ce que le langage réflexe, actif ou passif, est loin d'être exceptionnel à l'état normal ; par suite du synergisme constant du fonctionnement du centre transmetteur et du centre de mémoire verbale qui lui correspond, ces deux centres ont dû contracter d'étroites connexions, en sorte que les impressions sensorielles déterminent l'éveil des images qui leur correspondent, — et ceci, non seulement dans le langage passif réflexe à l'état normal, ou dans les états subnormaux et pathologiques, mais aussi dans le langage conscient, — avant même que la projection sur le territoire psychique ait eu lieu ; si les connexions n'existent plus entre les deux centres (centre transmetteur et centre de mémoire verbale), *l'impression est bien projetée, mais non plus l'image correspondante* qui l'individualise, comme la chose se faisait avant la lésion. De même, au cours de la phonation, si le centre des images verbales dites motrices n'est plus uni aux centres incito-moteurs, *l'incitation motrice se produit encore, mais elle ne trouve plus l'image adéquate, autrement dit, ne peut plus s'effectuer sous la forme qui convient à l'idée à exprimer* ; il en résulte une hésitation, de l'embarras, des tâtonnements, de même que l'on observe (lorsqu'il s'agit de l'appareil visuel ou auditif) de l'incompréhension ; des efforts, des recherches pour mieux lire ou pour mieux entendre, pour opérer la reconnaissance des mots, traduiront l'isolement du centre des images verbales, qui seront encore perçues dans le langage mental, se projetteront encore spontanément ou non, dans ce cas, sur la sphère psychique (si la voie idéo-mnémonique n'est pas altérée), mais qui ne pourront plus s'adapter aux sensations qu'elles signifient ou ne s'y adapteront qu'à la suite d'un effort ou par tâtonnements. On observe, en effet, que parfois les tâtonnements sont couronnés de succès, peut-être parce que les interruptions entre les deux centres ne sont pas complètes et, en outre, particulièrement en ce qui concerne la lecture et l'audition, peut-être aussi parce que la sphère psychique est, dans une certaine mesure, capable de différencier suffisamment la *sensation* par ses qualités lumineuses ou sonores pour que l'image convenable du centre de mémoire verbale, ou une image plus ou moins semblable à l'image appropriée, vienne, à la suite d'un effort (évocation) conscient ou non, s'adapter tant bien que mal à la sensation.

En somme, le centre de mémoire verbale, visuelle ou auditive, nous paraît un point de jonction où sont projetées les images verbales des sensations non transmises au cerveau dans le langage réflexe, et où se produisent, dans le langage passif, conscient et volontaire, outre la projection réflexe des images verbales, adéquates aux excitations lumineuses ou sonores, les modifications ou réactions occasionnées par le centre psychique en suite aux projections sur lui des impressions verbales visuelles ou auditives; de même, le centre de mémoire motrice est un point de jonction où se projettent les images motrices du langage réflexe et où se produisent, dans le langage conscient, outre l'éveil, sous l'influence de l'idéation, des images motrices adéquates aux incitations motrices, les modifications occasionnées par le centre psychique, en suite aux propres modifications que lui fait subir la projection sur lui des sensations phonatrices endogènes.

Il est délicat de chercher à apprécier la part du langage réflexe et celle du langage conscient dans l'évolution fonctionnelle des territoires de mémoire verbale et de savoir quelle a été, au début, chez l'enfant, pour chacun des appareils de mémoire verbale, la voie différenciée la première, de distinguer le rôle des sphères psychiques sur l'activité et sur le siège des centres mnémoniques et des appareils de conductibilité intercentraux. Sans aborder cette question, notons que les actes du langage volontaire et conscient, actif ou passif, comportent sans cesse et normalement l'utilisation des voies et du mécanisme réflexes; ceci n'est pas particulier à la fonction du langage et nous explique les vastes systématisations réflexes qui se manifestent au cours de certains états subnormaux. Les impressions qui ne retentissent plus sur le centre psychique, lors de la cessation de son fonctionnement psychogénique, déterminent, qu'elles soient d'origine périphérique où qu'elles proviennent d'appareils connexes, un fonctionnement des centres transmetteurs, qui provoquent en ce cas l'éveil d'autres complexus nerveux et leur mise en action avec une intensité dont l'exagération paraît résulter de l'absence des projections sur le territoire psychique, et peut-être aussi de l'insuffisance ou de la disparition d'une action tonique de ce dernier. Les sensations ou réactions ainsi produites ne sont pas psychiquement conscientes, puisqu'elles n'ont amené aucune modification de la zone purement psychique; au réveil et dans les cas types, il n'y a pas de souvenir conscient des réflexes qui se sont produits; ceux-ci sont bien conscients *par rapport les uns aux autres*, si par là on entend que chaque complexus subit les modifications portées en lui par les autres; *mais ils ne sont plus psychiquement conscients*, ce qui revient à dire qu'ils sont inconscients ; le cerveau, dans ce cas, est donc riche de *souvenirs inconscients* d'autant plus précis, qu'aucune action psychique n'a troublé le déroulement des actes réflexes, et *tout à fait dépourvu de souvenirs conscients* de ces actes. Des états plus compliqués sont ceux où, soit à cause de l'intensité d'impressions ou de réflexes, soit par faiblesse dynamique du centre psychique, les projections ont lieu sur le centre psychique, sont conscientes, et laissent des souvenirs conscients, mais sans que ce centre (que les projections soient considérées par le sujet comme exactes ou appropriées aux circonstances ou qu'elles ne le soient pas) puisse, par un processus convenable, les empêcher de s'opérer ou les faire cesser.

LES DONNÉES ANATOMIQUES ET LES THÉORIES CÉRÉBRALES

Est-ce faire une trop grande part à l'hypothèse que d'admettre un territoire psychique, c'est-à-dire un centre, dont

les cellules douées de mémoire et susceptibles de recevoir
non seulement les projections exogènes ou endogènes,
mais encore les projections de ses propres actions sur des
centres nerveux autres que lui, ont pour fonction des actes
ou, si l'on veut, des réflexes, qui ne sont pas la simple continuation des réflexes des différentes parties du système nerveux — qui, n'étant ni réellement sensitif ni réellement moteur, de par sa constitution propre paraît actionné par le jeu
de certains complexus, inhibé par celui d'autres, comme
sont accessibles à l'action de certains excitants, non à
d'autres, les organes sensitifs et sensoriels — qui semble
ne pas réagir à certaines impressions agissant sur lui, lesquelles, en quelque sorte repoussées par lui, se terminent
sans doute par des réactions infrapsychiques où bien ab-
sorbées par lui alimentent son énergie potentielle, source de
processus et d'incitations ; — dont les processus, échappant
en grande partie à l'extrospection et à l'introspection, semblent, en un mot, relever d'un dynamisme particulier, encore que nous admettions une loi de réversibilité entre ce
dynamisme et le dynamisme infrapsychique, quantités sans
cesse variables, par leurs transformations l'une en l'autre,
d'une même force totale constamment modifiée par ses
emprunts ou ses restitutions au milieu extérieur ?

Il ne semblera sans doute pas déplacé, au début de cet
ouvrage, de déclarer qu'il n'a pas la prétention d'être un
plaidoyer pour ou contre l'une des deux doctrines (spiritua-
lisme, matérialisme) qui ont, de tout temps, partagé les philosophes. Quelle que soit la façon de penser de l'auteur, les
faits ne gagnent pas beaucoup, en l'état actuel, à être envi-
sagés de l'un des points de vue plutôt que de l'autre, au
lieu qu'il y a grand avantage à ne faire d'hypothèses que
sur des questions d'une valeur moins générale, et plus voisines d'une solution dans l'avenir. Que l'on considère le
dynamisme psychique comme partie intégrante, modalité si
l'on veut du dynamisme humain ou universel, ou qu'on lui
suppose d'autres sources (extra-terrestres, divines...),

lesquelles seraient d'ailleurs vraisemblablement en condi-tions fixes de réversibilité avec les forces de la nature, ce sont là de simples suppositions qui ne peuvent nullement faciliter les recherches actuelles, au lieu qu'elles peuvent les gêner beaucoup. Tant que l'équivalent psychique de la force restera inconnu, tant que l'on n'aura pas dégagé les coeffi-cients thermiques, dynamiques, chimiques, etc., des pro-cessus cérébraux, que l'on n'aura pas réussi, selon le vœu de Flechsig, à « *exprimer en formules mathématiques les mouvements moléculaires du cerveau qui correspondent parallèlement à un événement psychologique* », la doctrine matérialiste restera, *scientifiquement parlant*, une hypothèse adoptée par certains, repoussée par d'autres, selon l'éduca-tion, la mentalité et la perspicacité des uns et des autres; l'hypothèse d'un dynamisme extra-humain, que l'on consi-dère l'activité de la *res extensa* venant, avec ou sans perte d'énergie, se réfléchir contre la *res cogitans*, ou même que l'on admette une force extra-terrestre, créatrice ou modifica-trice de forces terrestres, cette hypothèse, disons cette pos-sibilité, *scientifiquement parlant*, reste plausible; il se peut d'ailleurs que les conceptions spiritualistes et matérialistes ne soient que des artifices un peu grossiers d'interpréta-tions des phénomènes, et que tels faits viennent à être découverts, telle induction à être faite, qui nous conduisent à des conceptions plus conformes à la réalité.

Que l'on pense ce que l'on voudra de la nature des pro-cessus psychiques, nous admettons, quant à nous, un ou plusieurs territoires psychiques, constitués par des neu-rones non éparpillés au sein des zones de projection, mais groupés en complexus et reliés plus ou moins directement avec des centres transmetteurs (collecteurs des projections sensitives ou sensorielles, exogènes et endogènes), com-plexus reliés d'autre part par des trajets, souvent assez longs, avec des centres incitomoteurs (moteurs corticaux) dont la plupart, sinon tous, siègent dans la région rolandique (avec le lobule para-central); les centres de mémoire verbale, fonc-

tionnellement mixtes, siégeant normalement sur l'hémisphère gauche, intermédiaires au centre psychique et aux
centres [d'ailleurs directement unis (1) au centre psychique]
transmetteurs ou incitateurs, les centres de mémoire verbale
permettent non seulement la mémoire verbale, mais encore
le langage, d'une façon étendue et précise la fonction-
miroir. L'existence de cette dernière aide à comprendre
que si le « *es denkt in mir; es fühlt in mir* » d'Exner correspond vraisemblablement à la réalité physio-psychologique, nous avons toutes les apparences de raison de dire
au contraire « *je* pense, *je* sens », puisque l'acte psychique,
par la perception de sa propre activité, se distingue soi-
même des autres projections corticales qui lui représentent
le reste du monde, que, par elle, il possède une véritable
unité de mesure pour les mensurations ou comparaisons qu'il
est apte, d'autre part, à effectuer de par sa fonction propre.

L'objection la plus sérieuse à la doctrine de l'existence de
territoires psychiques est l'extrême ressemblance, l'identité
des neurones et des fibres, le manque de différences anatomiques entre les éléments du cortex. Si l'on veut toutefois prendre en considération la simplicité de la structure
fondamentale, et la similitude anatomique des éléments du
système nerveux tout entier, et, par contre, la variabilité
considérable des manifestations nerveuses, on doit être
amené à penser que certains éléments d'appréciation nous
échappent, et à prévoir que des moyens d'investigation, plus
puissants ou mieux raisonnés, nous révéleront des données encore inconnues sur la constitution architectonique
des complexus de neurones et sur celle des différents neurones mêmes. Il y a peu de temps encore, la théorie de
Flechsig n'était pas édifiée ; aujourd'hui, la découverte des
champs myélogénétiques nous paraît d'une importance considérable. Nous sommes bien obligés de reconnaître que

(1) Par « unis, réunis, reliés », nous n'affirmons pas qu'il y ait con
tinuité ou contiguïté au moyen de fibres entre les différents centres.

dans les sphères de projection sensitive du cortex, les cellules considérées comme sensitivo-motrices, et qui ne sont, en réalité, ni sensitives, ni motrices, diffèrent entre elles et que celles de la sphère de projection de la sensibilité corporelle sont bien plus proches des neurones qui servent aux incitations motrices volontaires, plus directement reliées à eux, si même elles ne s'identifient pas avec eux, que ne le sont, par exemple, les cellules de la zone de projection visuelle, d'ailleurs reliées d'autre part aux centres moteurs subcorticaux qui permettent les réflexes oculaires ; et, dans la région rolandique même, nous distinguons, au point de vue fonctionnel, des centres de mémoire pure (motrice ou graphique) et des centres moteurs (incito-moteurs) ; cependant la méthode anatomique et la méthode embryogénique ne permettent guère d'établir de semblables distinctions.

Reste la question du siège du ou des territoires psychiques. Beaucoup de cliniciens, de philosophes, de psychologues font de la région corticale frontale le siège de l'intelligence. Je ne crois pas utile de résumer ici les arguments produits en faveur de cette vue, que nous adopterons provisoirement. Des faits cliniques rendent soutenable cette hypothèse, que nous sommes en droit de considérer comme scientifiquement plus valable que ne l'était, par exemple, la légende par laquelle le génie intuitif des Grecs avait fait naître Minerve, déesse de la raison, de l'organe pensant, du cerveau de Jupiter. Stricker fournit à l'appui de la localisation du langage articulé dans la région frontale gauche un argument singulier, qui se peut appliquer aussi à la recherche du siège des processus d'idéation et qui mérite d'attirer un instant la curiosité. Il dit :

Obs. 1 [Stricker (1)]. — « J'ai déjà eu l'occasion d'appuyer sur ce point, et de constater que notre penchant à assigner à la tête le siège de la pensée, est inné en nous, et que nous ne le devons nul-

(1) Stricker, *Du langage et de la musique*, p. 156 ; Paris, F. Alcan, 1885.

lement à l'éducation que nous avons reçue… Après m'être occupé plusieurs années de la question de la localisation de la pensée, il me vint subitement à l'esprit que, quand je pensais en mots, j'avais un sentiment distinct dans la région frontale gauche et au sommet. Je crus, au premier moment, que c'était une circonstance accidentelle qui pouvait provenir d'une indisposition ou de la fatigue. Mais depuis, des années se sont écoulées et, chaque fois que j'y prends garde, j'éprouve quand je pense des mots ou des sons le même sentiment local. C'est surtout quand, parfaitement tranquille, je ferme les yeux, je prends une position horizontale et que je pense en mots que j'en éprouve le plus clairement le sentiment. Je recommande donc à ceux qui veulent en faire l'expérience de se coucher et de s'examiner d'abord d'un côté, puis de l'autre… Je rencontrai des gens qui se prononcèrent de la même manière et avec la même assurance que moi ; puis d'autres qui se déclaraient bien pour la localisation d'un côté, mais pour le côté droit ; enfin, d'autres qui me dirent qu'ils avaient la conscience de leur localisation dans la région antérieure de la tête, mais qu'ils ne pouvaient décider si c'était du côté droit ou du côté gauche. Ces assertions m'intéressèrent d'autant plus que, parmi ceux qui s'étaient prononcés pour la localisation dans la moitié antérieure droite, il se trouvait des individus qui non seulement étaient droitiers, mais possédaient encore une habileté extraordinaire de la main droite ; un seul de ceux qui se sont déclarés pour le côté droit me dit qu'il avait été gaucher dans sa jeunesse, mais qu'il s'était habitué à devenir droitier. »

Il n'est point rare de trouver des sujets chez lesquels, au bout d'un temps plus ou moins long, la méditation, la réflexion, produisent une sensation *sui generis* au niveau de la région frontale. Mis à part les cas qui peuvent être expliqués par la suggestion, il faudrait admettre que l'activité de la sphère psychique détermine des impressions, que le sujet qui les éprouve, rattache à la région même de laquelle elles proviennent, ou à la région qui lui correspond dans l'autre hémisphère.

D'après Flechsig les points nodaux de systèmes longs d'association sont, nous l'avons dit, la partie moyenne du gyrus angularis, la troisième circonvolution temporale, la moitié antérieure de la deuxième frontale ; nous ne pensons pas qu'il y ait intérêt à discuter, en l'état actuel de la question, des mérites ou qualités respectives probables de ces différentes régions ; les idées que Flechsig avait d'abord émises, et d'après lesquelles il existait un grand centre pariéto-occipito-temporal d'association, vaste pont entre les sphères de projection visuelle, auditive, et de sensibilité générale, donnaient à penser que ce centre étendu était, au point de vue psychique, le plus important.

La découverte d'un centre de projection dans le gyrus subangularis a nécessité le retour à l'ancienne division en quatre centres : frontal, pariétal, temporal, insulaire. Il n'est donc pas de raison suffisante pour dénier au centre frontal les fonctions particulières que beaucoup lui attribuent, et que, faute d'hypothèses plus plausibles, nous continuerons, jusqu'à la découverte de faits nouveaux, à lui reconnaître. Nous estimons, en tout cas, qu'il existe un centre particulièrement psychique, dans lequel, contrairement à l'opinion générale des anatomistes, ne s'effectuent pas seulement des actes d'association, mais dont le fonctionnement se traduit par des processus psychiques, qui ne sont pas la continuation pure et simple des reflexes infrapsychiques, et de certaines formes de l'activité duquel nous avons cherché à nous faire une idée dans les pages qui précèdent. Quant aux actes d'instinct, nous les considérons comme dus à l'excitabilité propre de neurones et de groupes ou chaînes de neurones, excitabilité qui aboutit à des réactions appropriées, de même que nous considérons la mémoire héréditaire de ces neurones ou de ces groupes ou chaînes de neurones, comme la cause de la précision des actes effectués. Mais les sensations exogènes et endogènes, qui occasionnent et accompagnent ces actes, se projettent sur le cortex, et sur lui se répercutent vraisemblablement aussi les différences de potentiel correspondant à l'état de ces groupes ou chaînes de neurones ; en sorte que l'élévation du potentiel, consécutive à des sensations non suivies à bref délai des réactions appropriées, a son retentissement plus ou moins conscient sur le centre psychique ; *cet état d'instance* de complexus spinaux ou subcorticaux, héréditairement doués de fonctions déterminées, est perçu d'une façon globale et, souvent, sans différenciation des projections élémentaires et du potentiel des différentes parties de l'appareil, et nous appelons *besoin conscient, désir*, cet état d'instance projeté sur la sphère psychique, de même que nous appelons soulagement conscient, l'abaissement de potentiel, psychiquement perçu avec plus ou moins d'exactitude, consécutif à l'accomplissement de l'acte ; — que l'*état d'instance* (désir) ou que l'*état de détente* (soulagement) soient, ou non, perçus comme produits dans les appareils ou organes où ils se sont réellement manifestés. Si les sphères psychiques ne subissent ni directement, *ni inditement* aucun retentissement d'un acte réflexe, l'acte s'accomplit sans donner lieu à la perception, à la notion d'un désir, d'un besoin, ou d'un soulagement *conscients*.

A la théorie antique des courants ou influx nerveux, nous sommes, de plus en plus, porté à substituer la notion de différences de potentiel qui, produites en un point, déterminent une modification équivalente de l'état potentiel d'un autre point ; les fibres nerveuses ne servent point au transport de courants, mais sont des organes longs dans lesquels les modifications se produisent ; celles-ci occasionnent des modifications correspondantes plus ou moins différentes des premières, selon les différences de structure des appareils, dans d'autres fibres ou dans des cellules qui leur sont plus ou moins contiguës.

L'état potentiel des neurones dont les fonctions sont réflexes retentit d'une façon plus ou moins précise et intense sur le centre psychique, mais l'activité de celui-ci retentit aussi sur l'état des systèmes infrapsychiques. D'une façon générale, vis-à-vis des autres centres, un centre peut être excité ou excitateur, inhibé ou inhibiteur. L'intervention du centre psychique détermine des groupements nouveaux, crée des voies nouvelles. L'on peut vivre de façon purement réflexe, sans intervention du centre psychique, et d'une vie bien plus complète que n'était celle du chien décérébré de Goltz ; mais du jeu, concordant ou opposé, des processus psychiques et des processus réflexes infrapsychiques, résultent des actes plus compliqués que les réflexes primitifs. Plus le centre psychique est développé (et c'est dans l'espèce humaine que son importance est le plus considérable) et plus son fonctionnement est actif ou susceptible de devenir prépondérant à de certains moments, plus il est susceptible de modifier les réflexes instinctifs, parce qu'en suite aux projections sur lui de l'activité subcorticale, les processus psychiques déterminent des actes qui retardent, changent, rendent différentes les réactions. Mais plus aussi son influence retarde les réactions convenables ou les fait dévier en actions ou réactions en rapport moins direct avec les sensations provocatrices, plus l'état d'instance des complexus dont le fonctionnement est suspendu retentit avec force sur le centre psychique, gêne à son tour les processus psychiques, plus par conséquent les réflexes instinctifs prennent d'importance dans le cortex, plus aussi les réflexes primitifs se modifient et font place à des actes davantage compliqués. Ceci nous explique que des auteurs comme Moll viennent à considérer l'instinct sexuel comme constitué par deux instincts, plus ou moins accusés chez les différents sujets de l'espèce humaine : l'instinct primordial de détumescence, manifestation directe de l'activité glandulaire, et l'instinct de contrectation, dont la manifestation résulte indirectement des glandes sexuelles, qui s'est propagé par sélection naturelle, et qui ne s'est développé que consécutivement au premier. La distinction faite par Moll me paraît inutile (1) ; ce qu'il faut reconnaître, c'est que plus l'influence psychique a crû, plus l'appareil nerveux spinal a pris une modalité céré-

(1) V. SAINT-PAUL, L'instinct sexuel (à propos d'un ouvrage de M. Havelock Ellis), *Archives d'anthropologie criminelle et de psychologie,* avril 1902.

brale, a influé sur le cortex et a été influencé par lui, plus aussi se sont modifiés les actes, les sensations et réactions qui en marquent les deux termes, et plus ont apparu variées les manifestations de l'instinct. Les actes instinctifs relèvent donc, à mon sens, non du fonctionnement d'un centre différencié, mais d'une véritable chaîne de neurones et de complexus de neurones de fonctions diverses, étendus de la moelle au cortex psychique et en connexions plus ou moins étroites avec d'autres appareils. Ces considérations montrent le progrès accompli dans l'étude du mécanisme nerveux et dans le mode d'appréciation des phénomènes auxquels l'interprétation primitive, trop étroite, de la doctrine des localisations, ne pourrait plus convenir ; elles témoignent de la valeur des travaux effectués (1) et de l'importance des découvertes faites, depuis l'époque où s'affirmaient les conceptions enfantines, relativement méritoires pour l'époque, de Gall et de ses premiers disciples.

C'est à l'étude des fonctions, nettement différenciées, de points du cortex dont le siège est assez distinctement localisé, qu'est consacré ce travail. Il a pour but de déterminer les formes verbales sous lesquelles l'idéation est subjectivement perceptible *à l'état normal* et ce que devient *dans certains états pathologiques ou subnormaux* cette fonction endophasique.

Certains de nos lecteurs s'étonneront peut-être de constater des divergences dans la façon de désigner les phénomènes, et un manque d'uniformité du langage employé. La raison en est que la science du cerveau, *la cérébrologie*, est complexe, et qu'elle est due à des gens de mentalité très différente. A moins de s'astreindre à des transpositions incessantes et souvent obscures pour les uns ou pour les autres,

---

(1) Je n'ai pu me procurer les travaux de MANOUVRIER sur le tempérament et le potentiel, la fonction psycho-motrice (in *Revue philosophique*). V. in *Mémoires de la Société d'anthropologie de Paris, Revue de l'hypnotisme*, etc., les travaux de cet auteur.

nous sommes tenu d'utiliser tantôt la langue des anatomistes et des physiologistes, tantôt le langage des cliniciens, et tantôt de parler comme font les psychologues. Si quelques doutes naissaient sur la signification attribuée à certains termes, et sur la nature des opinions émises, c'est aux premières pages du volume (Données anatomiques et physiologiques) que le lecteur devra se reporter, pour apprécier avec exactitude les idées de l'auteur et les hypothèses qui lui ont parfois servi de guide.

II. — **Données psychologiques.**

Quand nous pensons et que nous cherchons à savoir comment nous pensons, souvent même sans que nous le cherchions, il nous arrive de percevoir mentalement les mots de nos pensées. Certains d'entre nous les entendent comme si une voix les disait en eux ; d'autres lisent mentalement comme si les mots étaient écrits devant eux; il en est beaucoup qui prononcent intérieurement sans faire cependant de mouvements de phonation ; ils pensent avec le mot sur le bout de la langue, sans toutefois être obligés de remuer la langue. Les expressions de parole intérieure, langage intérieur, prêtant à confusion, j'ai désigné en 1892 par le mot *endophasie* la faculté de penser en mots, et appelé *formule endophasique* la forme par laquelle cette faculté se manifeste habituellement chez un sujet : les uns entendent, les autres prononcent, il en est qui lisent les mots de leurs propres pensées.

Il est évident que cette faculté n'a pu se développer qu'au moyen de la mémoire verbale, auditive, motrice ou visuelle, autrement dit au moyen des souvenirs des mots entendus, prononcés ou lus, souvenirs qui apparaissent mentalement d'une façon spontanée ou par suite d'un effort conscient ou non.

Il est facile de se rendre compte de l'importance des mots

et du souvenir des mots dans l'idéation. Lorsqu'un objet exerce sur nos sens un certain nombre d'impressions hétérogènes (impressions visuelles, auditives, olfactives, etc.), ces impressions sont en quelque sorte gardées par le cerveau ; mais comme il peut n'exister entre elles aucun lien, autre que leur communauté d'origine, et que ce caractère n'est pas assez important pour permettre de les retrouver aisément, il serait difficile que quelque chose de suffisamment net pour l'idéation humaine sortît de ces divers éléments, si, à ceux qui sont de même provenance, ne correspondait pas une empreinte verbale déterminée.

Grâce à elle, une sensation n'est pas forcée, pour acquérir une signification, une individualisation, de joindre toutes celles qui viennent de l'objet dont elle émane, il lui suffit de réveiller le mot qui les signifie toutes.

Le mot est ainsi l'aboutissant d'un ensemble parfois fort considérable de souvenirs ; il en constitue le terme synthétique et abrégé, à moins qu'il ne soit quelque chose de plus : le résumé d'un certain nombre de mots eux-mêmes ; il exprime sous une forme très brève un complexus d'éléments disparates, qu'il remplace parfaitement pour la conception de celui qui l'emploie ou de celui qui l'entend. Par là, il soulage l'esprit et constitue un merveilleux moyen de simplification et de perfectionnement.

La destruction du centre de mémoire visuelle verbale, (P^2 ou voisinage de P^2 à gauche chez les droitiers), ou celle du centre de mémoire auditive verbale (en T^1 à gauche chez les droitiers), n'entraîne pas l'impossibilité de voir les mots écrits ou d'entendre les paroles, pas plus que l'abolition du centre de Broca (situé également à gauche chez les droitiers) n'occasionne à proprement parler de paralysie.

Ce sont de purs centres de souvenirs de sensations, les uns de sensations passives, émanées de l'extérieur (exogènes), les autres de sensations de l'organisme (endogènes) ;

les premiers conservant des empreintes d'action sur l'organisme, les seconds des empreintes de réaction de l'organisme, mais la lésion en abolit la signification; et selon qu'elle occupe l'un ou l'autre de ces centres, le malade ne comprend plus les mots qu'il voit ou ceux qu'il entend, ou bien s'il est atteint d'aphasie motrice, en dépit de tous ses efforts, il ne peut retrouver les mots nécessaires pour exprimer ce qu'il ressent et ce qu'il pense.

Les mots, lus ou entendus, n'étant, en somme, que des impressions visuelles ou auditives au même titre que n'importe quelle sensation visuelle et auditive, on peut s'étonner, au premier abord, que des centres aussi nettement différenciés se soient constitués pour leur conservation, et que la cécité verbale, par exemple, puisse coïncider avec l'intégrité de la mémoire visuelle pour les objets autres que les caractères écrits à la main ou imprimés.

Aux considérations précédemment développées relatives à la fonction-miroir ; à la notion que cette fonction peut s'effectuer d'une façon étendue et précise grâce aux centres de mémoire verbale ; que ceux-ci, ou des fractions individualisées de chacun d'eux, ont un fonctionnement adéquat aux processus psychiques de l'homme (parce qu'ils lui fournissent des éléments synthétiques, et que, partant, l'acte psychique se perçoit aisément par eux), et que cette condition a dû favoriser l'individualisation de ces centres, on peut peut-être ajouter ceci :

Il est à penser que l'extrême ressemblance, la netteté des lignes que présentent des caractères écrits ou imprimés, impressionnant toujours d'une façon très similaire la substance nerveuse, déterminent dans un coin de la zone de mémoire visuelle une localisation, peut-être impossible pour les autres objets qui offrent tous une infinie diversité; pendant une lecture nous pouvons voir, toujours avec une même forme, plus de mille fois la lettre *a*; au cours d'une promenade nous ne rencontrons pas deux maisons exactement identiques. Il est donc logique d'admettre un centre de mémoire visuelle verbale, bien localisée, au sein d'une zone visuelle, où chaque objet laisse une empreinte plus ou moins profonde et persistante, selon l'impressionnabilité innée ou accidentelle de la substance cérébrale, selon l'intensité de la sensation subie, l'importance des sensations concomitantes, etc. Ainsi nous nous expliquerons l'existence de la cécité verbale ; chez un musicien, celle d'une cécité pour les notes de musique écrite, et aussi qu'il n'existe ni cécité pour les maisons, ni cécité pour les arbres, ni cécité pour un ordre quelconque d'objets, très différents dans leurs détails, et dont la représentation mentale du type ou schème, ou bien n'est que celle d'un objet particulier, ou bien n'est qu'une synthèse d'éléments connus, éclose peut-être par l'effort des centres supérieurs de l'idéation, très différente, dans l'un et dans l'autre cas, de l'empreinte verbale, que consolident sans cesse des impressions toujours identiques. Il est également clair que le souvenir d'une maison, d'un arbre, d'un objet déterminé quelconque, soit relativement peu persistant, qu'il puisse aisément s'atténuer ou disparaître définitivement ou momentanément, et aussi qu'à la suite d'une attrition de la sphère de projection visuelle une cécité visuelle, non plus seulement verbale, puisse se manifester.

Ce qui est applicable aux images visuelles doit l'être également aux images auditives et aux images d'articulation verbale, et nous comprenons aisément que les paroles entendues ou prononcées étant, dans le premier cas, des actions sur le système nerveux, dans le second des réactions de ce système nerveux, et des actions et des réactions d'ordre très spécial et présentant toujours une grande uniformité, il se soit localisé au milieu d'une région d'emmagasinement (1) des sons, et d'une autre d'emmagasinement des impressions que laissent les mouvements effectués, dans le pre-

____

(1) Il va sans dire que les expressions *conservation, emmagasinement des souvenirs*, ne servent à rendre compte des phénomènes que d'une façon approximative.

mier un centre de mémoire auditive verbale, dans le second un centre de mémoire motrice d'articulation.

Mais de même que la pensée ne s'accompagne pas de toutes les sensations qui se rattachent à l'objet de la pensée, de même les diverses images verbales du nom d'un objet ne sont-elles pas, toutes trois, simultanément utilisées. Ainsi l'idée de *mer* pourrait évoquer les souvenirs de l'image visuelle des vagues, de l'empreinte auditive du bruit qu'elles produisent, de l'empreinte olfactive de l'air marin, de l'empreinte gustative de l'eau salée et de l'empreinte tactile de son contact sur la peau, des images motrices des mouvements de natation...., et aussi la représentation visuelle du mot mer, sa représentation auditive, sa représentation motrice d'articulation et sa représentation graphique. Soit une dizaine de souvenirs différents pour signifier : *mer*. La multiplicité des images, et partant l'impossibilité dans laquelle se trouvent les différents départements cérébraux d'en faire l'apport simultané, peut-être même, dans le cas où ils y parviendraient, la neutralisation partielle des souvenirs produits, nuiraient à la rapidité de la conception. Aussi, de même que, généralement, les processus d'idéation déterminent la perception mentale, la projection, de la seule image visuelle (non verbale) ; de même le processus d'idéation, lorsqu'il y a conscience de la modalité verbale, ne s'accompagne pas des quatre formes de l'image verbale (auditive, visuelle, motrice verbale et motrice graphique) ; et c'est généralement l'une des formes, auditive, motrice d'articulation, ou visuelle qui constitue la trame de la façon intérieure de se représenter les pensées, la modalité subjectivement perçue de l'idéation ; de là la classification établie, la distinction entre ceux qui entendent, ceux qui parlent, ceux qui lisent les mots de leurs pensées. Mais ici une distinction, importante au point de vue psychologique, s'impose.

MÉMOIRE VERBALE ET ENDOPHASIE

Il est utile, surtout au point de vue psychologique, de ne pas confondre le centre du langage intérieur (centre endophasique) avec le centre de mémoire verbale correspondant. En 1892, j'écrivais (1) qu'il fallait distinguer nettement mémoire visuelle, mémoire visuelle topographique des textes, mémoire visuelle verbale et endophasie visuelle verbale. Il est de toute importance, disais-je, de séparer du *visuelisme verbal vrai, ou verbovisuelisme*, les formes, plus ou moins précises des souvenirs visuels des textes, que ces souvenirs soient évoqués, consciemment ou non, ou qu'ils se produisent passivement.

C'est qu'il n'est point nécessaire, en effet, d'être verbal visuel, pour avoir une bonne mémoire visuelle; et cette mémoire visuelle peut évidemment s'appliquer aux caractères imprimés ou tracés à la main. Voici un exemple de ce fait :

Obs. 2. — « Je crois être à la fois pour les mots auditif et moteur, mais avec prédominance très marquée du type moteur. Je prononce mentalement les mots de ma pensée ; je crois aussi les entendre, je ne les vois point écrits devant moi ; cependant je suis visuel pour certaines opérations intellectuelles ; ainsi dois-je apprendre ou traiter un sujet, qui présente à étudier diverses grandes lignes, et dont il est facile d'établir un plan, j'utilise la mémoire visuelle : je fais pour ainsi dire un schéma de la question avec divisions et subdivisions et plus tard, lorsque je traite le sujet, j'ai devant les yeux les accolades, les embranchements et les mots en grosses lettres des titres de chaque chapitre, mais rien de plus. » — F. MIRAMOND DE LA ROCHE.

C'est là de la *mémoire visuelle topographique ;* chez certains sujets, qui ne lisent pas mentalement les mots de leurs pensées, il y a, pour certaines opérations intellec-

____

(1) *Essais sur le langage intérieur* (épuisé).

tuelles, de l'*imago-évocation verbale* et plus ou moins conscience d'un effort :

Obs. 3. — « Je prononce les mots de mes pensées, j'apprends
difficilement par cœur ; en récitant *j'essaie* de me rappeler le
plan, de me représenter le texte écrit, de faire comme si je le
lisais. » — X..., docteur en droit.

Obs. 4. — « Quand je récitais je me reportais toujours mentalement au texte appris par cœur, sautais de paragraphe en
paragraphe, tournais les pages comme si j'avais eu le livre sous
les yeux. » — Martial de Roffignac.

Obs. 5. — « En récitant, je cherche immédiatement par la pensée la page, et l'endroit de la page ; bien souvent ce n'est que
lorsque je revois par l'imagination le passage appris que le souvenir s'en présente réellement à moi, que je puis l'exprimer à
haute voix. » — Dr Grisel.

Il est donc des personnes auxquelles la mémoire, sous l'influence du processus psychique, semble fournir plus ou
moins passivement les détails de la topographie et même les
mots des textes appris par cœur, alors qu'en toute opération intellectuelle autre que la récitation de ces textes, elles
ne lisent point mentalement :

Obs. 6. — En récitant, les particularités du texte, de l'écriture,
de la mise en page : à la ligne, haut d'une page, etc., m'apparaissent et me servent de point de repère. » — Dr Delassus.

Obs. 7. — « Je parle toujours intérieurement les mots de ma
pensée... J'apprends facilement et rapidement par cœur... Je
récite en lisant mentalement ; je vois la place qu'occupe chaque
mot, chaque ligne sur la page d'un livre ; des taches d'encre
même me servent de point de repère... » — Dr Vincent.

Cette *mémoire verbale* peut être excellente. Coquelin
cadet m'a assuré qu'il n'était jamais verbo-visuel dans les
actes ordinaires de la vie, mais qu'en le voulant, le texte

de son rôle, qu'il a appris en le lisant et en le récitant intérieurement ou à voix basse, lui apparaît avec tous ses mots, les points, les virgules, les taches même.

Je ne puis mieux faire qu'opposer, à ces observations sur la mémoire verbale visuelle, les déclarations d'un verbo-visuel vrai :

Obs. 8. — « Je n'ai de pensées que les mots qui en sont la traduction ne m'apparaissent. Que j'aie l'idée : « Je vais aller au jardin et fumer une cigarette », je la vois aussitôt écrite de mon écriture propre, et cela sans qu'il me soit nécessaire de me représenter le fait lui-même, c'est-à-dire, dans ce cas, de me voir me promenant et fumant une cigarette. » — Dr Crussard.

Dans les observations 2, 3, 4, 5, 6, 7, il semble que les images visuelles verbales sont projetées *d'une façon concomitante* aux actes psychiques comme peuvent l'être les images visuelles qui ne sont pas verbales, images d'êtres, d'objets, etc. ; l'observation 8 décèle un autre phénomène. Il reste donc entendu que, pour nous, l'expression de mémoire visuelle verbale implique l'idée d'un processus, conscient ou non, de remémoration (évocation), ou une projection subie passivement par les centres psychiques (apport, reviviscence) (1), tandis que le verbo-visuelisme est

(1) Nous rappelons que pour nous l'apport ou reviviscence est la projection sur le centre psychique des images, lorsque cette projection n'est pas directement due à l'activité psychique, ou lorsqu'elle résulte de l'activité prédominante de territoires infrapsychiques (le fait est très net au cours du rêve; mais il existe à l'état normal de veille également). Dans l'évocation la projection est provoquée par l'activité psychique même, — que cette projection se fasse aisément, immédiatement, sous l'influence du processus psychique (évocation souvent inconsciente de la projection consciente) ; ou, au contraire, qu'elle n'arrive à s'effectuer qu'à la suite d'un *effort*, c'est-à-dire d'un processus psychique qui produit sur les sphères infrapsychiques des répercussions plus ou moins étendues, répercussions dont les projections consécutives sur le centre psychique (à l'activité duquel elles sont dues) fournissent la notion consciente de ce processus psychique (effort) qui tend à la projection de l'image adéquate.

une forme de l'endophasie : l'activité psychique, dans le verbo-visuelisme, prend essentiellement conscience d'elle-même, par la projection, qu'elle a déterminée, des images visuelles qui lui sont adéquates.

On pourra objecter que tout verbo-visuel a appris à lire, et que son verbo-visuelisme n'est, en somme, que de la mémoire verbale ; nous venons de voir, en tout cas, la différence entre les processus mnémoniques et le processus endophasique ; celui-ci, chez le verbo-visuel, est constant, spontané, c'est une modalité de l'idéation ; l'autre, au contraire, est limité à l'accomplissement de certaines opérations intellectuelles. Il se peut qu'à ces différences fonctionnelles correspondent des distinctions anatomiques et que, même chez un verbo-visuel, par exemple, il n'y ait pas identité absolue entre le centre ou la partie du centre dont l'activité provoque mentalement l'apparition d'un texte déterminé, vu et lu dans une circonstance antérieure, et le centre ou la partie du centre, dont le fonctionnement permet à la pensée de se percevoir sous une forme visuelle constante. Cette distinction ne s'applique pas seulement à l'appareil visuel. En 1899, je disais (1) : Il n'est pas prouvé qu'il y ait identité absolue entre le centre du langage intérieur et celui de la mémoire verbale correspondante », et aussi : « Mémoire verbale et langage intérieur ne sont point tout à fait synonymes ; il est possible que la physiologie et la clinique le prouvent quelque jour. Ainsi, un auditif peut avoir une excellente mémoire visuelle verbale ; il n'est nullement absurde de penser que cette mémoire visuelle verbale puisse être supérieure même à sa mémoire verbale auditive ». On ne voit pas pourquoi, chez un tel sujet, les fonctions de mémoire ne seraient pas l'apanage d'un centre autre que le centre auditif, plus particulièrement utilisé pour l'idéation. Le langage intérieur, c'est l'expression

(1) *Revue scientifique* : « L'étude des langues au point de vue psycho-physiologique » (8 juillet 1899) ; « Le visuelisme et l'étude des langues » (25 août 1900).

mentale spontanée des idées sous une forme verbale qui, chez un sujet, est presque toujours la même : visuelle, auditive ou motrice (d'où la classification, faite par Charcot, des sujets en visuels, auditifs ou moteurs) ; c'est autre chose que de la mémoire verbale ; cependant dans la plupart des expériences de physiopsychologie, c'est la mémoire verbale que l'on interroge, en croyant interroger l'endophasie ; ainsi, à propos de la mémoire visuelle, lorsqu'on demande au sujet s'il voit mentalement des textes appris par cœur.

Il existe donc, chez chaque sujet, un centre de langage intérieur, qui, de par ses relations avec les centres intellectuels supérieurs, a des fonctions qui ne sont plus de simples fonctions de mémoire, qui agit, non comme un centre ordinaire de la mémoire, mais de façon toujours parallèle à la pensée même, dont le rôle, par conséquent, diffère de celui des autres centres de mémoire.

Mais ces autres centres de mémoire ne sont point par cela même inutiles ou inférieurs ; de ce qu'un sujet est moteur au lieu d'être visuel, il appert, non que son centre moteur est meilleur enregistreur des souvenirs acquis que son centre visuel, mais que l'hérédité, la qualité particulière de l'esprit, peut-être une tendance prononcée vers l'expression, ou peut-être une contexture spéciale des organes nerveux l'ont fait moteur et non visuel.

Ainsi les centres de la mémoire, autres que le centre du langage intérieur, pourront-ils rendre, pour la conservation des souvenirs, les plus grands services. Si les données arrivent à un centre de mémoire peu développé ou peu éducable chez le sujet, celui-ci, d'instinct, se met dans les meilleures conditions pour recevoir les éléments nouveaux, *les transpose* au mieux de ses intérêts ; ceci revient à dire qu'il peut se développer, chez un sujet, une voie de conductibilité nouvelle ; il peut arriver aussi que certaines parties des centres de mémoire se spécialisent et *qu'il se crée un centre nouveau de langage intérieur*. Tel moteur pour sa langue maternelle peut être visuel ou auditif pour une langue étrangère, la langue anglaise par exemple. La preuve en est que certains sujets, à la suite de lésions, oublient une langue étrangère et non une autre.

Ajoutons aussi que certaines personnes, bien qu'elles soient souvent occupées à des travaux intellectuels et nécessitant des idées complexes, affirment ne pas penser en mots, ou ne penser en mots que très exceptionnellement. Il est probable que, chez ces personnes, l'activité psychique, l'idéation, se perçoit non plus au moyen des images verbales, mais au moyen d'images *extrêmement résumées*, images qui dérivent bien des images des mots, mais qui sont devenues *tellement synthétiques* que leur traduction ou représentation en images verbales n'est plus possible. Ce phénomène est peut-être plus général qu'on ne pourrait le soupçonner de prime abord, et peut-être explique-t-il que, souvent, des idées compliquées ne sont pas perçues sous une forme verbale ; elles se déroulent si rapidement que nous ne pouvons dire sous quelle forme (visuelle, auditive, motrice), elles se sont manifestées à nous ; probablement, dans certains cas, parce que les projections sur le centre psychique, déterminées par l'activité du centre psychique même, n'étaient pas des projections du centre de mémoire verbale, mais qu'elles étaient dues à l'éveil, à l'insaisissable vibration des parties du centre endophasique les plus rapprochées du centre psychique ; lorsque l'idéation se produit ainsi, il est difficile, sinon impossible, de rattacher aux images aussi résumées leur signification sensorielle.

Des raisons d'ordre physiologique et d'ordre psychologique militent encore en faveur de la distinction entre l'endophasie et la mémoire verbale ; les voici :

a) — Lorsqu'une image visuelle verbale (en prenant pour exemple les centres visuels) frappe le regard, il se produit une excitation centripète qui, venue de l'œil, frappe simultanément ou quasi simultanément des centres intellectuels et un centre de mémoire visuel verbal. L'image visuelle emmagasinée (1) au cours de ce travail doit l'être dans un centre de mémoire qu'il est logique de supposer distinct du centre endophasique, puisque celui-ci est un centre d'impressions, verbales également, mais toujours identiques à elles-mêmes et non à telles ou telles images verbales perçues par l'œil ; la trame endophasique est en quelque sorte schématique ; elle a été fabriquée par le cerveau à l'aide d'éléments, venus de l'extérieur sans doute, mais grâce à une sorte de travail qui n'est pas le simple emmagasinement habituel.

b) — Lorsque des images visuelles verbales s'emmagasinent dans le centre de mémoire visuelle verbale, elles ont chacune leurs dimensions, leurs formes caractéristiques, leur couleur,… en un mot une personnalité, sous laquelle elles reparaissent plus ou moins exactement au cours du souvenir ou de l'idéation ; au contraire, les signes visuels endophasiques, toujours semblables à eux-mêmes, *n'ayant point besoin, à l'état normal, d'un travail d'évocation conscient pour apparaître*, en corrélation incessante avec l'idéation dont ils sont la trame perceptible, semblent avoir été non puisés, à la suite d'un travail inconscient du cerveau, dans les images mêmes des textes, mais confectionnés *au moyen de souvenirs verbaux* (2) des textes. C'est un instrument spécial qui s'est formé dans le cerveau et dont le fonctionnement se produit synergiquement *au fonctionnement du centre psychique même.*

Ces deux arguments n'en font qu'un seul examiné sous deux aspects : — invariabilité du signe verbal endopha-

(1) Voir note 1 de la page 46.

(2) Le centre endophasique a dû se développer *au moyen* du centre de la mémoire verbale de même nom, mais très probablement sans s'identifier à ce centre : il s'est servi des éléments du centre de mémoire verbale ; mais ceux-ci subsistent, s'enrichissent et s'appauvrissent quotidiennement, et le centre endophasique ne les a pas remplacés ni annihilés ; la preuve est qu'un verbo-visuel peut avoir des souvenirs visuels verbaux, plus ou moins *semblables* à ceux de son endophasie, mais non identiques à eux, et qui peuvent se rapporter à tel ou tel texte déterminé vu par lui.

sique ; variabilité de l'image verbale, — conservation de l'image verbale par le travail habituel d'emmagasinement des souvenirs ; développement de l'endophasie par un mécanisme spécial et parallélisme, synergie constante dans l'action des centres intellectuels et du centre endophasique.

Une confirmation de l'hypothèse se trouve encore dans le fait que :

c) — Un verbo-visuel peut avoir une mémoire visuelle verbale médiocre et une très bonne mémoire auditive, alors qu'un verbo-auditif ou un verbo-moteur peuvent avoir la mémoire verbale surtout visuelle.

d) — Le travail de remémoration d'un texte est un travail voulu, réfléchi, tout au moins impliquant une recherche suivie plus ou moins rapidement du résultat désiré, et qui a pour but de faire réapparaître les images verbales de la mémoire, non celles de l'endophasie (1) ; cette dernière est spontanée, essentiellement liée à l'idéation, développée dans le cerveau grâce à une aptitude inconsciente, peut-être héréditaire, innée, à la suite d'impressions d'enfance, trop lointaines pour être retrouvées ; elles ont cessé d'être identiques à aucun signe verbal de texte déterminé, puisque, grâce à l'élaboration, au travail de synthèse du cerveau, celui-ci en a fait quelque chose de personnel, elles portent son empreinte, elles sont fonction de ce cerveau, tandis que l'image verbale habituelle est une image dont la conservation est consécutive à un simple emmagasinement, dont il devrait être possible de retrouver la provenance, n'était la quantité considérable des opérations visuelles verbales quotidiennement effectuées.

e) — On considère comme possible, — nous l'avons vu, mais peut-être y aurait-il quelque réserve à faire à ce sujet, — la création d'un centre endophasique *distinct* pour l'emploi d'une langue étrangère, nouvellement apprise. On reconnaît, par là, la possibilité de l'existence d'un centre

(1) A moins qu'une transposition ne s'opère.

endophasique *distinct* du centre de la mémoire verbale correspondante.

Ce qui est vrai du centre visuel l'est du centre auditif. *Certains verbo-auditifs distinguent entre la voix de leur endophasie, voix personnelle, originale, née en eux, élaborée par leur cerveau, et les souvenirs auditifs des mots, des paroles qu'ils ont entendu prononcer.*

Pour le moteur on peut également admettre une différence entre le fait de parler (prononcer un mot suppose une excitation centrifuge née du centre psychique, l'éveil de centres moteurs verbaux, le fonctionnement des nerfs et des muscles) et le fait de parler mentalement, qui implique, après l'excitation centrifuge et l'éveil des centres de mémoire motrice verbale, l'*arrêt* ou la réflection, sur le centre psychique, de l'excitation, qui, au lieu d'aboutir à une action centrifuge, comme dans le premier cas, revient plus totalement, semble-t-il, à son point de départ. On peut donc supposer l'existence d'un centre endophasique moteur coexistant *chez les verbo-moteurs* avec le centre moteur verbal. La preuve en serait que certains sujets, qui ne sont point verbo-moteurs, *ne peuvent pas parler mentalement*; il est cependant probable qu'ils ont des souvenirs moteurs de leur élocution.

La conclusion est que tout sujet normal possède, outre les quatre centres de mémoire verbale, plus ou moins inégalement developpés : mémoire visuelle verbale, mémoire auditive verbale, mémoire motrice verbale, mémoire graphique verbale, un centre du langage intérieur de même nom que l'un des trois premiers (1) (centre endophasique visuel, centre endophasique auditif, centre endophasique moteur verbal), centre qui se trouve en relation étroite avec les centres psychiques où s'effectuent les opérations intellectuelles les plus élevées, et à l'unisson desquels il fonctionne.

D'après les données qui précèdent, je représente, au moyen de trois schèmes, les relations entre le centre endopha-

(1) Ou de même nom que le quatrième chez certains infirmes.

sique et le centre de mémoire verbale correspondant chez chacun des types : visuel, auditif, moteur.

Cette distinction, entre le langage intérieur et la mémoire verbale de même nom, paraîtra peut-être excessive, surtout en ce qui concerne l'endophasie motrice et la mémoire motrice. Nous sommes en tout cas amené à penser que s'il n'existe pas en réalité deux centres, tout au moins dans chacun des centres de mémoire verbale, une partie sert

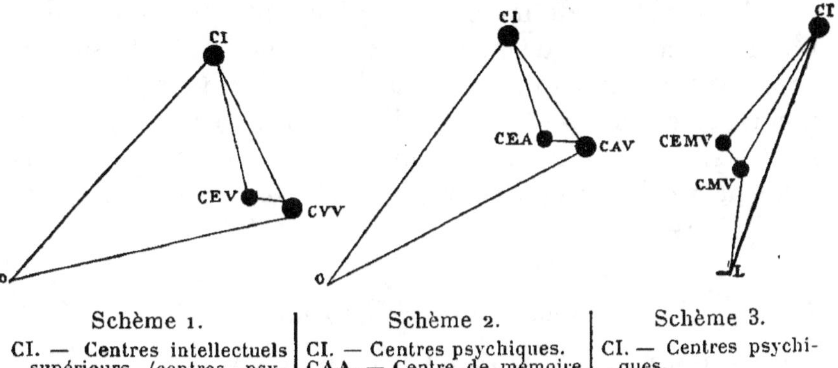

Schème 1.	Schème 2.	Schème 3.
CI. — Centres intellectuels supérieurs (centres psychiques). CVV. — Centre de mémoire visuelle verbale. CEV. — Centre d'endophasie visuelle. O. — Centre transmetteur des projections visuelles verbales.	CI. — Centres psychiques. CAA. — Centre de mémoire auditive verbale. CEA. — Centre d'endophasie auditive. O. — Centre transmetteur des projections auditives.	CI. — Centres psychiques. CMV. — Centre de mémoire motrice verbale. CEMV. — Centre d'endophasie motrice. L. — Centres corticaux moteurs (incito-moteurs) de la phonation et centres transmetteurs des sensations phonatrices verbales.

plus particulièrement à la fonction endophasique, et nous admettons que les images endophasiques émanent de territoires plus voisins (au moins fonctionnellement) des centres psychiques, que ceux auxquels sont dues les images verbales et que les trames résumées qui se sont formées en nous par l'effet de la fonction-miroir en corrélation étroite avec le processus d'idéation (ainsi l'image synthétique de tel assemblage de mots, comme celle de tel objet en soi, de tel animal en soi) proviennent de l'activité de territoires plus rapprochés du cortex psychique que l'image de tel mot, d'un objet donné, ou d'un animal connu de nous. *A a point de vue psychologique, il faut reconnaître une différence fonctionnelle entre l'endophasie et la mémoire verbale*, quelles que soient les identités dans le mécanisme des fonctions : reviviscence ou projection subie passivement par le territoire psychique ; — évocation ou projection déterminée par l'activité même du centre psychique, à la suite d'un effort conscient ou non.

Comme l'analyse des observations cliniques ne nous permet pas, pour le moment, de penser qu'une altération de l'un des appareils de mémoire et d'endophasie puisse opérer une dissociation de mécanisme telle que l'endophasie soit conservée, par exemple, alors que la mémoire verbale correspondante est altérée ou supprimée, ou, inversement, nous serons sans cesse conduit, dans la discussion des observations médicales, à confondre, jusqu'à plus ample informé, la mémoire verbale et l'endophasie.

ENDOPHASIE ET IDÉATION

Il faut affirmer fortement que l'introspection ne peut fournir à l'observation que la connaissance d'une modalité de l'idéation et qu'elle est impuissante à nous renseigner complètement sur l'idéation même. Nous avons dit que, pour nous, les sensations étaient *conscientes* quand elles étaient projetées sur le centre psychique (conscience psychique) ; d'autre part, l'*auto-conscience psychique*, d'après ma théorie, provient des projections, sur le centre psychique, de modifications déterminées dans les sphères infrapsychiques par les actions psychiques mêmes. C'est ainsi que nous pouvons nous expliquer, bien mieux qu'en admettant une auto-conscience psychique propre, les notions conscientes que nous avons d'un appareil pensant, du travail d'évocation, etc. Nous admettons donc que dans les territoires infrapsychiques le fonctionnement de certains complexus s'adapte, d'une façon précise et assez étendue, aux processus psychiques qui provoquent ce fonctionnement ; et c'est de cette adaptation, provoquée par l'activité ou par la réactivité psychique que résulte *l'auto-conscience psychique* : par la fonction miroir, l'activité psychique perçoit elle-même une partie considérable d'elle-même. Cette adaptation, quand elle se fait d'une façon aisée, régulière, quand les images ou modifications infrapsychiques sont bien adéquates d'emblée aux processus psychiques, ne comporte pas de ces modifications infrapsychiques supplémentaires et, conséquemment, leurs projections sur le terrain psychique, qui trahissent une action psychique en instance d'évolution normale (*évocation consciente*). L'évocation dans l'idéation normale, à l'état de veille, n'est généralement pas consciente, parce que les projections sont déterminées, et se produisent, par un mécanisme toujours identique, et qu'il y a concordance parfaite de fonctionnement entre les centres ; elle devient consciente, au contraire, lorsque cette concordance cesse (ce qui arrive, par exemple, lorsqu'on cherche à se souvenir d'un nom ou d'un fait oublié ; lorsqu'on désire rendre consciente une image autre que celle qui s'était naturellement projetée ; ainsi l'idée, accompagnée de l'image verbale d'un nom de personne, peut être suivie de la recherche de l'image visuelle de la personne qui porte ce nom), d'une façon générale lorsque le processus psychique tend à s'accompagner d'une image autre que celle, ou que l'ensemble de celles par lesquelles il s'était consciemment perçu. Il arrive aussi, et sans cesse, que des images se projettent d'elles-mêmes sur le centre psychique sans action préalable de celui-ci, — soit en suite de la projection par évocation, consciente ou non, d'images de centres différents auxquelles elles étaient souvent associées, — soit par l'effet d'un mouvement, d'un acte, d'une excitation, d'une sensation, exogène ou endogène, déterminés de l'organisme. Ces projections sur le centre psychique sont *conscientes* (*conscience psychique*), mais il est probable qu'elles ne le deviennent parfaitement (suffisamment pour être l'objet d'un processus d'idéation) qu'au cas où l'activité psychique, en se mesurant par elles, prend par elles conscience d'elle-même (*fonction miroir et auto-conscience psychique*). Dans l'étude des états subnormaux on constate qu'il existe des degrés divers d'inhibition de l'activité psychique coïncidant avec des projections intensives.

L'idéation *introspective* paraît comporter généralement un processus qui n'est pas sans analogie avec celui de l'évocation consciente. Il y a tendance à rendre aussi nettes que possibles les images verbales, ce qui entraîne généralement un ralentissement dans le déroulement de l'idéation verbale. Si nous adoptons le langage de la psychologie, nous dirons que quand nous cherchons à prendre conscience de la façon dont nous pensons, nous sommes portés, par un effort dont nous nous rendons souvent compte (V. ce que nous avons dit de l'évocation consciente), à isoler, autant que possible, les projections verbales, de façon que chacune d'elles, devenue aussi nette que possible, soit aussi consciente que possible ; aussi, en pareil cas, l'idéation est-elle souvent ralentie. Mais, même quand il en est ainsi, nous ne percevons qu'une forme de l'idéation, et il est permis de penser que bien des phases et des ensembles d'actions psychiques nous échappent, soit parce qu'ils ne provoquent pas de projections verbales, soit encore, comme nous l'avons expliqué, parce qu'il en provoque de tellement résumées et synthétiques (V. *Mémoire verbale et Endophasie*) que nous ne pouvons leur donner de signification sensorielle (1), que nous ne pouvons traduire cette signification sensorielle ni aux autres ni à nous-mêmes.

Il est probable que, même au cours de l'idéation rapide et non introspective, la plus grande partie du processus n'est pas consciente, qu'elle ne détermine pas la projection d'images lui correspondant en totalité ; mais, sans cesse,

____

(1) En comprenant, bien entendu, dans les images sensorielles les images des sensations endogènes (images motrices) avec ou sans incitation motrice.

au cours de l'évolution de ce processus, la pensée prend
d'une façon intermittente conscience d'elle-même par des
images verbales, parfois extrêmement résumées (et aussi,
moins complètement peut-être, par des images non verbales
surtout visuelles), qui lui permettent de temps à autre de
s'évaluer en quelque sorte elle-même, et aussi de se repé-
rer (*phases conscientes de l'idéation, idéation consciente*).

Quand nous devons exprimer aux autres notre pensée,
nous ne pouvons naturellement le faire qu'au moyen de
mouvements parfaitement définis et précis ; les processus
psychiques en pareil cas se rattachent à des images parfaitement nettes, individualisées et qui se relient entre elles ;
nous sommes donc obligés d'aller plus lentement, de res-
treindre les réactions à celles par lesquelles le processus
se perçoit le plus clairement et le plus nettement, de façon
à ne pas briser la modalité verbale, la trame verbale, par
laquelle la pensée se projette consciemment. Il en est de
même quand nous voulons nous signifier à nous-mêmes
notre pensée, nous la rendre le plus consciente possible.
Le langage parlé et le langage mental relèvent donc d'une
modalité *forte* (hautement consciente), *précise* et *ralentie* de
l'idéation. Aussi arrive-t-il souvent, au cours d'une conversation ou d'un discours, ou encore dans le langage mental,
que, tandis que les mots sont émis extérieurement dans le
premier cas, ou seulement projetés et perçus consciemment
dans le second, des conceptions anticipées devancent le
langage, et que les idées sont perçues par des images surnuméraires, ou par des images complexes et synthétiques
dont il est impossible de déterminer la forme (visuelle,
auditive ou motrice). Quand je dis à haute voix ou quand je
pense en prononçant mentalement (procédé du moteur) :
« l'auto-conscience psychique paraît n'exister que chez
l'homme ; sans doute les animaux ne l'ont pas, ou l'ont peu ;
aussi l'homme est-il bien plus intelligent que l'animal » ;
quand j'arrive à prononcer « sans doute les animaux... », la
conception « l'homme est bien plus intelligent que les ani-

maux » existe déjà ; elle se projette en images extrêmement résumées, et il m'est bien difficile de dire si ce sont aussi des images motrices comme les autres, et quelle est dans ces images la part des images verbales même très synthétiques. L'idéation mentale peut donc comporter des conceptions qui *précèdent* les projections verbales qui leur correspondent, ou même qui, étant étrangères ou inappropriées au raisonnement qui se déroule, ne viennent pas prendre place dans la trame des images verbales qui correspondent à ce raisonnement.

Quand nous nous examinons, nous percevons non pas d'une façon certaine notre façon habituelle de penser, mais la façon dont nous pensons quand nous nous examinons. Certaines personnes reconnaissent parfaitement que, par l'effet de l'introspection, elles articulent mentalement les mots de leurs pensées et relèvent en ce moment du type moteur ; les images motrices paraissent réellement correspondre à une modalité hautement consciente, à une modalité verbale forte de l'idéation.

Pour éviter de faire des généralisations erronées, il faut bien se pénétrer de cette notion que l'introspection nous décèle seulement la façon dont nous pensons quand nous nous examinons. Les résultats que nous fournit ce procédé ne sont pas négligeables. D'abord, il nous renseigne sur notre aptitude individuelle à penser, sous l'influence de l'auto-observation, avec des images d'une certaine catégorie, plutôt qu'avec celles d'une autre ; il est donc parfaitement adéquat à son but, quand on comprend ce but comme nous venons de le faire. Nous verrons ultérieurement qu'aux différences entre les habitudes endophasiques correspondent des différences psychologiques d'une portée assez considérable ; nous distinguerons entre le moteur qui mentalement soliloque sans cesse, parle mentalement comme il parlerait devant un auditoire, et le visuel et l'auditif, chez lesquels les mots perçus mentalement ne s'accompagnent pas de la notion consciente d'une incitation motrice.

Il est vraisemblable aussi que l'introspection ne fait, chez beaucoup de sujets, que préciser, rendre plus apparentes, plus conscientes, moins synthétiques et plus individualisées les images habituelles de l'idéation. Si, chez certains, l'introspection semble déterminer une commutation brusque du procédé endophasique, chez nombre d'autres, au contraire, il est extrêmement probable que l'auto-observation ne fait que rendre plus apparent le mécanisme habituel ; au processus psychique ralenti correspondent non plus des composés d'images extrêmement condensées, simplifiées, mais des images définies et complètes de même nature, au moyen desquelles ces composés se sont formés.

Remarquons aussi que certaines personnes, au cours d'un travail ou sous l'influence d'une préoccupation, sans qu'aucun souci d'introspection produise cet effet, viennent à parler non seulement mentalement, mais encore à haute voix pour elles seules, alors que ce fait n'arrive pas à d'autres personnes (il y a là une caractéristique sur laquelle peuvent nous renseigner, non seulement l'intéressé, mais encore son entourage). L'auto-observation peut, par un autre moyen, nous fournir des éléments précieux d'information : c'est quand nous essayons de savoir non pas comment nous pensons, mais quand, spontanément, par suite d'une circonstance qui change brusquement la direction de nos pensées, ou encore par un moyen d'introspection, que l'habitude peut rendre assez brusque, nous percevons, pour ainsi dire, le processus psychique au cours de son évolution. Nous surprenons inopinément les images qui accompagnent ce processus ; une circonstance inattendue ou un effort volontaire rapide les projettent, les rendent conscientes. Aussi faut-il recommander aux personnes qui désirent s'examiner *de chercher, non seulement comment elles pensent, mais aussi comment elles viennent de penser,* avant que l'effort introspectif ait modifié les conditions de l'idéation.

En l'état actuel de la science, pour nous renseigner sur *l'idéation consciente introspective et non introspective*, *l'introspection* reste le procédé de choix, malgré les causes d'erreurs et d'incertitudes. Mais il faut prendre garde de lui demander plus qu'il ne peut donner, et il faut s'habituer à voir dans la pensée, non pas le produit d'une synthèse d'images associées, mais celui de l'activité inconsciente d'un territoire (cortex psychique), dont l'excitabilité par les appareils de projection sensorielle, peut être comparée à l'excitabilité des noyaux spinaux et bulbaires vis-à-vis des actions périphériques, et dont la réactivité se traduit par des incitations d'appareils moteurs comparables aux réactions des noyaux spinaux et bulbaires, sans que nous puissions nous rendre un compte exact du mécanisme de ces actions ou réflexes particuliers. Les lésions pures de l'aphasie ne suppriment pas le fonctionnement même du centre psychique, mais elles le privent d'images mnémoniques et endophasiques, d'où l'intégrité de l'intelligence, souvent la restauration relativement rapide, ou possible, de toutes les fonctions cérébrales.

L'auto-observation spontanée ou voulue (introspective) ne nous livre que les images corrélatives de ces processus psychiques ; l'auto-conscience existe chez l'homme, parce que les images (alors même que l'éveil en a été déterminé par l'activité des centres psychiques, que chacune d'elles correspond à une forme spéciale de cette activité) se projettent sur ces centres, en sorte qu'une modalité sensorielle des propres actions de ceux-ci devient consciente pour eux. Bien entendu nous admettons que les neurones, et les complexus de neurones, qui constituent le cortex psychique, tendent à fonctionner comme ils ont déjà fonctionné antérieurement chez le sujet considéré et chez ses ascendants. C'est dire que nous admettons une *mémoire psychique* inconsciente dont nous ne pouvons nous faire une idée que par les associations ou groupements des projections d'images, corrélatives des processus psychiques, éveillées dans les sphères infrapsychiques. Cette *mémoire psychique* est fonction du neurone psychique, et son altération doit aller de pair avec des troubles de l'aliénation mentale, qu'on ne me paraît pas avoir examinée de ce point de vue.

ENQUÊTE SUR L'ENDOPHASIE

J'ai réuni un grand nombre d'observations sur l'endophasie; les unes sont le résultat d'un examen direct, d'un interrogatoire ; d'autres m'ont été fournies par correspondance en réponse à l'envoi d'un questionnaire imprimé. Il est incontestable que certaines personnes n'ont pas compris les questions posées et qu'on ne peut tenir compte de leurs déclarations; la faculté d'introspection me paraît d'ailleurs bien plus en relations directes avec la nature de l'endophasie qu'avec le degré d'intelligence. J'ai dû tenir compte souvent des rectifications que certains sujets faisaient à leur manière de répondre, à la suite d'un examen plus attentif de leur part, ou de conversations avec eux. Beaucoup de réponses témoignent d'une compréhension très nette du phénomène endophasique; elles m'ont servi à étayer un essai de statistique. D'une façon générale les résultats de l'enquête furent très supérieurs à ce qu'on en pouvait attendre en un pays comme le nôtre, où l'usage de semblables questionnaires n'est pas répandu, ou, plus exactement, n'était pas répandu au moment où le questionnaire fut soumis au monde scientifique. Mais le succès de mon enquête fit que le procédé devint de mode.

Des concours dévoués et des circonstances heureuses facilitèrent ma tâche; je connaissais personnellement une centaine d'étudiants ou de docteurs en médecine, qui, ayant examiné ou soigné des aphasiques, se soumirent volontiers aux examens que je leur imposais, si longs et si minutieux fussent-ils. Mon maître et ami, le professeur Lacassagne, voulut bien, avec une patience extrême, mettre à ma disposition tout ce qu'il put, par ses nombreuses relations, obtenir d'utile à mon enquête ; il donna sa propre observation et étendit mes moyens d'action dès le début de mes recherches, à un moment où, sans lui, peut-être eussé-je dû renoncer à la tâche. M. Héricourt, par la publication du questionnaire dans la *Revue Scientifique*, me valut nombre d'observations, dont quelques-unes venues de fort loin : il en arriva d'Angleterre, de Hollande, de Portugal, d'Australie... Un littérateur parisien, M. Riotor, publia dans des périodiques quotidiens (*Le Figaro, Le Journal*) des articles où il résumait un entretien au cours duquel j'avais exposé à Alphonse Daudet le plan de mes recherches ; beaucoup des lecteurs de ces journaux m'adressèrent des communications dont certaines étaient fort intéressantes. Je reproduis ici le questionnaire tel que je le rédigeai (mars 1892), et tel qu'il fut reproduit dans différentes revues, ou expédié à des professeurs, à des médecins, à des gens de lettres ou de science.

Recherches statistiques sur les relations entre l'intégrité des appareils sensoriels, la qualité de la mémoire et le mode de fonctionnement des centres du langage et de l'idéation.

QUESTIONNAIRE

I. ORGANE DES SENS. — *Vue.* — Quelle est la qualité de votre vue ? Est-elle normale ou défectueuse ? Êtes-vous myope, hypermétrope, astigmate ? (Indiquer le nombre de dioptries ou le numéro du lorgnon.) — Acuité visuelle ? son degré ? — Anomalies : daltonisme, strabisme, etc. — Êtes-vous presbyte ? — Depuis quand ?

Ouïe. — Bonne ou mauvaise ? — Acuité auditive — augmentée — normale — diminuée ?

Autres sens. — Particularités et défectuosités dans le fonctionnement des organes des autres sens (odorat, goût, tact).

II. MÉMOIRES DES SENSATIONS. — *Mémoire visuelle.* — 1° Avez-vous une bonne mémoire visuelle ? — Avez-vous la mémoire des physionomies, celle des paysages, celle des tableaux, etc. ? Vous rappelez-vous facilement et longtemps les objets que vous avez vus ? ou, au contraire, éprouvez-vous de la difficulté à vous représenter les personnes avec lesquelles vous avez de fréquents rapports, les objets que vous voyez journellement ?

2° Vos pensées ont-elles, en dehors de tout effort de votre part, une tendance naturelle à s'accompagner des images visuelles qui leur sont appropriées ? Ces images sont-elles distinctes, précises, colorées ? Voyez-vous par l'imagination, sans chercher à le faire, les objets ou les personnes auxquelles vos pensées s'attachent (*visuelisme*), ou bien, au contraire, ne pensez-vous qu'avec des mots non accompagnés d'images ? (Type du *verbal*.)

3° Avez-vous une tendance à vous représenter sous une forme concrète les notions abstraites ? Comment vous représentez-vous les notions d'infini, d'éternité, de perfection, etc. ?

Mémoire auditive. — Vous souvenez-vous bien de ce que vous avez entendu, des conversations tenues devant vous, des airs musicaux que vous avez écoutés ? — Vos souvenirs auditifs se présentent-ils avec les qualités véritables (hauteur, intensité, timbre) des sensations auditives antérieures ? — Pensez-vous que votre mémoire auditive soit normale ou qu'elle soit supérieure ou inférieure à la normale ?

Autres mémoires. — Avez-vous une bonne mémoire, vous souvenez-vous longtemps :

1° Des sensations gustatives, olfactives, tactiles que vous avez éprouvées.

2° Des sensations que vous font éprouver vos propres actes : — Pensez-vous pouvoir retenir plus facilement ce que vous dites que ce que vous lisez ou entendez ? — Gardez-vous un souvenir exact et persistant de l'impression que vous avez d'effectuer tel ou tel mouvement, à l'escrime, au jeu, pendant l'exécution d'un morceau de musique, etc. ?

3° Des sensations douloureuses.

Questions diverses. — *a*) Avez-vous la mémoire des *faits* ? — Comment vous les rappelez-vous ? Est-ce plutôt par les images visuelles que par les images auditives qui les ont accompagnés qu'ils se gravent dans votre mémoire ?

b) — N'attribuez-vous pas la perte, la diminution ou l'exaltation de l'une quelconque de vos mémoires à quelque fait particulier ?

III. Langage intérieur. — A. Audition verbale. — *Lorsque vous pensez, êtes-vous de ceux qui entendent en dedans d'eux-*

mêmes intérieurement, mentalement, tous les mots de leurs pensées, comme Rivarol, qui déclarait que, dans la retraite et dans le silence, un homme en méditation entendait en lui-même une voix secrète qui lui nommait tous les objets auxquels il pensait ? (Type du verbo-auditif.)

B. Vision verbale. — *Êtes-vous de ceux, au contraire, qui lisent les mots de leurs pensées comme s'ils étaient écrits devant eux ? Ainsi Charma, qui disait : « Nous pensons notre écriture comme nous écrivons notre pensée. »* (Type du verbo-visuel.) *Est-ce dans ce cas votre écriture que vous lisez — ou bien sont-ce des caractères d'imprimerie ? Comment sont disposées les lignes ?*

C. Articulation verbale. — *Appartenez-vous enfin à la catégorie de ceux qui parlent mentalement les mots de leurs pensées ? Êtes-vous comme Montaigne, qui nous dit : « Ce que nous parlons il faut que nous le parlions premièrement à nous, et que nous le fassions sonner en dedans de nos oreilles avant que de l'envoyer aux étrangères »?* (Type du verbo-moteur.)

En résumé entendez-vous, lisez-vous, prononcez-vous mentalement les mots de votre pensée (1)?

Employez-vous indifféremment l'un quelconque de ces trois procédés ?

n) — Employez-vous toujours l'un de ces procédés pour certaines opérations intellectuelles et toujours un autre pour certaines autres ?

D. Mémoire verbale. — 1º Avez-vous la mémoire des dates, celle des noms propres, celle des chiffres ? Comment faites-vous pour les retenir : est-ce en les lisant, en les entendant, en les prononçant souvent ?

2º Entendez-vous, lisez-vous, prononcez-vous mentalement : — a) les dates ; — b) les noms propres ; — c) les chiffres ; — d) les langues étrangères ? — les mots qui représentent des conceptions abstraites ?

Apprenez-vous facilement par cœur ? — Est-ce en lisant, en écoutant, ou en prononçant le texte que vous le gravez dans votre mémoire ? — Lorsqu'ensuite vous le récitez, lisez-vous, entendez-vous, prononcez-vous mentalement les mots avant de les parler ? — 3º Pouvez-vous indiquer lequel vous retenez le mieux de ce que vous avez lu ou de ce que vous avez entendu

---

(1) Se défier de ce fait que, sous l'influence de l'attention ou de l'observation intérieure prolongées, on devient facilement verbo-moteur sans cependant l'être habituellement. Faire connaître s'il en est ainsi.

exposer ? — 4° Employez-vous des moyens mnémotechniques pour aider votre mémoire ? Quels sont, dans ce cas, vos procédés ?

IV. Rêves — a) Vos rêves se présentent-ils d'une façon plus particulière sous forme d'images visuelles ou sous forme d'images auditives, ou bien sous forme de mouvements d'articulation verbale. Voyez-vous, lisez-vous, entendez-vous ou parlez-vous vos rêves ? — b) Avez-vous eu des hallucinations ? — de quelle nature ? visuelles ou auditives (apparitions, voix, etc.) ?

V. Aptitudes générales. — a) Avez-vous l'esprit synthétique ou analytique ? — b) Procédez-vous de préférence dans vos raisonnements par déduction ou par induction ? — c) Êtes-vous un « objectiveur » ou un « subjectiveur ». Tirez-vous vos matériaux du dehors et directement des résultats fournis par l'observation ou au contraire de vous même. — d) Êtes-vous observateur ; l'êtes-vous plus particulièrement d'un certain ordre de choses? duquel? — e) Avez-vous le goût des sciences philosophiques, des sciences mathématiques, des sciences biologiques et d'observation? — f) Avez-vous des aptitudes particulières pour l'une quelconque de ces sciences ? — g) Avez-vous l'instinct musical très développé, peu développé ou nul ? — h) Aimez-vous les beaux-arts, la littérature ? — i) Êtes-vous musicien, peintre, dessinateur? — j) Avez-vous l'élocution facile ou l'avez-vous difficile?

VI. Renseignements généraux. — 1° Age ; 2° Antécédents héréditaires et personnels au point de vue psychique ; 3° Particularités physiques ; 4° Profession, etc.

VISUELISME ET VERBALISME

Après avoir pris connaissance de ce questionnaire, et après s'être soigneusement examinées, certaines personnes déclarèrent qu'elles perçoivent consciemment leurs pensées non point au moyen de mots, mais au moyen d'images visuelles. Le processus psychique ne détermine donc chez elles que des projections conscientes d'images visuelles ; les images verbales (visuelles ou autres), ou les composés synthétiques de ces images, ne sont pas perçus consciemment. On résumerait ainsi qu'il suit un grand nombre d'observations émanant de sujets de cette catégorie : « Nous pensons des images, nos pensées se projettent devant nous en tableaux ; nous n'employons le mot que contraints de le faire ; nous raisonnons sur des peintures et non avec des mots et des phrases ; notre travail mental d'idéation n'emploie ni la conjonction, ni le verbe, ni d'une façon générale un terme abstrait. »

Obs. 9 (1). — Je me représente ma pensée bien plus par le décor que par la parole ; ce sont des images, même de choses dont j'ignore absolument la forme. La parole n'a pas de signification pour moi, psychiquement parlant ; ce n'est que par les

(1) Comp. :

Obs. 10. — « Je lis les mots de ma pensée pour les termes abstraits et philosophiques, pour les raisonnements d'ontologie, mais non pour les raisonnements cosmologiques, qui se peignent en visions merveilleuses... Je ne m'occupe pas, dans la parole, de construire une phrase ; la pensée s'objective toute seule sans mécanique appréciable ; — plutôt non, elle se peint, elle se figure...

J'ai une double vie, la vie dite réelle et la vie de sommeil ; celle-ci a la même continuité et la même réalité que la première. Je vis au milieu de génies, d'apparitions qui me sont aussi familières et aussi tangibles que les amis de l'existence objective ; cela depuis de considérables absorptions d'opium faites dans ma jeunesse (il y a dix ans) ; — le monde hyperphysique m'est ouvert...

Je ne distingue pas, au point de vue philosophique, l'objectif du subjectif ; je ne saisis pas la limite... Le monde dit objectif est pour moi un décor qui se déroule, comme mes sentiments ou mes pensées ; je suis le spectateur...

La musique m'impressionne fort, la plus savante comme la plus rudimentaire. *Parsifal* et les *Blés d'or* me saisissent, non également, bien entendu, mais je n'ai aucune science, et je ne me sens guère bien disposé à l'apprendre...

Les images sont liées à toutes mes sensations de mémoire ; j'ai surtout la mémoire des impressions complexes, comme un paysage avec la sensation de sa lumière et des mouvements qui l'animent, des impressions auditives également j'ai plutôt la mémoire des résultantes que du motif même de ces impressions.

Vue normale, excellente même ; — un tact très développé, d'où l'idée de créer un art tactile, résolu par le moyen d'albums d'étoffes tour à tour rêches et soyeuses... — Paul Adam.

formes qu'elle évoque chez moi qu'elle existe, mais sans qu'il y ait réciprocité. — Léon RIOTOR.

Il faut se garder de conclure que les images verbales ne jouent aucun rôle chez ces personnes, car il paraît peu problable que des groupes d'images visuelles suffisent à signifier avec précision, à rendre suffisamment conscientes, des idées un tant soit peu complexes, comme celles qui, forcément, s'élaborent sans cesse au cours de la cérébration d'un homme intelligent ; il semble plus logique de penser que la projection intense d'images visuelles, leur perception hautement consciente, masquent les images ou trames endophasiques, dont les projections ne déterminent plus, par contre, de modifications des centres psychiques perçues avec beaucoup de précision.

Il y a là une première différence caractéristique entre ceux qui disent penser en images et ceux qui déclarent penser en mots.

Obs. 11 — ... J'ai une mauvaise mémoire visuelle... Mes pensées n'ont aucune tendance à s'accompagner des images visuelles appropriées. C'est à peine si, avec un grand effort, j'arrive à évoquer des images toujours vagues. *Je pense avec des mots.* Ces mots je les prononce mentalement : si je suis seul, et pense à quelque problème, je parle haut comme si je causais avec une autre personne. — Oliveira DAVID (1).

Il est de ces derniers pour lesquels la fonction endophasique semble rendre moins précises les images visuelles perçues mentalement. Nous verrons des observations (2) où

(1) Je tiens à remercier M. D..., professeur à Reims ; M. Félicien Champsaur ; M. Aletrino, d'Amsterdam ; M. Henrique de Lima et Cunha, et surtout M. Oliveira David, de Lisbonne, du concours qu'ils ont apporté à mes recherches. — (G. S.-P.)

(2) V. in de Bonald cité par Egger :

« Il faut des mots pour penser ; — on ne peut penser sans se parler à soi-même ; la parole intérieure est nécessaire à la conception, à la contemplation de l'idée. »

sont notées l'absence ou l'extrême pauvreté des images visuelles (V. obs. 12, 16, 24, 27, 43), alors que, chez certains cependant, ces images visuelles, si effacées à l'état de veille, se projettent en rêve avec un éclat et une netteté remarquables (V. obs. 43, 43²) ; ceci nous prouve qu'elles existent bien, bien qu'elles ne soient pas employées.

Je donne, à titre d'exemple, un passage extrait d'une observation d'une personne de type verbal accentué :

Obs. 12. — Mes pensées (à part celles qui ont trait uniquement à des considérations abstraites) sont toujours accompagnées d'images visuelles appropriées, mais d'images d'une certaine espèce ; ainsi, si l'association des idées me conduit dans une question à songer à telle ou telle chose, à tel ou tel individu, l'image de cette chose ou de cet individu ne me représente pas leurs propriétés physiques, mais elle sert simplement à fixer, à donner une étiquette à l'objet de ma pensée. *C'est moins le souvenir de la personne ou de l'objet que je retrouve, que celui de la fonction, du rôle qui leur est dévolu.* Que mes pensées m'amènent incidemment à l'idée d'un dormeur, ce n'est pas tel dormeur que je percevrai, *mais pour ainsi dire l'acte même de dormir...* — Gérard Biraud.

Il arrive aussi que certains sujets cessent de penser en images lorsque leurs pensées deviennent abstraites ; ils se mettent alors à penser en mots et ont parfaitement conscience de la substitution (V. obs. 16, 32, 77).

Je reproduis ici, une observation de Mathias Duval, où se trouve noté l'antagonisme qui, en certains cas et chez certaines personnes, peut se manifester entre la projection d'un nom et celle de l'image qui correspond à ce nom (Conf. obs. 16).

Obs. 13 (Mathias Duval).—Il y a peu d'années, il ne me serait jamais arrivé de ne pas retrouver, au moment voulu, le nom de Kölliker. Je ne connaissais l'éminent anatomiste que par ses œuvres ; je n'avais de son individu d'autre image visuelle que celle de son nom imprimé. Ayant eu l'honneur de faire sa connaissance, ma mémoire s'est enrichie de l'image visuelle de sa personne. Dès lors, tout d'un coup, s'est produit ce fait singulier que, lorsque j'avais à retrouver son nom, c'était l'image, le souvenir de son visage qui se présentait exclusivement, et l'image du nom ne reparaissait pas. Mis en éveil par cette première observation, je l'ai répétée un nombre considérable de fois dans des cas analogues, et j'ai acquis la conviction qu'il y avait une véritable inhibition exercée par la reviviscence de l'image du visage sur la représentation de l'image du nom.

Généralement, l'homme prend conscience de sa pensée par la perception d'un mot et d'une ou de plusieurs images visuelles appropriées. Il pense avec un mot et avec une image visuelle (1) ; il est à la fois *verbal et visuel.*

Mais ici je dois ouvrir une parenthèse ; j'emploie le mot visuel dans un sens différent de celui qui lui était habituellement donné avant que ne fût publiée la nomenclature que j'ai proposée en 1892 ; depuis lors, beaucoup de savants ont adopté cette nomenclature, et je crois devoir la reproduire.

Etre visuel signifiait appartenir à la catégorie des gens qui lisent mentalement les mots de leurs pensées ; de même qu'être auditif ou moteur signifiait respectivemeut être de la classe de ceux qui, intérieurement, les entendent ou les parlent. Il y a là une source d'erreurs et de confusions. Bien des personnes pensent encore qu'être visuel c'est avoir, non la mémoire visuelle verbale, mais une bonne mémoire visuelle en général, ou bien elles ne savent comment désigner cette dernière qualité si elles connaissent la valeur attribuée au terme « visuel » ; d'autre part on ne faisait dans la nomenclature rudimentaire qui avait cours, aucune différence entre l'apparition spontanée et l'évocation d'une image sous l'influence de l'effort conscient.

(1) En entendant, bien entendu, par image visuelle le *tableau visuel,* composé d'une ou de plusieurs images, dont la projection traduit une pensée.

J'ai pensé que, de même que pour tout autre science, une langue précise était indispensable aux études de physio-psychologie et qu'il fallait donner à chaque mot une valeur particulière qui ne puisse prêter à confusion.

Je disais donc :

Etre *visuel*, c'est avoir spontanément, en pensant ou en parlant, la représentation mentale visuelle, l'image de l'objet de sa pensée (*visuelisme*) ; être *auditif, tactile, olfactif*..., etc., c'est en posséder, de même, les souvenirs auditifs, tactiles, olfactifs, etc. (*auditivisme, tactilisme, olfactivisme*...).

Etre *imaginateur*, c'est parvenir à évoquer, sous l'influence de l'attention et de l'effort, l'image visuelle d'un objet (*imago-évocation*). Etre *auditiveur, gustativeur, tactileur* sera, de même, évoquer les sons, les saveurs, les sensations de contact (*auditivo-, gustativo-, tactilo-évocation*).

Etre *verbal*, c'est avoir spontanément, en pensant, les représentations mentales des mots appropriés aux sujets et aux objets de ses pensées (*verbalisme*) ; nous savons que ces représentations peuvent normalement se présenter sous différentes formes, selon les individus considérés. J'appelle : *verbo-visuel*, celui dont la pensée a, spontanément, en dehors de tout effort, pour substratum perceptible, la représentation visuelle des mots qu'elle comporte (*verbo-visuelisme*) ; *verbo-auditif*, celui chez lequel ce substratum est constitué par le réveil involontaire, et non cherché, d'une empreinte auditive verbale (*verbo-auditivisme* ou *verbo-audition*) ; *graphomoteur*, l'infirme qui écrit mentalement les mots de ses pensées (*verbographie mentale*) ; enfin, *verbo-moteur*, celui qui, intérieurement, sans chercher à le faire, les parle (*verbo-articulation*).

Etre *verbo-indifférent* serait le fait d'employer indifféremment, et à peu près également, les deux premiers et le dernier de ces procédés (*verbo-indifférence*).

Etre *moteur*, ce sera se livrer à cette mimique intérieure

très développée chez certaines personnes, par laquelle elles-effectuent, ou tentent d'effectuer tel acte, tel geste ap pro priés à la rêverie ou au genre de pensées qui les occupent. *Ce sera mimer intérieurement sa pensée* (V. ch. II). Je n'entends pas par là, que c'est avoir de cette mimique, de cet acte ou de ce geste une représentation mentale visuelle ; non, c'est tendre à les effectuer, et, n'en être parfois retenu que par le sentiment de la réalité des choses et de la nécessité de conserver une attitude conforme à la situation imposée par les circonstances ; c'est parfois même les exécuter, comme il arrive dans la gesticulation consciente ou non ; c'est parfois aussi en commencer la manifestation et être brusquement rappelé à soi par le mouvement produit, qui, grâce au réveil de conscience, que détermine la modification, apportée par lui à l'état de l'organisme, fait cesser ce phénomène.

Je complète en disant que faire acte de *verbo-imaginateur*, c'est évoquer consciemment l'image visuelle d'un mot (*imago-évocation verbale*) ; — de *verbo-auditiveur*, c'est en évoquer consciemment l'empreinte auditive (*auditivo-évocation verbale*) ; — de *verbo-articulateur*, *grapho-évocateur*, c'est arriver à ressaisir le souvenir des mouvements nécessaires à effectuer pour prononcer (*articulo-évocation verbale*), ou pour écrire (*grapho-évocation verbale*) un mot.

Par mesure de simplification, j'écrirai pour verbo-auditif, verbo-visuel, verbo-moteur, verbo-articulation, *v. auditif*, *v. visuel*, *v. moteur*, *v. articulation*.

Normalement, l'homme est à la fois visuel et verbal, c'est-à-dire qu'il a habituellement de ses pensées des représentations ou images visuelles, et des représentations verbales (visuelles, auditives ou motrices). On s'explique aisément l'importance des images visuelles non verbales et leur supériorité sur les autres images sensorielles (auditives, gustatives, tactiles).

Presque tous les corps ont une image visuelle, alors que les empreintes olfactives, gustatives, tactiles, etc., leur font souvent défaut ; l'homme se sert plus de la vue que de ses autres sens ; ses yeux lui donnent du monde extérieur des notions plus nombreuses, plus complètes, plus précises, dans la majorité des cas, que n'importe quel organe.

Naturellement chez un aveugle, surtout chez un aveugle-né, il n'en va pas de même ; les souvenirs auditifs et tactiles prendront chez lui une importance exceptionnelle ; dans sa pensée ce seront des sons et des impressions de contact qui accompagneront les mots.

Chez l'homme normal, il est vrai, si l'objet de sa pensée a de fortes propriétés gustatives, olfactives, auditives, etc., l'image visuelle pourra ou s'accompagner du souvenir de ces propriétés, ou même être complètement remplacée par eux, mais, dans la règle, ce seront des images surnuméraires, surajoutées aux substrata habituels, qui sont :

1° *Une image visuelle de l'objet* ;

2° *Une représentation mentale du nom de l'objet qui est lu, entendu ou prononcé.*

L'homme peut n'être que visuel, et il arrive souvent qu'il le soit uniquement lorsque sa pensée se porte sur un objet déterminé dont la forme lui apparaît seule, sans que la projection du mot, qui le désigne, lui soit nécessaire, ou, tout au moins, sans que cette projection soit consciente ; il pourra aussi n'être que verbal s'il conçoit des choses abstraites ; ainsi le mathématicien qui pense $ax^2 + bx + c = 0$, ne voit, ne parle, n'entend mentalement que des signes, des lettres ou des chiffres, ce qui revient à dire qu'il n'a que des représentations verbales : si concréteur que l'on soit, on ne concrète l'algèbre en images non verbales que dans des cas exceptionnels ; et il en est de même chez certains pour une infinité de notions abstraites (vertu, honneur, pensée, etc.), pour les termes qui servent à marquer la liaison entre les mots ou à indiquer la dépendance où ils sont les uns par rapport aux autres : verbes, prépositions, conjonctions, etc., tous mots que, dans la majorité des cas, nous ne pouvons concréter en images non verbales.

Ainsi, dans la même journée, le même homme peut successivement parcourir tous les stades des séries allant du *visuelisme pur*, qui est, chez beaucoup, l'apanage du demi-sommeil ou de la rêverie faite tout éveillé, (et où son esprit ne se représente que les images visuelles des choses, où ces images visuelles sont seules consciemment perçues et non les mots qui les désignent), pour aboutir au terme opposé, le *verbalisme pur*, qu'il emploiera au cours d'un raisonnement (algébrique par exemple) où sa pensée se concrétera toute en des mots seulement, parce qu'elle est uniquement abstraite ; en passant, bien entendu, par un moyen-terme, celui des raisonnements imposés sans cesse par les conditions banales de l'existence, et dans lesquels le mot et l'image auront une égale importance, parce que ces raisonnements comportent des termes abstraits et des termes concrets.

Voici, à titre d'exemples, quelques passages d'observations où sont notées des modifications en relation avec la nature, la valeur, le contenu des pensées :

Obs. 14. — Je suis très certainement moteur (*v. moteur*); je l'étais avant de m'être observé à ce sujet. Dans nombre de cas l'exercice de la pensée m'est facilité par la présence d'images visuelles très nettes de l'objet auquel je pense, mais les mots qui se rapportent à cet objet ne m'apparaissent pas écrits d'aucune façon, ni ne résonnent à mes oreilles ; je les prononce mentalement.

Mes pensées, toutes les fois qu'elles portent sur des objets réels, s'accompagnent naturellement et sans efforts de l'image très *nette*, *précise* et souvent *colorée* de ces objets. Lorsqu'il s'agit de choses abstraites, ou bien je pense avec le mot seul, non accompagné d'images, exemple : idée de perfection, de bien, d'éternité ; ou bien je me représente ces choses sous une forme concrète : ainsi, pour l'infini, je songe immédiatement à la voûte céleste.—X..., professeur agrégé de l'Université de Lyon.

Obs. 15. — Mes pensées ont un substratum variable : quand elles évoquent le passé, j'ai un tableau devant les yeux. Je ne pense à la mort de mon père et de ma sœur qu'en les voyant couchés sur le lit ; je ne songe à mes gaietés de jeunesse qu'en refaisant le milieu où elles se passaient ; je n'ai de voluptés en retour qu'en rétablissant la scène première... Et toutes les images sont distinctes, précises, colorées.

Quand ma pensée court vers l'avenir, je rêve *avec un mot et un tableau* : Si j'entrevois le bonheur, *j'ai le mot « heureux » sur les lèvres, et me vois marchant la tête haute, le sourire aux lèvres...* Si je suis pris par la crainte de l'ennui : j'ai froid et je me sens petit, timide, ratatiné en quelque sorte ; — causant, je *me vois* faisant un geste ; — visiteur, je fais un salut.

Prof. MIGNON (1).

Obs. 16. — Dans la conversation courante, il m'arrive quelquefois que toutes les images visuelles, même les moins nettes, s'effacent complètement ; un nouveau sujet de conversation les réveille ; elles restent présentes pendant les premiers moments, puis elles s'effacent graduellement à mesure que mon esprit s'habitue à la chose dont on parle, et les mots se substituent volontiers aux images, tant qu'un fait saillant, inattendu, ne les rappelle pas brusquement et passagèrement à mon attention ; *c'est un mécanisme un peu analogue à celui qui substitue dans l'esprit d'un opérateur, les signes conventionnels aux figures géométriques dont ils fixent les propriétés;* mais je ne vois pas les signes, je les entends ou je les parle. — Dr MARIAU.

L'examen d'observations de personnes, appartenant à des types endophasiques différents, nous démontrera avec davantage de précision, que la condition d'être uniquement visuel pour les choses concrètes, uniquement verbal pour les choses abstraites, à la fois visuel et verbal pour les choses également abstraites et concrètes, est simplement théorique, qu'aucun de nous ne la réalise complètement, et que l'hérédité, l'éducation, l'âge, le genre de vie, les circonstances, les états émotionnels, etc., rapprochent certains hommes du pôle « *visuel* », d'autres du pôle « *verbal* », qu'il en est qui pensent sans cesse avec des images, d'autres presque

---

(1) On me permettra de témoigner ici à un maître aimé, M. le Professeur Mignon, l'expression de ma respectueuse affection et de ma profonde reconnaissance. — (G. S.-P.)

exclusivement avec des mots, et qu'il sera possible, lorsqu'on aura trouvé le moyen d'évaluer les valeurs respectives du mot et de l'image dans un phénomène intellectuel, puis dans une série de phénomènes intellectuels, observés chez le même individu, de déclarer que cet individu est momentanément ou constitutionnellement « *un visuel* » si, chez lui, les images ont le rôle prépondérant, et qu'il est, au contraire « *un verbal* », si ce rôle est réservé aux mots (1).

(1) A titre d'exemple de sujets appartenant à des catégories différentes :

Obs. 17. — Je suis myope, le numéro de mon lorgnon est 18.
Mon ouïe est bonne ; mes sens normaux.
Mes pensées ne s'accompagnent pas naturellement d'images ; je pense des idées, elles se succèdent et s'enchaînent sans exiger le souvenir d'une réalité concrète.
En le voulant et par un phénomène d'évocation, j'arrive à voir par l'imagination les personnes, les paysages, les tableaux surtout. Mais il faut un effort vrai pour y parvenir. Je ne vois pas spontanément.
Les notions abstraites ne répondent, dans mon esprit, à des images que si je le désire et le cherche ; alors l'infini est un ciel immense, où sont jetées à perte de vue les étoiles. Beaucoup d'abstractions restent pour moi des mots.
L'évocation du souvenir d'une chose dite, ne comporte le timbre réel de la voix évoquée que si cette voix est caractéristique, si elle est musicale (ainsi, par exemple, celle de Lacassagne) ; les autres sont nettes mais ternes, blanches. — Professeur Lépine.

Obs. 18. — Je suis presbyte, n° 15.
Ma mémoire visuelle est bonne, surtout celle des objets ; mais l'évocation des personnes est cependant facile.
Pour mieux ressaisir une silhouette, une physionomie, je ferme les yeux, l'image est plus nette.
Je ne lis pas les mots de mes pensées, je ne les entends pas ; je ne puis évoquer le timbre d'une voix connue. Je suis moteur, je prononce mentalement.
Pour une conférence, j'apprends un certain nombre de phrases par cœur ; il me suffit de les lire plusieurs fois pour les savoir ; en prononçant je ne revois pas le texte, l'enchaînement des idées amenant des phrases non apprises exactement auparavant...
Quand je compose une pièce, un article, je me dis à moi-même les premières lignes ; je ne prends la plume qu'au moment où le

travail est *amorcé*. De temps à autre, je quitte mon bureau, je fais quelques mouvements pour décongestionner le cerveau.

Bonne mémoire musicale ; l'air s'associe aux souvenirs des circonstances dans lesquelles je l'ai entendu ; une odeur me rappelle parfaitement un endroit, une heure du jour, sa clarté...

Coste-Labaume.

Obs. 19. — Ma vue est excellente... — Je n'ai que la mémoire des idées. Mais, d'une façon générale, je ne me souviens bien que de ce qui m'a touché, ému, causé de la douleur ou du plaisir. *La mémoire des physionomies est si peu développée chez moi, que je ne puis parvenir à fixer dans mon esprit les traits de la personne que j'ai le plus aimée ; néanmoins quand j'écris un roman, je vois très clairement et d'une façon précise les gestes, les mouvements des personnages que je mets en scène..* (Conf. obs. 12.) — Je sens plutôt que je ne pense. Il se passe en moi, si je puis dire, une perpétuelle exploitation du cœur par l'imagination. J'aime à m'analyser, à me sentir... Quand je pense, les mots de mes pensées ne se présentent pas à moi immédiatement. Il faut que je les cherche, souvent longtemps. Dans la conversation, je suis obligé de me servir de périphrases pour exprimer une idée.

Je fais les rêves que je veux. Pour cela, il me suffit de m'endormir avec une idée fixe. — Paul Brulat.

Obs. 20. — Ma vue est normale ; mon ouïe bonne, mes organes des sens ne présentent aucune anomalie.

Mes pensées s'accompagnent toujours des images visuelles appropriées ; — j'ai peu la mémoire des physionomies ; — dans la rue je ne reconnaîtrai pas une personne vue longuement la veille ; mais les événements les plus lointains de mon existence m'apparaissent avec une très grande netteté de décors, de paysages, même de sons.

... Je retiens les airs musicaux dès la première audition et ne les oublie pas. Pourtant je n'aime pas la musique. J'aime les instruments primitifs, les chants improvisés et les sonneries...

... J'entends les mots de mes pensées ;..... j'apprends très difficilement *par cœur ;* j'oublie tout de suite le sujet, jamais les mots.

Auguste Marin.

Obs. 21. — Je suis myope (verres nº 12) ; *j'ai une mémoire absolument précise des physionomies et des paysages,* — plus faible pour les rues... *Je n'oublie jamais l'image d'une personne ou d'un objet, sur lesquels j'ai porté une attention sérieuse, et je n'ai aucune difficulté à me représenter ces images ; je vois par l'imagination en dehors de tout effort : les images précèdent les mots.*

J'ai l'ouïe excellente ; je suis incapable de retenir les airs musicaux ; je me contente de les admirer, — quelquefois ; — et toujours à l'heure de l'audition.

Les faits se remémorent autant par les images *visuelles* que par les images *auditives*.

Je suis fumeur et je ne crois pas à l'influence nuisible du tabac sur la mémoire.

Le mécanisme cérébral agit en moi à l'aide des trois procédés du angage intérieur; mais les mots « sonnent en dedans », comme dit Montaigne.

J'ai le goût des sciences philosophiques et biologiques..... Je suis observateur, plus particulièrement du *type!*..... J'ai une tendance marquée vers la synthèse.

Tout, dans la nature, me semble parfait au point de vue de l'harmonie et des contrastes ; les idées d'infini, d'éternité, je ne puis me les représenter ; je crois les saisir, mais leurs images physiques se dérobent à mes yeux et à ma pensée, comme d'ailleurs pour tous les hommes raisonnables.

... Voulez-vous ma doctrine absolue ?... Si l'homme ne prenait sur terre *que ce qui lui fait du bien*, — il mourrait d'ennui... *anémié*.

Trente-neuf ans ; — un père et une mère très intelligents. — Rien d'anormal. Romancier, auteur dramatique...

Enfant, je rêvais ; homme, je veille, et si... vieillard, je rêverai.

Dubut de Laforest.

CHAPITRE II

LA FORMULE ENDOPHASIQUE

Types endophasiques monoeidiques : v. auditif (Egger) ; v. moteur
(Stricker) ; v. visuel (type de Galton). — Types dueidiques : auditivo-moteur ; visuelo-moteur ; auditivo-visuel. — Types triei-
diques : l'équilibré ; l'indifférent (type de Ballet). — Résultats
statistiques. — Images motrices graphiques. — Idéation dite
abstraite.

Pour rendre plus claire la lecture des observations, je
passerai d'abord en revue celles des personnes de type pur,
c'est-à-dire dont les images endophasiques paraissent
provenir du fonctionnement d'un centre unique, images
endophasiques monoeidiques (de ειδοσ, sorte, espèce) ; en
accord avec l'ancienne division de Charcot, notre classification comportera trois types différents :

Les *verbo-auditifs* (type EGGER).

Les *verbo-moteurs* (type STRICKER).

Les *verbo-visuels* (type CHARMA ou de GALTON).

I. — Types endophasiques monoeidiques.

Verbo-auditifs (type EGGER).

Parmi les sujets à images endophasiques monoeidiques,
le verbo-auditif, c'est-à-dire celui qui entend mentalement
sa parole intérieure, est, je crois, le plus répandu. Ce n'est
pas que le v. auditif soit toujours incapable de prononcer

mentalement ou de posséder des images visuelles verbales, mais ces faits ne se produisent que dans certaines circonstances, ou pour certaines opérations (lire, apprendre par cœur), ou s'il le veut ; en récitant il peut avoir le souvenir visuel des textes ; sous l'influence de la colère, d'une émotion, il peut lui arriver de parler mentalement ou même à haute voix. Mais la trame sensorielle de son endophasie, les images de l'idéation introspective (exempte de l'évocation ou de la projection d'images auditives ou visuelles se rapportant à un souvenir déterminé), ces images sont auditives.

I. AUDITION VERBALE. — « Pour employer le langage de la psychologie anglaise, dit Egger, la parole extérieure est un *état fort*, la parole intérieure un état *faible*. » Je serais tenté d'aller aussi loin que M. Egger, et j'incline à penser que les images motrices d'articulation sont, d'une façon générale, plus fortement et distinctement conscientes que les images auditives ; il en résulterait que les v. moteurs en général se rendraient compte de la nature de leur endophasie mieux et plus rapidement que les v. auditifs. Cette observation serait confirmée par ce fait que beaucoup de personnes, qui m'avaient déclaré, au début, ne pouvoir se rendre compte de la façon dont elles pensaient en mots, ont fini, après quelques jours d'examen, par reconnaître qu'elles étaient v. auditives. Le v. visuel et le v. moteur au contraire comprennent bien plus vite le phénomène du langage intérieur. Mais il faut se garder de conclure précipitamment que le v. auditif ne peut nous renseigner avec précision ; l'ouvrage de M. Egger, *La Parole intérieure*, qui est un chef-d'œuvre, dément une pareille interprétation ; je pense, toutefois, que le fait d'être v. auditif pur est une condition d'infériorité pour l'étude des *différentes modalités* de l'endophasie. J'ai connu des v. auditifs, fort documentés sur la question, qui m'ont affirmé se trouver dans l'impossibilité absolue de concevoir ce qu'est l'articulation mentale.

Obs. 22. — J'entends certainement les mots de mes pensées ; je comprends qu'on les lise ; je le fais souvent pour les mots anglais que j'ai appris dans les livres, mais c'est là une façon compliquée de penser, et je n'évoque qu'avec un grand effort l'image d'un papier, sa forme, ses dimensions, celles des mots écrits, leur alignement, etc. ; au contraire, j'entends les mots de ma pensée sans effort, mais je suis si éloigné de les prononcer mentalement que je ne conçois même pas qu'on le puisse faire.

En résumé, je suis auditif et toujours, sauf peut-être pour les calculs de tête et uniquement pour cela. Il faut alors que je me représente les chiffres écrits devant moi ; mais encore faut-il que je les prononce *à voix basse* pour que je me rende bien compte à quels chiffres j'ai affaire. Excellente mémoire visuelle. En dehors de tout effort de ma part, mes pensées s'accompagnent toujours d'images visuelles. — Dr Maurice BEAUJEU.

II. VISUELISME. IMAGO-ÉVOCATION. — Si, d'une façon générale, il me semble que l'on ne puisse pas établir qu'il existe des relations précises entre la nature de l'endophasie et le degré et la puissance du visuelisme ou de la mémoire visuelle non verbale, je dois noter que j'ai rencontré parmi les v. auditifs, à défaut de personnes douées d'un extrême visuelisme (projection visuelle sans effort conscient v. obs. 22.), des sujets pourvus d'une mémoire visuelle très puissante, d'une faculté remarquable d'imago-évocation consciente. De ce nombre est Zola (1), que j'ai cru pouvoir,

(1) Bien que j'aie dû m'imposer la règle très dure de n'exprimer en ces pages à aucune des nombreuses personnes qui, comme le regretté et si bon Alphonse Daudet et son fils, ont bien voulu collaborer à l'enquête, ma très vive reconnaissance, je ne puis passer sous silence que je venais d'achever d'écrire cet ouvrage lorsqu'est survenue la mort d'Émile Zola. Depuis 1892, Émile Zola n'avait cessé de me témoigner une extrême bienveillance, m'accueillant en ami, me prodiguant les meilleurs conseils, m'engageant à travailler toujours et sans trêve, trouvant le temps, au milieu de ses études et de ses préoccupations, de m'adresser un billet ou une longue lettre, un document ou une observation. Que Mme Émile Zola reçoive ici l'expression de la profonde gratitude que je ne pourrais, sans faillir à la vérité et à la loyauté, manquer de témoigner à la mémoire de l'écrivain disparu. — (G. S.-P.).

en 1892, après examen, considérer comme v. auditif et dont
je reproduis *in extenso* l'observation prise sous sa dictée :

Obs. 23. — Etant enfant, j'avais une bonne mémoire scolaire ;
j'avais le prix de mémoire ; déjà à cette époque je travaillais
sans trop de zèle, le nécessaire, rien de plus.; arrivé en étude
je me mettais à la besogne, avec le désir de terminer le plus
vite possible et de ne plus rien faire.

Au lit je récitais tout bas mes leçons avant de m'endormir,
c'est un excellent moyen pour retenir.

Le lendemain je les savais, j'en disais très bien le mot à mot,
avec beaucoup de précision ; je ne me trompais ou n'hésitais
que rarement ; j'avais donc une mémoire excellente qui me per-
mettait d'apprendre vite et bien. Mais tout disparaissait assez
rapidement ; les mots s'envolaient avec le temps, et l'âge a
amené l'oubli des textes les mieux sus.

Déjà à cette époque, ma mémoire était ce qu'elle est aujour-
d'hui, elle se chargeait rapidement, avidement ; puis elle se
déchargeait. C'est une éponge qui se gonfle, puis qui se vide ;
c'est un fleuve qui entraîne tout et dont les eaux courent tôt se
perdre dans un banc de sable.

Un caractère très net de ma mémoire, c'est que la persistance
des souvenirs dépend de mon désir et de ma volonté de retenir.
J'ai une excellente mémoire visuelle, mais si je ne regarde pas
en voulant retenir, il ne reste rien ; si je n'ai pas la volonté de
me souvenir, tout se perd. Nommé président de la Société des
Gens de Lettres, j'ai mis plus de trois semaines à me rappeler
les physionomies de vingt-quatre membres.

« A la suite d'une enquête faite pour construire un roman, je
retrouve, *quand j'ai idée de voir*, tous les souvenirs dont j'ai besoin.

« Mes souvenirs visuels ont une puissance, un relief extraor-
dinaires ; ma mémoire est énorme, prodigieuse, elle me gêne ;
quand j'évoque les objets que j'ai vus, je les revois tels qu'ils
sont réellement avec leurs lignes, leurs formes, leurs couleurs,
leurs odeurs, leurs sons ; *c'est une matérialisation à outrance ;*
le soleil qui les éclairait m'éblouit presque ; l'odeur me suffoque,
les détails s'accrochent à moi et m'empêchent de voir l'ensemble.
Aussi pour le ressaisir me faut-il attendre un certain temps ; je
n'écrirai que l'an prochain mon roman sur Lourdes ; je prendrai
les notes que j'ai recueillies, l'évocation se fera, tout sera au
point ; sur l'ensemble les grandes lignes, les grandes arêtes se
détacheront, nettes...

« Cette possibilité d'évocation ne dure pas très longtemps ; le relief de l'image est d'une exactitude, d'une intensité inouïes, puis l'image s'efface, disparaît, cela s'en va ; ce phénomène est heureux pour moi ; j'ai écrit beaucoup de romans, j'ai entassé un nombre considérable de matériaux ; si tous mes souvenirs me restaient, je succomberais sous leur poids. De la trame du roman l'oubli est encore plus rapide ; arrivé à la fin de l'ouvrage que j'écris j'en oublie le commencement. Il me faut autant de plans que de chapitres projetés ; pour vingt chapitres, vingt plans détaillés. Alors je pars tranquille, avec ce guide-âne je suis sûr de ne pas me perdre en route ; mon sous-main, couvert d'indications, de notes, d'échos, de rappels, m'est indispensable ; je le consulte sans cesse.

« En résumé ma mémoire se caractérise par la puissance énorme des souvenirs qu'elle me fournit, par la fragilité de ces souvenirs.

« Je ne me souviens pas pour le plaisir de me souvenir ; je n'exerce pas cette grosse mémoire pour le plaisir de l'exercer ; tout ce qui ne nécessite pas un peu d'invention m'endort, mais je ne dors plus dès que je puis créer, dès que fonctionne le centre d'invention littéraire.

« On sait comment je compose mes romans : je rassemble le plus de documents possible, je voyage, il me faut l'atmosphère de mon sujet ; je consulte les témoins oculaires des faits que je veux décrire ; je n'invente pas, le roman se fait, se dégage tout seul des matériaux. Ainsi pour *La Débâcle* je suis allé à Sedan, j'ai consulté les meilleures sources d'informations ; les personnages se sont présentés tout seuls ; ne fallait-il pas un colonel, un capitaine, un lieutenant, un caporal, des hommes ?... Une fois le personnage apparu, je le fais mien, je vis avec lui, je ne me plais qu'en ce qui vit.

« Chez moi le mot n'a pas grande importance. Il peut être éveillé par l'image ou par l'argument ; je puis parler facilement, je ne m'élève à la véritable éloquence que sous l'influence de la passion ; j'abhorre le lieu commun, il me paralyse, m'empêche de parler.

« Souvent le mot écrit m'étonne comme si je ne l'avais jamais vu ; je lui trouve un aspect bizarre, laid, disgracieux ; il éveille toujours une image appropriée ; mentalement je ne le lis ni ne le parle, je ne suis pour lui ni visuel ni moteur. Quand j'écris, la phrase se fait en moi toujours par euphonie ; c'est une musique qui me prend et que j'écoute ; gamin, j'adorais les vers et en écrivais beaucoup ; la musique véritable me laisse froid, je n'ai pas, je crois, l'oreille très juste ; c'est par un véritable raisonnement que j'aime la musique ; elle a été longtemps pour moi lettre close ; mais j'entends le rythme de la phrase ; je me fie à lui pour me conduire, un hiatus me choque et me gêne.

« Je ne prépare pas la phrase toute faite ; je me jette en elle comme on se jette à l'eau ; je ne crains pas la phrase : en face d'elle je suis brave ; je fonds sur l'ennemi, j'attaque la phrase, laissant à l'euphonie le soin de l'achever.

« Chez nous romanciers, ceci est rare. Tous les écrivains que j'ai connus, polissent leur phrase avant de l'écrire ; la première heure est la moins bonne, c'est la période des tâtonnements ; au bout d'un certain temps, tout s'arrange, se dessine, et le bon travail commence.

« Pour moi, c'est le contraire ; ce que je fais de mieux est ce que je fais d'abord. La fatigue arrive vite ; mes quatre ou cinq pages écrites, je cesse ; je ne dépasse pas trois heures par jour ; on m'a fait une réputation de travailleur, c'est une erreur : je suis très régulier et très paresseux ; je vais très vite, pour en finir le plus rapidement possible et ne plus rien faire.

« Je termine en disant que je suis myope et porte du 9 ; cela est venu à 16 ans : je me suis aperçu que je ne pouvais plus, comme l'année précédente, lire de chez moi les affiches annonçant les représentations théâtrales, dont j'étais très friand.

« Mes organes des sens sont bons ; l'odorat est excellent. Je rêve assez souvent ; mes rêves manquent de lumière ; je n'y vois pas le grand soleil, le plein jour ; c'est une clarté élyséenne qui entoure les objets et les personnes, un peu flous, à demi perdus dans une lumière diffuse et grise. — Émile ZOLA.

Chez certains v. auditifs, l'imago-évocation visuelle consciente existe et détermine la projection d'images nettes, toutefois ce sont manifestement des *verbaux* :

OBS. 24. — A : Oui, absolument : tous les termes de la question (v. *Questionnaire*, p. 67 ; langage intérieur : A) sont ceux de la réponse que je fais, j'entends en moi-même toutes les opérations de ma pensée ; *je ne la parle pas, c'est elle qui me parle.* Et ma parole ne ferait qu'énoncer cette pensée dictée *que je ne commande pas.* C'est le procédé qu'emploie ma pensée pour toutes les opérations de l'intelligence. B (*Verbovisuelisme*) : Nullement ; je ne conçois même pas très bien ce mode, j'entends toujours avant d'écrire ce que je veux écrire. C (*Articulation verbale*) :

Nullement et je tiens à bien faire cette distinction que j'entends spontanément ma pensée sans la parler mentalement ; quand je recours à ce mode, c'est toujours volontairement et pour donner alors plus de fermeté et de précision à mon expression ; alors c'est toujours un procédé *voulu* et non *spontané* (1). — Quand je pense, et surtout à des personnes, il faut un effort certain, et dont je me suis très souvent rendu compte en voulant me représenter, même des personnes chères, pour que leur image m'apparaisse ; mais alors elle m'apparaît assez nettement. Mais il est certain que je pense à elles naturellement par l'enchaînement des idées, sans les voir... Je ne puis en aucune façon rendre un air en le chantant ; je l'entends très bien *dans ma tête*. — Dʳ MAFFRE.

III. TRANSPOSITION. — On trouve déjà esquissée, dans l'œuvre de cet observateur d'un grand et remarquable talent, Victor Egger, la différence entre la trame endophasique et les images verbales auditives se rapportant à des souvenirs déterminés. La distinction entre les *images endophasiques auditives* et les *images mnémoniques auditives* est donc bien réelle.

OBS. 25 (EGGER, *La Parole intérieure*, p. 73). — Il arrive fréquemment que notre parole intérieure est l'imitation d'un dialogue dans lequel, sans doute, nous sommes le principal interlocuteur, mais où notre voix, comme dans tout dialogue, est interrompue de temps à autre par l'approbation ou la critique d'une voix étrangère ou amie. — Plus fréquemment encore, sortant d'une séance publique, d'une délibération, d'une discus-

(1) V. Egger, *ouv. cit.*, p. 89 : « Si, dans certains cas, l'image sonore est accompagnée d'une image tactile discernable à l'observation psychologique, ce sont là des cas exceptionnels qui confirment par opposition la règle générale ; ainsi l'image tactile accompagne visiblement l'image sonore *quand nous y tenons* ; elle l'accompagne même contre notre désir si nous portons notre attention sur son idée ; ces deux circonstances, notons-le, ne peuvent se rencontrer que chez un psychologue ; notre image tactile reparaît encore quand notre parole intérieure s'anime et se rapproche de la parole extérieure... Ce que je nie, c'est que l'image tactile soit un élément nécessaire de la parole intérieure et doive, par conséquent, entrer dans la définition de ce phénomène ; *d'ordinaire elle est absente*, etc... »

sion, nous nous remémorons intérieurement les principales paroles dont notre oreille a été frappée. Cette parole intérieure impersonnelle est une faculté qui peut être cultivée, mais elle ne l'est jamais que par jeu et presque toujours dans une intention de caricature. D'ordinaire elle ne s'exerce qu'au hasard, malgré nous, quand nous avons la mémoire saturée et l'esprit préoccupé des paroles d'autrui. Ce n'est pas là la parole intérieure la plus fréquente, et ce n'est pas la vraie. La vraie parole intérieure, celle qui ne quitte jamais notre pensée, est personnelle ; elle ne reproduit jamais qu'une voix, la nôtre ; en elle, tout est de nous, car tout est pour nous, elle nous est intime ; nous nous disons par elle ce que nous avons à nous dire ; elle imite notre voix pour exprimer notre pensée ; c'est toujours notre voix, comme lorsque nous parlons tout haut ou tout bas dans la solitude, mais plus discrète encore, plus voilée, perceptible à nous seul ; elle n'est pas pour autrui et elle n'a rien d'autrui.

J'ai été fort heureux de retrouver, notée par Egger, cette différence qui légitime la distinction que j'avais conçue, et que j'ai exposée, entre le centre endophasique et les territoires cérébraux dont le fonctionnement permet la projection d'images de même ordre que celles du centre endophasique (images auditives dans le cas d'Egger); cette observation confirme encore que le v. auditif de type Egger effectue généralement ce que j'ai appelé la *transposition ;* ainsi il transpose plus ou moins rapidement les images auditives des mots prononcés par ses interlocuteurs (images de la voix de ces interlocuteurs avec le timbre, l'intensité, la hauteur, le rythme) en images auditives de son endophasie; celle-ci, la parole intérieure, est faible ; c'est un « murmure », un « écho » que l'attention introspective rend cependant bien net.

Cardaillac, que je suis loin de présenter comme un type certain de v. auditif pur, avait déja noté :

a) La transposition des sensations auditives verbales en images auditives endophasiques :

OBS. 26 (CARDAILLAC). — Nous n'écoutons pas pour entendre la parole d'autrui, mais uniquement pour entendre la parole intérieure qui en est comme l'écho, et qui, pour nous, est le véritable corps de la pensée.

Il ne s'agit donc pas de la seule transposition des souvenirs auditifs, mais même de celle des sensations, opération sur la fréquence de laquelle il nous est difficile d'être renseignés, et qui est sans doute moins rare, à l'audition d'un discours qui nécessite l'attention, que dans la conversation courante.

b) La transposition des sensations visuelles verbales en images auditives endophasiques :

Obs. 26² (*suite obs.* 26) (CARDAILLAC). — L'écriture réveille la parole intérieure dans l'esprit de celui qui lit; nous ne lisons pas pour voir l'écriture, mais pour entendre la parole intérieure.

Notons que chez M. Egger, la lecture provoque assez aisément l'apparition d'images motrices; il semble que, chez lui comme chez beaucoup de v. auditifs, pour que la transposition des images verbales visuelles puisse s'opérer aisément en images endophasiques auditives, une phase de transposition motrice soit utile. Cette observation confirmerait ce que nous avons dit (p. 24, *Centre psychique et organes de la mémoire verbale,* ch. I) sur l'existence des deux trajets (auditif-moteur et visuel-moteur) et sur la séparation anatomique et fonctionnelle des centres verbaux auditifs et visuels.

Obs. 26³ (*suite obs.* 25) (EGGER, p. 90). — Chez moi, je ne sais trop pourquoi, elle (l'image tactile) me paraît être plus fréquente quand je lis que dans la simple méditation.

IV. ÉTAT PASSIF — Un caractère très curieux de certaines observations dues à des auditifs, c'est qu'elles donneraient souvent à penser que la parole intérieure ne

(1) Le chiffre entre parenthèses indique le numéro du passage précédemment cité de l'observation du même auteur.

laisse pas, à celui qui la possède, l'illusion qu'il dirige le cours de ses pensées. La voix intérieure s'impose à eux et souvent, comme s'imposerait un étranger insaisissable et loquace; elle dicte, elle commande, elle résiste la dernière à la fatigue et au sommeil.

Les remarques de beaucoup de v. auditifs portent ce cachet du « fatalisme » de la parole intérieure (v. obs. 24).

Obs. 27. — J'entends des mots. Toute autre façon de penser me semble même incompréhensible. Je l'accepte comme un fait sans chercher à m'en rendre compte. Il est impossible que je me représente mentalement une seule ligne d'écriture. Tout au plus puis-je voir deux ou trois mots en imagination ; un plus grand effort me fatigue. Les mots que j'entends quand je pense, je ne les prononce pas ; je n'ai pas d'influence, semble-t-il, sur leur production. Il semble que la volonté reste passive et que les mots défilent sans effort. Je pense avec des mots ; mon esprit est à peu près vide d'images visuelles. — Pas de souvenirs de rêves. — Je ne me représente les mots d'une langue étrangère qu'en me les représentant écrits ou en les épelant. Ainsi, quand j'entends dire *tou louse*, pour comprendre le sens (perdre) je suis obligé de me représenter le mot écrit ou d'épeler les lettres *to lose*.

V. Barraud.

Obs. 27² (*suite obs.* 26³) (V. Egger, *ouv. cité*, p. 4). — Le sommeil réparateur se fait attendre ; tourmentés par l'insomnie nous ne pouvons *faire taire* notre pensée ; nous l'entendons alors car elle a une voix ; elle est accompagnée d'une parole intérieure vive comme elle et qui la suit dans ses évolutions; non seulement nous l'entendons, mais nous l'écoutons, car elle est contraire à nos vœux, à notre décision ; elle nous étonne, elle nous inquiète ; elle est imprévue et ennemie; nous cherchons à la combattre, à la calmer, à la détourner, pour l'éteindre, sur des sujets indifférents.

On voit combien nous sommes près ici de l'hallucination auditive. De Cardaillac, qui avait certainement, au moins par moments, de l'audition verbale pure, et qui exposa un état passif de l'idéation, au cours duquel la parole intérieure s'impose, malgré les efforts faits pour la repousser, avait écrit (voyez Egger) que, dans la rêverie, l'âme écoutant à peine la parole intérieure… l'entend cependant, mais sans faire le moindre effort pour en déterminer l'objet ou pour en diriger la marche…

L'attention introspective chez les v. auditifs est un phénomène qui rend plus nette la projection d'images endophasiques d'*origine exogène* (1), d'où le sentiment, l'illusion d'un état passif, d'où la conception qu'il s'agit souvent d'une voix, d'une manifestation d'un élément étranger, de l'âme (d'où croyance à l'âme), ou encore que les mots et les pensées, dont ils sont une forme, se produisent fatalement, qu'ils sont dus au fonctionnement d'un centre cérébral (ou de l'âme), (d'où croyance au déterminisme). Il paraît bien que même pour des sujets fort distingués, la nature des images endophasiques, que d'aucuns identifient avec les processus d'idéation, alors qu'elles sont seulement en corrélation avec eux, est invoquée comme un argument en faveur de leurs conceptions philosophiques relatives au libre arbitre (2).

Chez les v. moteurs, au contraire, l'attention introspective est un processus d'évocation qui rend plus nettes des images endophasiques d'*origine endogène*, et, chez eux, souvent l'idéation détermine un certain degré d'*incitation motrice*; l'état passif de Cardaillac, ou plutôt le sentiment d'un état passif, est sans doute peu fréquemment réalisé, au moins à l'état physiologique, avec ces images d'origine endogène et surtout avec ces états réactionnels. Aussi le v. moteur dit : *je parle les mots de ma pensée*, au lieu que les

(1) Je veux dire formées aux dépens de sensations et d'images d'origine exogène.

(2) Il ne faudrait d'ailleurs pas exagérer cette donnée. Si la parole intérieure se présente comme une image *sensorielle*, c'est-à-dire passivement, les v. auditifs toutefois reconnaissent souvent qu'ils sont les producteurs de l'image et l'état actif est fréquemment reconnu par eux. Nous verrons que chez les v. moteurs, au moins chez certains v. moteurs, l'introspection détermine toujours un certain degré d'incitation motrice ; l'état passif échappe à leur observation.

v. auditifs disent, bien que l'état passif ne soit certainement pas constant chez eux : *Ma pensée me parle ; — la pensée se fait en moi ; — les mots défilent en moi ; — ma pensée me dicte*, etc. Pour reconnaître si un sujet est v. auditif il paraît donc indiqué de l'amener à déterminer si fréquemment « la pensée se fait en lui », de lui dire : « Faites-vous les mots de votre pensée ou bien avez-vous souvent conscience qu'ils se font en vous? »

V. LOCALISATION. — C'est dans la tête que les auditifs localisent leur voix intérieure. M. Bourdon, qui ne me paraît d'ailleurs pas appartenir nettement au type Egger, la place dans la poitrine.

OBS. 28. — « J'entends ma parole intérieure non pas dans mes oreilles, mais dans ma poitrine : cette localisation doit tenir à ce que je localise également ma parole à haute voix dans la région thoracique plutôt que dans la bouche ou les oreilles. Il s'agit d'ailleurs ici d'une localisation grossière ; car, si je m'applique à étudier la localisation des divers éléments de ma parole, les résultats ne sont plus aussi simples, et je trouverai que tels *phonèmes* se localisent en partie au moins dans la bouche, ou le nez, etc. » — B. BOURDON.

A rapprocher de la phrase de Rivarol : « Que dans la retraite et dans le silence le plus absolu, un homme entre en méditation sur les sujets les plus dégagés de la matière, il entendra toujours, au *fond de sa poitrine*, une voix secrète, etc. »

VI. RÉACTION PHASIQUE. — Je ne pense pas qu'il y ait lieu d'insister pour le moment sur le degré de facilité d'élocution du v. auditif, ni de rechercher quels obstacles ou quelle aide chacune des variétés endophasiques apporte à l'énonciation orale des idées, et au développement par l'habitude des relations entre les diffférents territoires psychique, mnémonique et endophasique. Pour bien parler il faut, outre que les conceptions soient nettes, que le jeu des diverses parties des appareils idéo-phonateurs soit concordant et que chacune de ses parties fonctionne convenablement. Ceux des v. moteurs qui sont dans ce cas paraissent donc privilégiés. Mais quand le v. auditif parle à voix haute ou basse, *état fort* de M. Egger, il est fort plausible que sa pensée puisse déterminer une réaction motrice adéquate, *aussi aisément* qu'elle détermine une projection de l'image auditive au cours de l'audition verbale (état faible). Il se peut aussi qu'elle détermine à la fois la projection de l'image auditive et l'incitation motrice et que celle-ci masque l'image ; il semble toutefois que, chez certains auditifs ou chez tous les auditifs, à de certains moments où leur élocution est particulièrement consciente et attentive, la parole intérieure précède la parole extérieure. « Quand nous parlons à haute voix, nous répétons ce que nous dicte à mesure la parole intérieure. » (DE CARDAILLAC, V. EGGER, p. 43.)

Cette observation n'est pas particulière aux v. auditifs ; les v. moteurs peuvent avoir des images motrices qui précèdent les réactions motrices. La phrase de Montaigne leur est applicable plus ou moins complètement. « Ce que nous parlons, il faut que nous le parlions premièrement à nous, avant que de l'envoyer aux oreilles étrangères (1). » Un phénomène analogue se produit chez les v. visuels.

La parole extérieure peut donc être ou non (selon les sujets et, chez certains sujets selon les circonstances) précédée d'une image endophasique perçue consciemment. Dans le premier cas le langage peut être plus réfléchi et aussi moins éloquent. Chez les v. auditifs le langage réfléchi *pour être aisé* suppose le fonctionnement de la voix auditivo-motrice ; l'excitation du centre endophasique auditif retentit sur l'organe idéo-phonateur ; au contraire, si nous supposons difficiles ou détruites les communications, il peut arriver

---

(1) Cette citation, déjà reproduite dans le questionnaire, est reportée ici incomplètement, parce qu'elle me paraît, pour l'exemple choisi, pouvoir prêter à une confusion pour les lecteurs qui n'ont pas encore pris connaissance des notes relatives à l'auditivo-moteur.

que l'image endophasique ne détermine plus l'éveil de l'image motrice nécessaire à la signification de l'incitation motrice. (Voy. ch. III.)

VII. TEXTES APPRIS PAR CŒUR. — Pour les raisons qui précèdent, il n'y a pas lieu d'attribuer une importance considérable à une réaction que je m'étais attaché à définir en 1892 : le moyen d'apprendre par cœur. S'il me paraît établi que les v. moteurs cherchent à graver dans leur mémoire le souvenir exact d'un texte en le prononçant à voix haute ou à voix basse, ou encore mentalement, quand les circonstances ne leur permettent pas de faire autrement, il existe certainement beaucoup de v. auditifs qui emploient les mêmes procédés, bien que la lecture attentive, surtout lorsqu'ils ont une bonne mémoire visuelle, ou l'audition, paraissent chez eux jouer un rôle d'importance plus grande que celui de l'articulation verbale, à laquelle recourent tout de suite, spontanément, les v. moteurs.

OBS. 28[2] (*suite obs.* 22). — « Quand j'étais plus jeune, *c'était surtout en me faisant lire une leçon* par une autre personne que je la retenais. Quand je récite, c'est la succession de sons qui se présentent à mon esprit, sauf quand je récite de l'anglais. »

Dr Maurice BEAUJEU.

OBS. 28[3] (*suite obs.* 24). — « J'apprends par cœur très facilement ; j'apprends sans bouger ni parler ; quand je récite, *j'entends, avant de parler*, les mots que je vais prononcer. » — Dr MAFFRE.

OBS. 28[4] (*suite obs.* 27). — « J'apprends difficilement par cœur. Il m'est impossible de retenir les mots que j'ai lus. Mais je me rappelle assez bien l'idée générale qu'ils expriment ; je retiens mieux la prose que les vers... Retenir une date c'est l'associer à la représentation d'un événement, et j'associe avec peine deux choses qui n'ont aucun rapport entre elles, comme la prise de Constantinople et les quatre chiffres 1453. Pour que je retienne deux choses que j'ai perçues associées, il faut qu'elles aient entre elles des rapports logiques. Aussi ai-je grand'peine à retenir le sens des mots d'une langue étrangère. ». — V. BARRAUD.

OBS. 28[5] (*suite obs.* 4). — Pour apprendre par cœur je lisais le texte des yeux, mais en ayant soin de prononcer *mentalement* chaque mot (ne pas confondre avec l'articulation à voix basse ; les lèvres ne remuaient pas). *J'apprenais mieux lorsqu'on me lisait le passage à retenir* (1). — Martial de ROFFIGNAC.

A ces notes qui se rapportent à des observations de v. auditifs dont nous avions déjà cité des extraits, j'ajoute l'observation du professeur Renaut, de Lyon, où se trouvent consignées des remarques intéressantes relatives à l'audition verbale et à la façon d'apprendre par cœur. Il faut remarquer que si le professeur Renaut dit : « Quand mon cerveau me dicte une pensée directement, je l'entends prononcer, je la parle donc en moi », il est certain que le sens de cette déclaration est qu'il reconnaît que c'est en son cerveau que la pensée se formule, et non pas qu'il articule mentalement. Il entend, « se parler à soi-même », comme le fait M. Egger, lorsque ce dernier remarque qu'il est bien le producteur des images auditives qu'il entend, et non plus que ces images s'imposent à lui, comme la chose arrive lors de l'état passif (fréquemment observé par les auditifs). Il est fort probable également que l'adhésion donnée par le professeur Renaut à l'observation de Montaigne doit s'entendre ainsi : la projection des images auditives s'effectue avant l'expression orale des mots qui leur correspondent.

Obs. 29. — Vue excellente. Jusqu'à 46 ans, j'ai pu lire un Elzévir au bout de mon bras et au bout de mon nez. A 46 ans, après une attaque d'influenza, je ne puis lire un Elzévir de près qu'avec un lorgnon de presbyte d'une dioptrie. L'acuité visuelle, mesurée encore cet hiver par Monoyer est maxima. — Acuité auditive absolument parfaite. Autres sens normaux.

(1) On note que certains v. auditifs sont portés à *écouter* les mots qu'ils prononcent. V. l'obs. 47, due à un v. auditif qui déclare apprendre par cœur en prononçant à haute voix pour *s'entendre* et graver le texte dans sa mémoire au moyen des sensations auditives de ses propres paroles. Les v. moteurs ne semblent pas prêter attention à l'auto-audition, peut-être y a-t-il là une différence caractéristique.

... Mémoire visuelle parfaite. Un costume militaire déjà vu, par exemple, est retenu jusqu'au dernier bouton ; quand je veux faire d'une personne un profil ressemblant je la regarde longtemps, et indéfiniment je puis de mémoire dessiner le susdit profil.

... *Ma pensée me parle* le plus souvent en français ; en anglais si je parle anglais ou si je songe à des choses ou à la littérature anglaises. Mais dès que la pensée s'assied en moi et appelle la réflexion, elle évoque une foule d'images sensorielles très nettes. J'ai la mémoire des faits, et ceux-ci sont projetés comme sur un écran avec toutes leurs images sensorielles.

Ces images visuelles sont absolument nettes et précises. Quelques-unes sont idéales : ainsi il y a pour moi un Lyon et un Paris idéaux (ceux que je m'étais imaginés avant de les voir).

L'infini absolu, l'éternité, éveillent en moi une sensation de mouvement continu.

... Les images auditives sont parfaites. Je puis évoquer un orchestre et, si je m'abstrais dans cette audition intérieure, j'entends tous les instruments presque par une illusion parfaite. Je crois ma mémoire auditive supérieure à la normale.

Dans mon service, je ne retiens pas les noms des lits ni les noms des malades. Je les connais par leurs images visuelles. Je vois ainsi tous les malades qui, depuis 25 ans, m'ont frappé par quelques particularités.

Je me souviens toujours de ce qui signifie quelque chose. Toutes les mémoires (gustatives, olfactives, tactiles) sont très développées. Je reconnais une localité à l'odeur de l'air, quand j'y arrive la nuit. Je retiens mieux ce que j'entends et lis que ce que je dis, sauf quand j'énonce une formule, selon moi, définitive.

Langage intérieur. — Chez moi la cérébration inconsciente joue un grand rôle. *Tant que je n'entends pas dans la langue où je veux penser la voix intérieure qui me dit ma pensée*, c'est que celle-ci n'est pas mûre. La cérébration inconsciente procède chez moi exactement comme le fait quelqu'un qui cherche à résoudre un problème d'algèbre, et qui, une fois l'équation trouvée, l'inscrit au tableau. — C'est pourquoi je dicte aussi aisément que j'écris ; *ma mémoire auditive me dicte à moi-même* du reste mes pensées en langage précis, et souvent définitif. Aussi je ne fais presque jamais un brouillon. Si cela ne marche pas, je déchire la page commencée, et je la recommence. Pour mon traité d'histologie, j'ai ainsi fourni un manuscrit à peu près sans ratures.

L'imagination verbale visuelle intervient en moi, *quand je veux répéter ou citer ce que j'ai lu.* Je vois la page où j'ai lu. Cette faculté est capable, dans certaines circonstances, de s'exalter au point que, durant le concours de l'agrégation, je citai la page du livre de Lorain sur le pouls, où se trouvait un passage contesté par Straus, dont j'argumentais la thèse.

Je suis de l'avis de Montaigne si je réfléchis. Si j'écris, c'est mon écriture qui me parle et qui prend soin de donner sa formule à ma pensée (du moins en composition courante). *Ma pensée me parle et quand je cite une phrase lue, je la vois comme dans un livre* (1). Je viens de spécifier les cas où je lis d'abord, c'est quand je me cite à moi-même une chose lue. *Quand mon cerveau me dicte une pensée directement je l'entends prononcer ; je la parle donc en moi.* Mais je me surprends rarement à la parler tout haut.

J'ai la mémoire d'une date signifiant quelque chose, d'un nom auquel se rattache une idée, de chiffres ayant un sens ou dont j'ai à me servir, — par exemple je retiens 1715 parce que c'est la date de la mort de Louis XIV, et depuis mes spéciales, bien que je calcule peu, je sais que le nombre $\pi = 3, 1415923532$

J'apprends aisément par cœur ce que je comprends. *Je lis attentivement, ensuite je m'essaie à voir les mots et à les prononcer mentalement.*

Je vois écrits les noms propres et les mots : d'où, dès mon jeune âge, une orthographe parfaite.

J'ai exposé ma manière de considérer les rêves dans mon article sur l'hypnotisme (*Revue des Lettres et des Arts,* 1886). Le rêve est chez moi une scène illusoire accompagnée de toutes ses images sensorielles. Une particularité, c'est que je rêve un lieu souvent tel que je me le figurais avant de l'avoir vu.

Je suis forcé par métier de faire de l'histologie, c'est-à-dire de l'analyse, et de l'anatomie et de la morphologie générales, c'est-à-dire de la synthèse. Je fais souvent des synthèses hardies, mais je n'y tiens pas et parfois je les corrige, car je ne procède que par déduction des faits.

... Je suis *objectiveur.* Même en littérature, quand j'en fais, je cherche à évoquer des faits. En science le fait, en littérature le passé, nous appartiennent seuls. Aussi n'ai-je pas fait de théorie

---

(1) Il est difficile de noter aussi bien, en aussi peu de mots, la différence entre l'image mnémonique visuelle et l'image endophasique auditive. L'observation ne consigne point la différence entre les images mnémoniques auditives et les images endophasiques auditives.

de ma science comme, par exemple, Ch. Robin en avait fait une... Je suis observateur beaucoup plus qu'expérimentateur.

... Je méprise absolument toute philosophie qui ne ressort pas de faits scientifiques, c'est-à-dire observés dans leur existence et dans les conditions de cette existence. Les sciences mathématiques m'ont occupé *pour acquérir un instrument de travail* applicable aux sciences biologiques que je cultive.

... J'aime la musique, je n'ai pas pu l'apprendre. Mon ami Léo Delibes disait que je la comprenais. Je chante juste, *sans mesure*.

... J'aime la littérature et j'en fais pour m'amuser, sans y tenir beaucoup. Je suis dessinateur et j'ai très développée la mémoire des formes, de façon à dessiner aisément *de chic*.

... Jeune étudiant, j'écrivais bien et je parlais mal. Actuellement, je suis maître de ma parole. C'est en écrivant que j'ai appris à parler. C'est pourquoi je parle par longues périodes, comme j'écris.

... Je dessine aisément de la main gauche au tableau, des deux mains quand je suis pressé. — Rien de particulier à noter sinon, dans ma famille, pas mal de gens originaux, à personnalité très accusée, comme je le suis moi-même d'ailleurs.

Professeur RENAUT.

VIII. RÉACTION MNÉMOTECHNIQUE. — Je persiste à croire qu'il existe une relation entre les moyens qu'emploie un sujet pour se souvenir par mnémotechnie et son degré de verbalisme ou de puissance de sa mémoire visuelle. Le *verbal* cherche des associations logiques entre des idées ; sa mnémotechnie instinctive le poussera à établir entre l'idée de deux objets (ou personnes), que ne réunit pas un lien rationnel, une relation telle, que le souvenir de l'un de ces objets ou de l'une de ces personnes, contienne le souvenir de l'autre ou y conduise par le simple examen de la valeur de l'idée du premier (1). Au visuel, au contraire, à celui qui a

---

(1) Pour retenir, par exemple, que le mot clocher figure le douzième dans une énumération, un verbal pourra imaginer que les clochers portent des cadrans horaires, n'indiquant jamais l'heure au delà de la douzième. (Conf. Obs. 30.)

la mémoire des formes tenace, il suffira de créer une association d'images visuelles. Exemple :

Obs. 3o. — Dans nos exercices de mémoire, nous nous efforcions, mon regretté ami Champon et moi, de répéter immédiatement et fidèlement une série de vingt à quarante mots quelconques lue *une fois* par un des assistants. Si ensuite on demandait quel rang tel mot occupait dans la série, nous répondions sans hésiter. Champon avait une admirable mémoire visuellle des mots écrits : j'avais celle des images correspondantes.

Quand j'entendais *le mot*, j'évoquais *l'image*, et lui *accolais comme une étiquette* le numéro que ce mot avait dans la série.

Si dans une liste de vingt-cinq mots, par exemple : le mot « clocher » avait le numéro 12, j'imaginais un beffroi, avec une horloge marquant midi. L'image était fixée : elle restait.

Dr MASSENET.

Je ne me dissimule pas ce que l'opinion que j'émets comporte de côtés hypothétiques. Je pense toutefois que si la *réaction mnémotechnique* peut mettre sur la voie du *diagnostic* de la formule endophasique d'un sujet (ce qui reste toutefois douteux, car c'est plutôt la valeur du verbalisme que livreront plus ou moins de semblables investigations), il faudrait, après avoir prié le sujet d'indiquer sans aucune contrainte un moyen mnémotechnique imaginé par lui dans un cas donné, lui demander de faire une seconde expérience *au cours de laquelle il s'interdirait l'emploi d'images visuelles.*

M. Egger a fait, le premier, une description scientifique du v. auditif. Il me paraît juste de lui donner acte de la conviction, dans laquelle il persiste, d'avoir porté à la connaissance des savants non pas un procédé endophasique particulièrement noté par certains sujets, mais bien, en faisant connaître *la parole intérieure*, d'avoir énoncé une loi de valeur générale, actuellement applicable à tous les hommes normaux, sans distinction (1).

VERBO-MOTEURS (type STRICKER).

La pensée, dit Bain, est une parole ou un acte contenu. Sous une forme d'une concision merveilleuse : *la pensée est une parole contenue*, Bain, dont il nous est d'ailleurs impossible de dire s'il appartenait rigoureusement au type verbo-moteur pur, a signalé le phénomène de l'articulation verbale dont parlèrent, de façon plus ou moins précise et

---

(1) J'ai déjà noté (V. v. auditif, I, obs. 22) la répugnance de certains v. auditifs à admettre l'existence de procédés endophasiques autres que l'audition verbale. M. Egger, qui n'a point actuellement changé d'opinion, m'adressait, en 1892, une réponse, agrémentée d'une pointe d'irritation et d'humour et dont je donne les principaux passages :

OBS. 30² (*suite obs.* 27²). — « ... OEil gauche un peu myope ; œil droit très myope avec astigmatisme. — Acuité visuelle très normale. — Sens normaux.

« J'ai la mémoire des choses visuelles auxquelles je porte attention, par besoin ou par curiosité. Le dédain me fait inattentif, et l'inattention amnésique. Ne suis-je pas comme tout le monde ?

« Je pense *homme, cheval, chien*, avec des images visuelles pâles ; *infini, nécessité, rapport*, sans images. Ne suis-je pas comme tout le monde ?

« Je me représente les notions abstraites avec des mots seulement, comme tous les philosophes exercés, à moins que je n'éprouve le besoin de faire des métaphores.

« Ma mémoire auditive est normale. Elle est proportionnelle à mon attention, à ma curiosité. Elle est nulle pour la musique, parce qu'on ne m'a pas appris les notes quand j'étais enfant.

« *Langage antérieur.* — A. — M. Charcot enseigne que je suis auditif. M. Ballet l'a imprimé. Oui, je suis auditif, comme M. Charcot, M. Ballet, M. Lacassagne, tout le monde. Je proteste contre les trois types inventés par M. Charcot ; je dirai pourquoi un de ces jours dans la *Revue philosophique.* Une question : qui a lu Rivarol? — B. — On abuse de la phrase de Charma ; elle n'a pas cette portée. Le type visuel n'existe que chez les professionnels typographes et calligraphes, et encore!... — C. — Contre sens sur Montaigne, qui n'a peut-être pas su ce qu'il voulait dire. Le type moteur n'existe

explicite, beaucoup de philosophes ou d'écrivains de tous les temps, parmi lesquels on doit signaler Maine de Biran. (V. note 2, p. 104.)

C'est à M. S. Stricker, professeur à l'Université de Vienne, qu'était réservé l'honneur de publier l'observation scientifique du v. moteur, type auquel il appartient et auquel il n'est que juste de donner son nom.

Bien que je considère le type Stricker comme peu répandu, sinon exceptionnel, la découverte du savant vien-

que chez les sourds-muets. — Je les entends (les mots de mes pensées) comme tout le monde. *Rêves*, images visuelles et images auditives presque exclusivement, comme tout le monde sans doute... Droitier, mais ma main gauche a des adresses spéciales, j'ignore pourquoi ; une sorte de division du travail s'est produite sans doute dans mon enfance.» V. Egger, psychologue salarié par l'État, compétent en toutes ces matières ? ? ?

Post-scriptum. — « En tout cas, je crois que la méthode de l'interrogation directe et orale peut seule donner des résultats exacts et précis sur ces questions, et tout en applaudissant au développement de la curiosité psychologique, je fais toutes réserves sur les résultats d'une statistique par questionnaire imprimé. » V. Egger.

Il y a quelques mois, M. Egger me reprochait d'avoir reproduit dans mon questionnaire les phrases de Montaigne, de Rivarol et de Charma, auxquelles il pense qu'on ne peut accorder l'importance désirable, parce que rien ne nous garantit qu'elles sont une observation exacte de ceux qui les écrivirent. Je ne suis pas de cet avis. Qu'importe que leurs auteurs se soient trompés, si les phrases en question consignent des faits réels de façon nette et précise ? Et la preuve qu'ils n'ont pas fait erreur, c'est que nombre de personnes ont reconnu qu'elles résumaient admirablement leurs propres observations, ou m'ont fait des réponses qui signifiaient exactement ce qu'avaient déjà remarqué Charma ou Rivarol ou Montaigne et qu'il est dès lors impossible de concevoir que ceux-ci aient inventé.

En réponse à la critique de l'éminent professeur à la Faculté des lettres de Paris sur l'emploi d'un questionnaire imprimé, je ferai remarquer que la plupart des observations ont été prises directement et que le questionnaire, complété après examen méthodique, servait de guide, de plan pour les réponses. Enfin, il suffisait parfaitement à nombre de savants qui avaient lu Egger, Stricker, Charcot, et l'excellent ouvrage de Gilbert Ballet.

mois n'en a pas moins une importance capitale : elle a définitivement confirmé les travaux de quantité de philosophes
accusés d'avoir mal observé ; elle a été faite avec un tel soin,
une exactitude et une minutie telles, qu'elle a facilité la description des types plus compliqués et plus répandus que
celui du v. moteur exclusif.

I. ARTICULATION VERBALE. — Contrairement à beaucoup
de v. auditifs, la plupart des sujets qui font usage de
l'articulation verbale se rendent parfaitement compte de
la nature de leur endophasie. Je donne ici des passages
de l'observation de M. Stricker. L'un d'eux contient
l'analyse des sensations élémentaires que lui font éprouver
l'articulation mentale (lorsqu'elle comporte, par exemple,
certaines lettres, telles que B, ou P, ou M), analyse qui
n'a jamais été faite, je crois, que par lui, et qui n'a sans
doute pu lui devenir possible que sous l'influence d'une
auto-observation soutenue.

Obs. 2o[3] (*suite obs.* 1); STRICKER, professeur à l'Université de
Vienne, *Du Langage et de la Musique*. p. 1. — Quand, tran-
quillement assis, je ferme les paupières et les lèvres et que je
viens à évoquer dans ma mémoire quelque vers bien connu, il
me semble, si je fixe mon attention sur mes organes articulatoires, que je parle intérieurement. Mes lèvres sont, il est vrai,
closes; mes deux rangées de dents immobiles et presque entièrement rapprochées; ma langue même est immobile, partout en
contact avec tout ce qui l'entoure. Je ne peux, même en con-
centrant toute mon attention sur mes organes vocaux, découvrir
la moindre trace de mouvement. Et cependant il me semble que
je prononce le vers auquel je pense. C'est surtout quand je suis
assis et que je ferme les yeux que je suis plus particulièrement
frappé de ce qui se passe dans mes organes articulatoires. Mais
je fais la même remarque, quoique moins distinctement, quand
j'ai les yeux ouverts et dans toutes les positions où je me trouve.

Il n'est pas de rigueur que ce soit à un vers que je pense pour
faire naître dans ma conscience le sentiment que je prononce
tacitement ce à quoi je pense. Le même phénomène se répète à
chaque idée qui me traverse le cerveau, pourvu qu'elle se tra-
duise en mots. Mais il me semble plus facile de faire l'observation

dont je parle en pensant à un vers bien connu, parce qu'il m'est alors plus facile de concentrer toute mon attention sur mes organes vocaux. Si, au lieu de mots, je pense à quelque mélodie populaire, je ne remarque rien dans mes organes articulatoires, mais j'éprouve, par contre, un sentiment particulier dans le larynx ; il me semble que je chante intérieurement. Si, à l'état de veille et en possession de toute mon attention, je veux faire cesser entièrement le sentiment que j'ai de parler ou de chanter, il me faut cesser de penser en mots ou en mélodie. Mais, selon les circonstances, cela me réussit très difficilement. Quand je me suis occupé de quelque travail littéraire, quand je compose ou que je réfléchis à une leçon, j'éprouve de la peine, immédiatement après avoir discontinué mon travail, de rester, ne fût-ce que quelques minutes, sans représentation de mots ou de mélodie. Immédiatement après une promenade en plein air, après avoir regardé quelque œuvre artistique, je parviens cependant facilement à me laisser dominer par le souvenir des figures que j'ai considérées. Je peux durant ou immédiatement après un bain agréable ou toute autre impression sensorielle, me livrer entièrement pendant quelques minutes au souvenir de ces impressions sans me représenter ni mots ni sons musicaux (1).

P. 23. — Il me semble que je parle quand je pense, bien que mes organes articulatoires n'exécutent aucun mouvement visible ou sensible, et que, bien qu'ils ne soient animés d'aucun mouvement, il se passe dans les muscles quelque chose qui, dans une certaine limite, est semblable à ce qui se passe quand je prononce réellement.

II. Visuelisme (2). Mémoire imago-visuelle et visuelle

(1) Par sons musicaux, M. Stricker entend images musicales motrices.

(2) Il y aurait de belles recherches à faire sur les allusions plus ou moins précises à la formule endophasique dans les écrits des anciens. Je crois qu'on trouverait sans peine des observations qui trahiraient l'audition verbale, l'articulation verbale, le verbovisuelisme. Je cite à titre de curiosité le fait que relate M. Egger, de la découverte d'un idéogramme égyptien représentant un homme accroupi, le bras gauche pendant le long du corps, tandis que l'autre, par un mouvement très accentué, porte à la bouche les doigts de la main droite ; cet idéogramme est employé indifféremment pour exprimer les idées suivantes : manger, boire, crier, parler, méditer, connaître, juger, c'est-à-dire pour toutes les actions de la bouche et de *la pensée*.

VERBALE. IMAGO-ÉVOCATION.— Nous ne pensions pas qu'il soit possible d'établir qu'il existe des relations entre la nature (auditive, visuelle ou motrice) de l'endophasie d'un sujet et la puissance ou la précision avec laquelle se font chez lui la reviviscence ou l'évocation visuelles ou visuelles verbales.

OBS. 31. — Je pense surtout avec des images ; cependant j'emploie aussi des mots ; ils jalonnent mes pensées. Ces mots je ne les entends pas ; je ne suis pas pour eux auditif ; je ne suis pas davantage visuel ; je retrouve bien, par l'imagination, la place des mots d'un texte appris ou lu soigneusement, mais c'est tout ; *j'articule mentalement, mais sans m'entendre ; cela ne sonne pas en dedans.*

Autrefois ma vue était excellente, je voyais distinctement à de très grandes distances ; depuis un an, je constate un début de presbytie légère (une dioptrie environ).

L'ouïe est moyenne ; parfois, sous l'influence de malaises digestifs, elle se dérange un peu ; vers deux ou trois heures du matin je m'éveille ; l'acuité auditive est exagérée ; j'entends les moindres bruits ; si les troubles dyspeptiques continuent, l'hyperacousie s'accentue encore ; à tout cela vient s'ajouter parfois un sentiment vague de peur.

J'ai l'odorat particulièrement bien développé, trop développé même pour un médecin légiste ; certaines odeurs fades sont insupportables au point de me donner de l'angoisse.

J'ai, je crois, une bonne mémoire visuelle ; elle conserve surtout les souvenirs des physionomies, assez bien ceux des tableaux, à peine ceux des paysages.

Tous ne s'éveillent en mon esprit que par la mémoire de la particularité qui m'a frappé. Le cours de mes pensées me conduit-il à mon ami Tarde, je ne prononce pas son nom, mais je vois une mèche rebelle, descendant sur le front, un clignement d'yeux derrière un lorgnon, deux petites moustaches comme des parenthèses, et surtout un petit tic d'épaules, se soulevant et s'abaissant pendant que la tête s'incline à droite et à gauche : Voilà mon homme.

La reconstitution des détails conduit à la synthèse ; elle permet d'évoquer le portrait de pied en cap. Je l'aperçois entier : son pardessus sur le bras ou sur l'épaule ; je retrouve son allure, sa démarche.

En somme, nous regardons, nous jugeons, nous nous souve-

nons, d'après nos préoccupations habituelles ; nous voyons pro-
fessionnellement ; ainsi, je vois anthropologiquement, si je puis
m'exprimer ainsi ; ce qui me frappe, c'est la longueur et l'épais-
seur du lobule de l'oreille, la forme de la tête, le développement de l'occiput ou du front, la saillie de la mâchoire inférieure.

Parfois des analogies s'imposent ; elles me font retrouver dans
la physionomie de Monsieur un tel, des traits de criminels que
j'ai connus ; une impression de laideur morale s'attache à ces
traits ; cela parfois a été pour moi une gêne considérable dans
les relations.

En pensant, une image amène chez moi une autre image ou
d'autres images ; elles émanent toutes d'une première, variable
selon le temps et les circonstances, les souvenirs visuels, que je
puis avoir d'une époque donnée. Ainsi, l'Académie de médecine
fut d'abord pour moi la façade de la rue des Saints-Pères ; plus
tard, elle devint une galerie, à banc de lustrine verte, et garnie
de bustes ; elle est maintenant un escalier qui descend au milieu
d'une rangée de bancs, d'une foule de pupitres...

J'ai peu de tendances à concréter les notions abstraites ; cependant l'infini est un mur auquel fait suite un terrain, puis un
autre mur, puis un nouvel espace, et il en est ainsi à perte de
vue. — Professeur Lacassagne.

Obs. 31² (*suite obs.* 30³) ; Stricker, *ouv. cit.*, p. 8o ; voir pages
suivantes de son ouvrage. — Quand, dans le cours ordinaire de
la vie, il me vient à l'esprit des mots comme « immortalité »,
« vertu », je me les explique d'ordinaire, non par des mots, mais
par des images visuelles. Au mot « vertu », par exemple, je
pense à quelque figure de femme ; au mot « bravoure », à un
homme armé ; bref, à des figures de l'origine desquelles je ne
me rends pas bien compte.

III. Transposition. — *Distinction entre les images auditives ou visuelles mnémoniques et les images endophasiques.*

Obs. 31³ (*suite obs.* 31). — J'ai une bonne mémoire littéraire ;
j'ai su autrefois des volumes de vers ; mon aptitude pour la
prose était moindre ; en récitant des vers de Béranger, de Hugo
ou de Musset, je voyais non pas les mots, mais la page, et
souvent la place qu'ils y occupaient.

Ma mémoire auditive est moins développée que ma mémoire visuelle ; cependant j'entends bien la véritable voix des personnes auxquelles je pense, fussent-elles éloignées de moi depuis des années. Ma mémoire des airs musicaux est médiocre ; je me satisfais à les entendre intérieurement ; pour l'expression, elle est tout à fait rebelle. Je retiens mieux ce que j'ai lu que ce que j'ai entendu, à moins que l'audition première n'ait eu lieu dans des conditions particulièrement impressionnantes. En lisant la *Nuit d'octobre*, je ne puis m'empêcher de mimer intérieurement (1) au souvenir de la diction de Delaunay et de Favart. En même temps, je vois leurs gestes, j'entends leur voix et plus d'une fois l'émotion a été telle, — je sais ces vers par cœur, — qu'au souvenir fortement reproduit de l'audition et de la voix de l'acteur, j'ai éprouvé de l'angoisse, de l'anxiété, je me suis trouvé forcé d'essuyer une larme.

Cette sensibilité, tout à coup exquise, se manifeste chez moi, — qui ne suis point mélomane, — aux seuls moments où je deviens brusquement auditif, où j'entends intérieurement résonner, non un son, mais le timbre spécial qui autrefois m'a vivement ému. C'est un *coup de gong*, qui, inopinément, retentit ; la sensibilité domine alors la scène. La sensiblerie de certains vieillards n'est-elle pas de même origine ?

Mes rêves sont nets, colorés, je parle rarement ; j'ai, en rêvant, la notion vague que les visions sont irréelles ; que je ne dois pas m'en préoccuper outre mesure.

Je n'ai pas eu d'hallucinations ; tout au plus quelques images visuelles ou auditives très fugaces, accompagnées de troubles dyspeptiques.

Je suis observateur ; j'aime la biologie, la sociologie, la philosophie.

Mon instinct musical est rudimentaire ; j'adore la littérature, les beaux-arts. J'ai l'élocution facile. — Professeur LACASSAGNE.

La lecture attentive de l'ouvrage de Stricker permet de constater que la différence entre les images mnémoniques auditives ou visuelles et la transposition n'avait pas échappé à cet observateur sagace.

(1) Il me paraît certain que la mimique interne, signalée par Lacassagne, est très développée chez les v. moteurs et les auditivo-moteurs.

*Distinction entre les images auditives mnémoniques
et les images motrices endophasiques du v. moteur.*

Obs. 31⁴ (*suite obs.* 31²); Stricker, *ouv. cité*, p. 25. — Immédiatement après qu'un étranger m'a parlé, je puis facilement me souvenir de sa voix et même des mots qu'il a prononcés, mais ce souvenir s'efface peu à peu. Les mots, à la vérité, restent dans ma mémoire, mais non pas toujours, en même temps, la voix. La voix des personnes que j'ai entendues fréquemment et longtemps se grave, il est vrai, plus profondément en moi. Je puis encore me souvenir à présent de la voix de mon père, bien qu'il soit mort en 1856. Je puis me souvenir, ne fût-ce qu'obscurément, de la voix de beaucoup de mes professeurs de l'Université, et très vivement de celles des personnes avec lesquelles j'ai été en relations dans le cours des années dernières. Mais si j'essaie de me rappeler à la mémoire les paroles dont elles se sont servies, je remarque que le souvenir de la voix et celui des personnes ne se rattachent pas fortement l'un à l'autre. Il est vrai qu'au souvenir du premier mot la voix et les paroles se rattachent bien d'habitude entre elles, mais je remarque plus tard que les mots se réveillent en moi, comme si j'y pensais indépendamment du souvenir de ce que j'ai entendu.

Quand je pense indépendamment du souvenir de ce que j'ai entendu, quand je ferme les yeux pour pouvoir m'observer attentivement et que j'évoque dans ma mémoire une pensée quelconque en mots, comme par exemple un vers connu, c'est en vain que je cherche à me souvenir des sons qui se rattachent aux mots.

On pourrait objecter ici que les images auditives que je ne retrouve pas pourraient cependant exister ; mais je répondrai pourtant qu'il ne s'agit encore préalablement que de ce que je perçois. Je veux bien analyser ma conscience, mes représentations de mots, mais je ne puis maintenant prendre en considération ce que je ne puis y trouver, que cela y soit ou non.

Quand donc je pense en mots, je dis que les images auditives n'y prennent, selon la conscience que j'en ai, aucune part (1).

L'examen de mes représentations de mots prouve ensuite qu'il ne s'y trouve ni image visuelle, ni souvenir de caractères d'écriture.

(1) Passage non souligné dans l'ouvrage de Stricker.

Il peut en être autrement pour des philologues qui, durant toute la journée, étudient des caractères de langues anciennes dans des circonstances que je mentionnerai plus tard, et se représentent mainte phrase en certains caractères ; mais pour le moment cela ne peut être pris en considération. Je n'ai égard dans ce chapitre qu'à ma pensée, qu'à la forme qu'elle revêt ordinairement, et, sous ce rapport, je dis seulement que mes représentations de mots ne renferment ni image auditive, ni image visuelle.

Il va sans dire que les représentations de mots ne sont formées ni de représentations gustatives, ni de représentations odorifiques, ni de représentations tactiles.

Je peux donc en premier lieu limiter la question selon l'essence des pures idées de mots. Je peux dire qu'elles ne renferment d'ordinaire en moi aucune perception sensorielle.

Transposition des sensations et images visuelles verbales en images endophasiques verbo-motrices.

Obs. 31⁵ (*suite obs.* 31⁴); Stkicker, *ouv. cité*, p. 65 et 91. — Si, *en lisant*, je fixe mon attention sur mes organes articulatoires, je perçois des sentiments semblables à ceux que j'éprouve en pensant tacitement. Pour ce qui me concerne personnellement, il n'y a pas de doute que la vue des lettres n'éveille en moi exactement les mêmes représentations de mots que celles dont j'ai parlé, quand je me suis occupé de la pensée... — P. 68 : Quand je lis, j'embrasse du regard plusieurs mots à la fois, mais mon attention ne s'arrête jamais qu'à une de leurs syllabes, à savoir celle que j'articule ; mais il est indubitable que je vois les suivantes avant de les lire réellement. Seulement je ne parviens pas facilement à me rendre compte si je comprends aussi les mots que je parcours ainsi d'avance du regard avant que mon attention s'en empare ; car, au moment où je m'examine, mon attention s'y arrête, je les articule et je les comprends. Cependant, on peut arriver indirectement à l'assertion de la nécessité de la coopération du centre oral pour la compréhension de ce qu'on lit.

α. Je ne puis lire qu'en passant d'un mot à l'autre ou plus exactement d'une syllabe à l'autre. Je peux, d'un autre côté, embrasser à la fois et comprendre en même temps certains signes qui s'entendent sans représentation de mots, comme, par exemple, un triangle; un quadrilatère, les contours d'un animal ; mais s'il s'y trouve des mots écrits, il me faut les lire, il me faut faire passer les syllabes les unes après les autres dans mon savoir vif pour les comprendre. La compréhension de l'écriture doit donc différer en quelque rapport de celle des autres objets que je vois. Pour la compréhension de l'écriture, il doit y avoir quelque chose qui fait que nous devions passer d'une syllabe à une autre, d'une lettre à l'autre. Ce quelque chose doit agir chaque fois que je lis, car il est de toute impossibilité de lire autrement que lettre par lettre, syllabe par syllabe.

Mais je connais un appareil qui fonctionne de cette manière, qui produit les sons vocaux les uns après les autres : c'est mon appareil articulatoire.

Et je sais aussi que cet appareil fonctionne réellement quand je lis, chaque fois que j'y prends garde.

Il est donc vraisemblable que c'est cet appareil qui m'empêche de lire autrement, et qu'il fonctionne chaque fois que je lis.

β. Un autre argument, en faveur de cette manière de voir, gît dans la circonstance que je ne pense jamais en caractères d'écriture. Quand, après avoir lu quelque chose, j'en répète (par cœur) les mots, ce ne sont pas les caractères que je reproduis dans ma mémoire. Je récite exactement, comme c'est généralement le cas quand je pense tacitement.

J'ai appris par cœur un grand nombre de passages de classiques allemands. Je me souviens exactement de la nature des caractères, de l'ordonnance du texte dans les éditions que je possède. Je sais par exemple si exactement le monologue d'*Egmont* dans Gœthe, que je pourrais presque dire la place qu'occupe chaque mot dans le paragraphe et dans la ligne. Preuve suffisante que j'ai lu bien souvent le texte. Mais, quand je répète par la pensée ce monologue, je le récite en parlant intérieurement ; je ne suis pas même en état de me souvenir des détails de caractères d'un seul mot.....

Il m'est facile de me souvenir exactement de certaines enseignes; mais quand je m'observe attentivement, au moment où ce souvenir s'éveille en moi, je remarque aussitôt que j'en prononce les mots.

Ici donc les caractères se rattachent aux images motrices des mots ; je puis donc dire que les images motrices des mots sont contenues dans le *souvenir* des mots lus. Le souvenir des caractères n'entre au contraire à sa suite qu'exceptionnellement, et seulement quand ils nous frappent par leur grandeur, leur couleur ou un intérêt scientifique particulier.

Mais il s'entend de soi-même que je ne comprends un texte que quand il reste en moi quelque chose de ce que j'ai lu. Si j'oubliais le mot aussitôt après l'avoir lu, il me serait impossible de saisir le sens de toute une phrase ; mais ce qui reste en moi, ce ne sont, en général, comme je l'ai montré, que les images motrices. Ainsi, nous avons la preuve que je ne puis comprendre les mots lus sans la coopération des centres oraux moteurs.

Quand j'essaie de lire pendant qu'on me fait la lecture d'autre chose à haute et intelligible voix, je suis disposé à diriger mon attention sur ce que j'entends. Si je ne fais pas beaucoup d'efforts, et que le lecteur lise vite, et pourtant distinctement, je perds la compréhension de ce que je lis en suivant ce qu'on me lit. Si je veux me soustraire à ce que j'entends, il me faut prononcer ce que je lis, c'est-à-dire articuler.

Dans ce cas, je cesse aussitôt de comprendre ce que j'entends. Il m'arrive même d'ignorer entièrement ce qu'on me lit, et de ne percevoir qu'un bruit vide de sens.

Cette expérience prouve que l'image auditive seule, et sans la coopération du centre oral moteur, nous empêche tout à fait de parvenir à comprendre les mots ; elle prouve que nous rattachons d'ordinaire les paroles entendues à la représentation orale motrice.

γ. J'ai déjà remarqué qu'il m'est facile de me souvenir des mots qu'un étranger me dit, sans avoir le moindre souvenir de sa voix. Je relève encore une fois que j'ai une assez bonne mémoire pour les voix, que je peux me souvenir très vivement des voix de beaucoup de personnes. Mais il importe en premier lieu ici de savoir que la mémoire de la voix peut me manquer, tandis que les mots peuvent s'empreindre comme représentations orales motrices.

Je ne pense jamais mes propres pensées par images auditives, mais seulement par représentations motrices ; et pourtant il est certain que c'est par l'ouïe que j'ai appris une grande partie des mots que je sais.

C'est indubitablement par l'ouïe surtout que j'ai appris l'italien. Je connais les personnes avec lesquelles, et les circonstances dans lesquelles j'ai appris cette langue. Je suis parvenu, à force d'exercice oral et auditif, au point de pouvoir penser assez facilement en italien, et cependant ce n'est jamais en images auditives que je pense, si je ne me souviens pas intentionnellement de certaines personnes et de certaines conversations.

J'en dois dire presque autant de l'anglais. Abstraction faite de certains rudiments, c'est par la conversation que j'ai appris cette langue. Si je me mets à réfléchir en anglais, je ne fais que reproduire des représentations orales motrices.

Tous ces faits seraient incompréhensibles, si je n'accompagnais pas l'ouïe des paroles de représentations orales motrices.

En considération de tous ces motifs, je maintiens l'assertion que j'accompagne de mes propres mots, produits par ma représentation motrice, tout ce que j'entends et ce que je comprends, bien que je n'aie pu en découvrir les sentiments initiaux...

P. 91. — Si j'ai encore le souvenir de certaines voix, c'est que d'ordinaire elles sont en rapport avec l'image de certaines personnes ou avec des circonstances dans lesquelles je les ai entendues. Ici l'image de la voix se rattache donc à celle de la personne ou à d'autres circonstances. Ce sont des images qui ont été perçues en même temps. La personne me rappelle la voix, comme, d'un autre côté, la perception de la voix me rappelle aussitôt la personne.

Quand, au contraire, je pense en mots, et que je fais abstraction de la conversation que j'ai eue avec certaines personnes, si même je fais abstraction des circonstances dans lesquelles j'ai entendu certaines paroles, je n'ai dans ma conscience aucune image acoustique, mais seulement des représentations motrices de mots.

Si ensuite la vue de quelque objet m'en rappelle le nom, ce nom ne surgit toujours en moi que comme représentation motrice, que j'aie appris ce mot par la lecture ou par l'ouïe.

Transposition des images musicales auditives en images motrices.

Obs. 31[6] (*suite obs.* 31[5]); STRICKER, *ouv. cité*, p. 108 et 175. — α. Ce n'est certainement ni en caractères d'écriture, ni en notes de musique, ni en représentations auditives que je pense musique. Il est parfaitement indifférent, pour ma reproduction, que j'aie appris une série de sons musicaux par l'ouïe d'une voix humaine ou d'un instrument. S'ils se gravent en moi, c'est toujours de la même manière, c'est-à-dire parce que je les chante effectivement ou que je les reproduis intérieurement (1).

β. Ma pensée en sons musicaux correspond exactement à ma

---

(1) C'est peut-être chez moi un défaut d'organisation, peut-être maladresse à innerver volontairement le tensor tympani à laquelle je parviendrai à remédier (STRICKER).

faculté de chanter. Les sons que je ne peux chanter qu'en fausset, je me les représente aussi par la pensée avec les sentiments particuliers du larynx qui correspondent à mon fausset. Les sons que je ne peux plus chanter, je ne me les représente pas non plus quand je chante intérieurement. Quand je pense à quelque mélodie qui comprend plus de sons que je n'en puis produire, je fais en pensée ce que je fais en chantant; je quitte l'octave que je ne puis continuer pour monter ou pour descendre à un autre.

γ. Si, tandis que j'entends une série de sons, j'en chante une autre qui n'est pas en harmonie avec elle (d'une mesure plus rapide), je perds aussitôt l'intelligence de ce que j'entends. J'entends bien les sons, je reconnais les particularités de l'instrument, je perçois la variabilité d'intensité des sons, et pourtant je ne saisis plus la mélodie.

P. 175. — Je ne puis me représenter les mélodies autrement qu'en sentiments musculaires distincts. Cependant, en cultivant la musique depuis cinq ans, j'ai fait quelques progrès : je me suis rapproché quelque peu des musiciens. A certaines occasions, je recours maintenant aux sentiments auditifs qui m'étaient autrefois absolument étrangers. Quand, par exemple, je me rappelle des tons très élevés, je les sens aux oreilles, comme c'était le cas quand je les touchais au piano; je dis « comme », ce qui ne veut pas dire que ces sensations soient identiques; et le souvenir que j'en ai est beaucoup moins vif que le sentiment que j'éprouve en les entendant réellement.

Je ne suis pas non plus à même d'analyser exactement ces souvenirs; mais, à en juger par mes impressions, c'est un sentiment musculaire aux oreilles, auquel se rattache une image auditive tout à fait insignifiante. Il me semble même par moments que l'image auditive disparaît entièrement et qu'il ne me reste que le sentiment musculaire. Il me semble, quand je me rappelle de pareils sons, que quelque chose me frôle l'intérieur de l'oreille, et je remarque alors que je ne peux pas provoquer ce sentiment volontairement, comme, par exemple, un mouvement du bras. Il me faut d'abord venir au secours de l'oreille par un autre mouvement musculaire. Cela me réussit surtout quand je fais une courte expiration; mais je puis aussi provoquer la même impression d'oreille par un mouvement de déglutition, ou par l'intention de le faire ou encore par l'idée de frapper du doigt les touches. Toutes ces circonstances tendent à prouver que je ne fais que déterminer un mouvement simultané dans l'oreille. Je ne considère pas cette question comme arrivée à maturité. Vu la lenteur avec laquelle ces sentiments se sont développés en moi, il me faudra peut-être encore des années avant que je sois sûr de mon affaire. J'ai cru cependant devoir mentionner cette observation, parce qu'il existe des expériences qui indiquent qu'à l'ouïe des sons le tensor tympani joue un rôle important.

IV. ÉTAT ACTIF. — Je compte mentionner plus loin cette notion, que je crois avoir établie, que l'introspection détermine toujours chez les v. moteurs, tout au moins chez la plupart d'entre eux, un certain degré d'incitation motrice ; en sorte qu'ils sont inaptes à noter l'état passif. L'introspection au contraire rend plus nette les images endophasiques auditives (donc d'origine exogène), en sorte que les v. auditifs ont souvent le sentiment que les mots de leurs pensées se projettent comme des sensations. Comme Bain, les v. moteurs ont conscience d'agir, dès qu'ils s'observent ; pour eux, penser c'est parler mentalement ; les processus introspectifs font de leur pensée une réaction.

Peut-être y a-t-il lieu d'établir une distinction entre l'*image tactile* dont M. Egger reconnaît l'existence (lorsqu'il lit par exemple, ou lorsqu'il *veut* la percevoir), et qui serait le souvenir des sensations centripètes, d'origine endogène, provenant du fonctionnement des muscles et organes phonateurs, et la *réaction motrice* qui, au cours de l'introspection, constitue la trame endophasique de l'articulation mentale. Celle-ci paraît comporter, en plus de *l'image* motrice, au moins un degré appréciable *d'incitation* motrice centrifuge. Il se peut qu'il n'y ait là qu'une confusion due à des différences de terminologie, mais je crois que si chez les v. moteurs l'apparition des images incitomotrices se produit fréquemment, et surtout sous l'influence de l'observation et de la passion (1), il doit exister aussi des moments où

____

(1) Nous verrons, à propos des auditivo-moteurs, la fréquence de la mimique interne (laquelle comporte un certain degré d'incitation motrice).

il y a projection d'images motrices (ou tactiles) qui sont ou paraissent dénuées de toute incitation motrice.

V. Localisation. — C'est aux organes articulatoires que M. Stricker rapporte ses images motrices : à la bouche (langue, lèvres, dents...), celles des mots ; au larynx, celles des notes de musique. Je ne puis que renvoyer à son ouvrage, où la question est traitée avec la sagacité et la minutie qui caractérisent cet observateur de talent. On y trouvera (p. 22) la comparaison devenue classique entre l'articulation verbale et les sensations d'un pianiste *qui se contenterait de faire courir les doigts sur les touches avec toute la délicatesse de son jeu, mais cependant sans les faire mouvoir (les touches) ou, mieux, qui ne les toucherait même pas, ne remuerait même pas les mains, mais sentirait dans les doigts les mouvements qu'il leur imprimerait s'il leur faisait exécuter tous ceux qu'il réalise vraiment quand il joue.* M. Stricker et apparemment beaucoup de sujets peuvent sans doute percevoir des images motrices dénuées de toute incitation motrice.

M. Stricker a poussé très loin l'observation et a individualisé les différents éléments des images motrices verbales. Il est possible qu'il les ait, par cette étude soutenue, rendu plus nettes chez lui et plus faciles à distinguer.

Obs. 31⁷ (*suite obs.* 31⁶); Stricker, *ouv. cité*. — Je peux très bien me représenter la lettre B sans rien sentir dans les lèvres, mais je ne peux au contraire me représenter le son B sans en avoir le sentiment dans les lèvres... La représentation de la consonne B et le sentiment que j'en ai dans les lèvres sont donc inséparablement associés dans ma conscience. Ce que j'ai dit de B se rapporte aussi bien à P et à M. (Stricker.)

L'auteur explique ce fait par la façon dont s'effectue la prononciation de B (*fermeture de l'orifice de la bouche par les lèvres*).

Suit une étude sur le mode de prononciation des différentes lettres. A citer encore :

Obs. 31⁸ (*suite obs.* 31⁷); Stricker, *ouv. cité*, p. 15. — Je remarquerai, en passant, que j'éprouve un sentiment désagréable à me représenter B, P ou M en ayant la bouche ouverte. Peut-être cela provient-il du double sentiment ou de l'effort non satisfait de fermer les lèvres. Mais quelle qu'en soit la cause, je ne veux que constater le fait. Il se rattache à la représentation de tous les mots qui renferment B, P ou M. Et c'est principalement pour cela que la pensée en mots m'est pénible à bouche ouverte. Ce sentiment désagréable m'incommode, et le principal motif m'en semble provenir de ce qu'en pensant je tiens toujours les lèvres fermées ; je ne veux pas examiner ici si d'autres personnes sont guidées par les mêmes motifs, mais il est certain que les individus qui pensent sérieusement ont généralement les lèvres fermées (1).

Contrairement à M. Stricker, je pense que si cette observation, qu'il est plus difficile de penser la bouche ouverte que

---

(1) Je signale encòre cette observation de M. STRICKER (*ouv. cité*, p. 135) : Je puis me représenter deux ou plusieurs mots à la fois, mais pas avec le même degré de vivacité. Ma supposition que les représentations des mots sont des représentations motrices, que les centres oraux doivent être excités l'un après l'autre pour nous donner l'idée d'un mot, ne peut guère être mise d'accord avec ce phénomène, sans recourir à l'observation et à la réflexion. Comment percevoir, par exemple, à la fois, bien qu'avec une inégale vivacité, l'*R* de ces deux mots : « Roland recula », si nous n'avons qu'un centre pour le son articulé *R* ? Un examen attentif nous explique cette contradiction. Au moment où je commence à articuler par la pensée « Roland », où, par conséquent, tandis que « Ro » se présente au premier plan, « recula » s'éveille, je n'ai pas en effet obscurément en moi l'idée de « recula », mais seulement celle de « ecula ».

Je prie ceux de mes lecteurs qui ne peuvent confirmer-sur-le champ cette observation de ne pas mettre aussitôt en doute la valeur de mon assertion. Il faut toujours un certain exercice pour percevoir de si fines nuances, et moi-même je ne puis, malgré l'exercice que j'en ai, la constater quand je suis fatigué intellectuellement. Je leur recommanderai donc de ne faire cette expérience que quand ils se sentent le mieux disposés aux travaux intellectuels, et les yeux fermés. Ils ne tarderont pas alors à reconnaître une tendance à reporter l'*R* du mot « Roland » sur l'*E* du mot « recula », qu'ils ne se représenteront pas simultanément deux « *R* », ni simultanément « ro » et « re », mais « ro » et un peu obscurément « ecula ». (STRICKER.)

fermée, sans s'être entraîné à cet exercice singulier, se trouvait confirmée, il faudrait en chercher la raison dans ce fait que c'est un obstacle pour méditer que de se trouver dans une position bizarre ou gênante.

Notons encore une observation mentionnée par M. Stricker, dont je rapproche une note de Lacassagne ; elles consignent un phénomène dont nous ignorons la fréquence, et qui, je crois, doit être assez rare.

Obs. 31⁹ (*suite obs.* 31⁸); Stricker. — L'opinion de M. Erdmann qu'une pensée fatigante rend enroué se trouve confirmée par l'assertion de M. Lewinsky, qui m'assure que, dans certaines circonstances, il devient enroué en écoutant certains rôles.

Obs. 31¹⁰ (*suite obs.* 31³). — Il m'arrive souvent, pendant une méditation intense, prolongée, de me sentir, — arrivé au bout de ma tâche, — fatigué comme au sortir d'une leçon en public. Je suis assoiffé ; la langue me paraît sèche et je crois avoir mal aux mâchoires comme si j'avais tout le temps parlé.

Professeur Lacassagne.

VII-VIII. — Je ne puis que renvoyer au chapitre précédent pour ce qui concerne la facilité d'élocution, la réaction mnémotechnique, la façon d'apprendre par cœur. En ce qui concerne ce dernier point, je crois que le v. moteur, à moins qu'il ne soit doué d'une excellente mémoire visuelle verbale (et encore faudrait-il qu'il n'ait pas, comme la plupart des v. moteurs, de tendance à effectuer la transposition motrice), je crois que le v. moteur est toujours tenté d'apprendre en récitant le texte, et d'agir, généralement sans le savoir, comme faisait Quintilien, qui connaissait le fait de parler intérieurement (*silentio, dum tamen quasi dicat intra seipsum*) et recommandait d'apprendre par cœur plutôt en lisant ou en se répétant à voix basse (*vox modica et magis murmur*) que silencieusement (*tacite*) (1).

(1) V. Egger, *ouv. cité,* p. 14, et v. p. 10, la note relative à Platon : « Juger, selon moi, c'est parler, et le jugement est un discours prononcé non à un autre de vive voix, mais en silence et à soi-

Obs. 31[11] (*suite obs.* 31[10]). — J'apprenais facilement par cœur autrefois ; je puis encore le faire, en lisant et en marmottant le texte.

J'ai un procédé mnémotechnique bizarre ; je retiens un nom par sa lettre initiale, et celle-ci par la place qu'elle occupe dans l'alphabet. — Professeur Lacassagne.

L'ouvrage de M. Stricker est le chef-d'œuvre de l'observation introspective. Il est indéniable que son auteur, en l'écrivant, a parfois cru noter des faits d'une valeur générale, et non pas seulement faire connaître un type dont ne relèvent qu'un certain nombre de personnes (1). J'ignore son opinion actuelle.

Verbo-visuels (Type de Galton).

Il semble bien que ce soit sir Galton qui ait révélé le premier au monde scientifique l'existence du v. visuel, dont la phrase de Charma : *Nous pensons notre écriture comme nous écrivons notre pensée,* caractérisait déjà si bien le procédé endophasique (2). « Quelques personnes (un petit nombre), dit Galton, voient mentalement comme imprimé

même (λογον ειρημενον σιγη προς αυτον) ; juger qu'une chose est une autre, c'est se dire à soi-même que telle chose est telle autre (*Théétète*).

(1) Il est juste de reconnaître que M. Stricker emploie la forme personnelle et ne décrit généralement que ce qui le concerne ; la lecture de son ouvrage donne néanmoins l'impression formelle qu'il considère, comme applicable à tous, beaucoup des phénomènes qu'il a observés sur lui d'une façon si remarquable.

(2) Voy., dans l'ouvrage de Maurice Ajam (*La parole en public,* chap. IV ; Paris, Chamuel, 1895), le paragraphe consacré au visuelisme de l'orateur latin Hortensius, « qui lisait mentalement le discours qu'il prononçait », et la remarque de Cicéron (in *De Oratore*), au sujet de Charmade et de Métrodore, « lesquels écrivaient dans leur esprit avec des images, comme on écrit sur la cire des tablettes ». Je me garde bien d'affirmer qu'Hortensius, Métrodore et Charmade étaient de purs v. visuels, non plus que Platon (voy. note 1, p. 117) un v. moteur.

chaque mot qu'elles prononcent. Elles se servent de l'équivalent visuel et non de l'équivalent auditif du mot. Et, en parlant, elles lisent les mots comme s'ils étaient imprimés sur une de ces longues bandes de papier dont on se sert dans la transmission des dépêches télégraphiques (1). » Il importe de faire des réserves de détail à cette affirmation. Les vrais v. visuels ne voient pas tous, les mots imprimés ; ils ne les voient pas seulement quand ils parlent ; enfin, ces mots ne leur paraissent pas toujours placés sur de longues bandelettes de papier.

Notons d'abord que le v. visuel ne peut être que d'existence relativement récente. Il est impossible d'admettre qu'il y eut des v. visuels avant l'invention de l'écriture. Par la seule logique on imagine ainsi les choses : de bons visuels, car chacun était peut-être bon visuel au début des temps, tracèrent des formes d'hommes, d'animaux... pour se remémorer leurs pensées. Ils gardaient de ces formes un souvenir exact. Les signes se multipliant, il les fallut schématiser. Certains écrivains d'alors, en Grèce quelques bardes, devinrent des v. visuels, tandis que leurs prédécesseurs, des aèdes (ainsi ceux dont l'œuvre d'Homère synthétise les rhapsodies), auditifs ou moteurs, avaient sans doute été puissamment visuels.

Il se passa, en l'humanité, un phénomène analogue au suivant :

Obs. 32. — Je suis, j'ai toujours été très visuel, et ce visuelisme m'a conduit à souvent lire les mots de mes pensées. Je prends un exemple : Enfant, un « *bateau* » était pour moi le souvenir réel des barques à fond plat que l'on voit sur la Saône ; plus tard, au cours des raisonnements rapides, le bateau s'est schématisé, il a perdu sa réalité concrète, il est devenu une abstraction : la toue des rébus ; encore souvent est-ce un maxi-

(1) Cité d'après Gilbert Ballet, *Le langage intérieur*, chap. III ; Paris, F. Alcan, 1888. Je n'ai pu me procurer l'ouvrage de Galton (*Inquiries into human faculties and its developments*), épuisé, comme le sont d'ailleurs ceux de Stricker et d'Egger.

mum et ne vois-je de bateau que le mot imprimé. Je fais sans cesse de même dans un discours ; je substitue le mot à l'image ; ceci, d'ailleurs, pour la seule facilité de la conception, car j'ai une excellente mémoire visuelle (je vois bien, ma vue est normale, malgré un léger degré d'astigmatisme à gauche) ; par le souvenir, je revois tout ce que j'ai vu, toutes les villes visitées, même rapidement : Anvers, ses longs quais et ses docks; avec leurs plus petits détails, dans leurs plus fines et leurs plus délicates nuances, un paysage, un ciel, la mer contemplés à Nice ou à Florence. — Dr Victor AUGAGNEUR.

Beaucoup de v. visuels notent cette substitution du mot à l'image quand la pensée devient abstraite (comp. obs. 16) ; d'autres déclarent qu'il y a parfois coexistence du mot lu et de l'image visuelle (voy. obs. 34).

Le visuelisme, la mémoire visuelle des v. visuels que j'ai examinés sont généralement très bons ; mais je ne doute pas qu'il ne puisse exister des v. visuels, *surtout verbaux*, qui, en pensant, voient sans cesse *les mots* qui signifient leurs pensées et non les images visuelles (non verbales) qui correspondent aux pensées (1).

Je reproduis en partie une observation d'un v. visuel, médecin fort distingué, où sont notés la puissance du visuelisme, le sentiment de l'état passif, et aussi la différence entre l'image visuelle verbale mnémonique et l'image visuelle endophasique, que nous trouverons signalée par d'autres observateurs :

Obs. 33. — Toute pensée s'accompagne en moi d'images visuelles. Cette vision imaginative n'est pas subséquente à ma pensée toujours spontanée, elle en est la condition *sine quâ non*. Ma vie consciente n'est qu'une succession continue de représen-

(1) Ces deux sortes de visualisation (verbale et non verbale) sont loin d'aller de pair ; il existe bien plutôt entre elles un certain antagonisme, puisque l'une, le verbo-visuelisme, représente une variété de la mémoire des *mots*, qui est en quelque sorte l'antipode de la mémoire de l'autre, c'est-à-dire la mémoire des *choses*. (De Th. FLOURNOY, *ouv. cité*.)

tations visuelles ; c'est une rêverie faite tout éveillé. Pour moi, l'abstrait même a une forme bien définie, plus précise peut-être que celle du concret, car elle demeure invariable, quelles que soient les circonstances dans lesquelles je me trouve. Le monde de mes pensées n'est pas une création de mon imagination ; il ressemble au monde extérieur où nous évoluons ; la forme que je donne aux idées abstraites naît simplement du concept de la vision imaginative d'éléments naturels. A l'existence « objective », qui est commune à tous, s'ajoute donc, pour moi, une existence toute « subjective ». A côté du monde des « réalités », il y a encore pour moi tout un monde de pensées, de souvenirs, où tout me paraît tangible ; j'y saisis les formes, les contours, les couleurs dans leurs plus minutieux détails et dans cette vision très nette que j'en ai, tout se détache, se projette en reliefs merveilleux sous le magique effet de la plus vive clarté. Je me complais si bien dans cette vie tout intérieure, dans le spectacle ininterrompu de ma propre conscience, qu'il m'arrive souvent de m'enfermer dans le plus complet mutisme, même en compagnie de personnes agréables ou d'amis. Je n'aime à parler que sur des sujets qui m'intéressent ; causer de banalités m'est toujours fort pénible.

Cette retraite dans mon « for intérieur », parfois si complète qu'elle me fait oublier la réalité, s'effectue presque toujours spontanément ; elle n'est l'effet d'aucun effort de volonté ou d'attention ; peu à peu, si je me tiens en éveil, les représentations visuelles de mes pensées se précisent avec une telle netteté de forme, sous une telle apparence de réalité, que je ne vois plus, que je n'entends plus rien autour de moi ; je vis tout entier de mon rêve. Si je n'avais une grande facilité à me ressaisir, à reprendre conscience du réel, j'arriverai, je crois, bien vite aux hallucinations ; je n'en ai cependant jamais eu.

Mes pensées ont un *substratum* invariable. Qu'elles évoquent le passé ou courent vers l'avenir, c'est toujours un tableau, des images, que j'ai devant les yeux, et ces images, si même elles sont le caprice de mon imagination, demeurent tout aussi distinctes, tout aussi précises que le sont les souvenirs de mes sensations visuelles (1).

On me parle, par exemple, d'une personne que je n'ai jamais vue ; aussitôt je me façonne son image, je délimite et caractérise ses traits avec autant de netteté que je le ferais pour un ami

____

(1) Conf. avec obs. 23 : « Je ne me souviens pas pour le plaisir de me souvenir. Je retrouve quand *j'ai idée de voir* », etc.

que je vois tous les jours. Cette représentation visuelle des personnes ou des choses que je n'ai jamais vues s'effectue toujours sans effort d'attention ou de volonté. Serait-ce une réminiscence que susciterait une association d'idées inconsciente ? Je ne le pense pas, puisque le nom seul de cette personne inconnue, même son nom de famille, suffit pour évoquer en moi une image. Tout ce qu'on peut me dire de ses qualités, de son habitus, de sa profession, ne modifie point la représentation visuelle qui m'est apparue au premier jet.

J'ai une très grande mémoire visuelle. Ma vue est excellente ; je vois très loin et avec beaucoup de netteté. Cette faculté qui peut m'être d'un grand secours, en maintes circonstances, intervient, je crois, très peu dans le mode tout particulier de mon langage intérieur. Mes pensées ne sont pas, en effet, le souvenir de sensations visuelles. Quand elles évoquent le passé, le tableau que j'ai devant les yeux varie suivant les circonstances où je me trouve. Si le fond en reste le même, les détails peuvent varier à l'infini ; ce n'est que sous l'influence de l'attention ou de la volonté que je puis me le retracer tel qu'il m'apparut autrefois dans la réalité.

Ces variantes dans mes représentations visuelles, à des moments différents, d'une même pensée, me semblent dues à mon état particulier de « nervosisme » habituel ; mon âme se reflète en quelque sorte sur la toile où se peint ma pensée. Tel paysage que j'aurai vu un jour inondé de lumière, sous un aspect enchanteur, m'apparaîtra une autre fois voilé de brume, endeuillé de tristesse. Le plus léger ennui, une sensation quelconque tant soit peu désagréable, un nuage même qui assombrit un instant le ciel, suffisent pour modifier l'image de ma pensée.

Si la représentation visuelle imaginative de l'objet de ma pensée est la condition *sine quâ non* de celle-ci, son substratum constant, indispensable, mes images visuelles sont toujours liées à d'autres sensations. Ainsi, je pense à une fleur : je n'ai pas seulement devant mes yeux la forme, les couleurs de ses pétales, mais j'en respire très nettement le parfum, j'en perçois de mes doigts le velouté de la corolle, la fraîcheur de la tige, et ces sensations tactiles, olfactives, peuvent encore être très variables, suivant les circonstances, non en nature, mais en intensité. Chose curieuse, mes images visuelles sont toujours silencieuses ; ma mémoire auditive, quoique bonne, n'intervient jamais spontanément. Dans ce milieu de génies, d'apparitions qui peuplent le monde de mes pensées, règne toujours un silence de mort.

En revanche, toutes mes images visuelles sont mouvantes. Mes tableaux, souvent très vastes et que j'embrasse d'un seul coup d'œil, même jusque dans leurs plus petits détails, sont plus que des peintures, mais de véritables scènes, dont la caractéristique est l'extrême animation. Je ne puis me représenter une rue, sans voir la foule qui s'y agite, les passants qui se pressent, entrent dans les maisons ou en sortent, les voitures, les chevaux, les chiens, les magasins qui se ferment, s'ouvrent et s'éclairent ; je suis moi-même acteur dans ce vaste tableau vivant et je me vois agir sans sentir cependant en moi la moindre réaction. Je vois mes gestes, mes mouvements, *mais je n'ai conscience d'aucun élan contenu. Il n'y a dans mes muscles aucune motricité latente.* Je n'ai d'ailleurs qu'une très faible mémoire musculaire.

Cette mobilité de mes images visuelles joue un grand rôle dans mon idéation ; c'est d'elle-même que dépend toute la netteté de mes pensées. En pensant à une personne, je vois non seulement ses traits, mais aussi toute leur mimique ; si je cherche à les fixer dans l'immobilité, mon image devient floue, se décolore, ce n'est plus qu'une estompe vague qui s'efface bientôt en entier.

Toujours aussi l'abstrait m'apparaît sous forme d'images, et ces images encore sont mouvantes. L'infini, c'est pour moi une brume qui se déplace devant mes yeux par un mouvement de translation continue. Le temps est une ligne que parcourt une bille ; l'espace, une ligne encore, parcourue par la même bille ; pour le premier, la ligne est brisée ; pour celui-ci, c'est une ligne droite.

La pauvreté, c'est un morceau de pain noir, de volume et de forme toujours identiques, moisi sur un côté ; le vice, un serpent vert et très court replié sur lui-même ; le crime, un poignard entaché de sang.

Toutes les qualités, telles que bonté, générosité, douceur, beauté, chasteté, me donnent la même image visuelle : une femme blonde, d'une exquise beauté, le corps demi-nu, d'une liliale blancheur, les cheveux bouclés, épars, et ramenés sur une épaule ; derrière, un écrin bleu saphyr, tout piqueté de roses ; à côté, une hécatombe de fleurs multicolores et parfumées. Cette silhouette est la plus fréquente de mes visions, car c'est à elle que se rattachent tous mes sentiments, toutes mes voluptés. Elle ne s'est jamais modifiée depuis le temps où elle m'apparut pour la première fois, alors que j'étais tout enfant ; je n'y vois aucun souvenir, aucune réminiscence ; je crois n'en avoir jamais vu le modèle ou la reproduction vivante. Si les formes et les contours n'ont pas changé, les couleurs sont devenues plus vives, les parfums des fleurs plus pénétrants et plus exquis, à mesure que j'ai avancé en âge. Jusqu'à quinze ans, la vision m'apparaissait sous une très faible clarté ; plus tard, elle s'illumina sous l'effet d'une très vive lumière.

J'ajoute que c'est la moins mouvementée de mes visions. Le corps de cette femme semble engourdi dans un demi-sommeil ; il s'étire, s'allonge, mais garde toujours la même situation.

La musique évoque encore en moi l'image visuelle d'une femme, mais cette femme n'est jamais la même ; les traits, la couleur des cheveux, la position du corps varient suivant les circonstances où je me trouve, et aussi suivant le thème musical. Le « Gounod » me fait souvent apparaître une blonde ; le « Wagner », une brune ; le « Meyerbeer », une femme châtain foncé. Il m'est arrivé bien des fois de deviner l'auteur d'un morceau, que je ne connaissais pas, par la seule image visuelle que l'impression des sons musicaux éveillait en moi (1).

Il y a fort longtemps que j'ai été frappé du rôle important que joue dans mon idéation l'apparition toujours spontanée de mes images visuelles. J'ai l'illusion que ces dernières règlent le cours de mes pensées ; il me semble qu'elles le précèdent même ; *elles m'apparaissent avec un tel cachet de fatalisme qu'il m'est arrivé souvent de douter du libre arbitre ; elles s'imposent à moi ; elles me commandent ; j'ai la conscience que je ne puis leur résister* (2). (Comp. obs. 27 et 27 ².)

(1) Voir, au sujet d'observations analogues, les travaux du Professeur Th. Ribot.

(2) Ce sentiment d'un état passif ne me paraît, au moins à l'état habituel de veille, qu'une illusion, aussi bien pour les v. visuels que pour les v. auditifs. Les images verbales ou autres sont évoquées, mais par un mécanisme *inconscient*, par les processus psychiques. Sans doute ceux-ci se déroulent fatalement d'après les lois propres du fonctionnement des territoires psychiques ; mais il me semble qu'il vaudrait mieux comprendre par état passif les états, normaux ou subnormaux, au cours desquels les projections des appareils sensoriels ou moteurs infrapsychiques déterminent une sorte d'inhibition du cortex psychique dont l'activité est suspendue, dont le fonctionnement est inhibé. A l'état normal, et chez tous les sujets, les images servent de point de départ à des processus psychiques, et l'état passif des états subnormaux n'est sans doute que l'exagération du phénomène de reviviscence des images qui provoque souvent l'idéation. Il se peut que chez certains sujets cette projection des images soit assez intense pour déterminer un état voisin de l'hallucination. Mais il me paraît certain que chez le v.

Il est cependant des circonstances, où les images visuelles de mes pensées présentent une forme toute différente. Si je récite un monologue, une pièce de vers, si je rapporte à quelqu'un de vive voix un article que j'ai lu, je vois alors *écrits* devant mes yeux les mots que je prononce. Mais dans ce cas mes pensées sont très vagues, je pense à tout autre chose que ce que j'ai dit. Les images visuelles que j'ai eues en lisant pour la première fois ce que j'ai appris par cœur, se synthétisent dans une vision beaucoup plus simple, dans la vision d'un mot ; et ce mot, que je vois très nettement écrit en le prononçant, n'est en quelque sorte que la formule de mon image à laquelle il s'est substitué (1). Mes images visuelles verbales sont à mes pensées ce que sont pour le mathématicien en géométrie analytique les x et les y. (Comp. obs. 16 et 32). — Dr Henry DE GAULEJAC.

auditif qui dit : « ma voix intérieure me dicte », s'il s'agit d'un raisonnement logique et non de la reviviscence des images verbales d'un semblable raisonnement, ce n'est pas l'image verbale qui provoque le processus psychique, mais bien celui-ci qui, par un effort non perçu, non ressenti, inconscient, détermine l'apparition de l'image verbale.

A l'encontre de ce qu'éprouve le v. moteur pour lequel penser est *un acte contenu*, je répète que le v. auditif (voy. Egger) et le v. visuel (voy. de Gaulejac) ont, à mon avis, l'illusion de l'état passif, parce que les images *visuelles* ou *auditives* sont d'origine *exogène* ; elles proviennent de sensations et dans le cas particulier de sensations exogènes.

(1) L'auteur de cette observation déclare que si son visuelisme a pu, à son avis, lui offrir quelques avantages pour l'étude des sciences naturelles, elle lui crée des infériorités. Rêveur, « il se complaît dans le monde hyperphysique de ses pensées ; il joue si agréablement avec ces génies qui peuplent la scène de ses visions mouvantes et silencieuses, qu'il s'abandonne des heures entières aux charmes secrets de ces longues rêveries ». « Alors, ajoute-t-il, je revois le passé avec une telle précision de souvenirs, je cours vers l'avenir avec une telle puissance d'imagination, que cette existence toute subjective me paraît plus tangible que la réalité du monde extérieur. Aussi, quand je me ressaisis, c'est la désillusion... » Il attribue à son visuelisme « un état d'inquiétude fréquent que rien ne motive, une alternative constante de tristesse et de joie, un impérieux et perpétuel désir, un doute de plus en plus envahissant. » Mon opinion est que le visuelisme n'est pour rien dans cette manière d'être ; un verbal peut être aussi rêveur qu'un visuel, et un visuel peut ne souffrir en rien d'alternatives d'illusions et de tristesses.

*Distinction entre les images visuelles verbales mnémoniques
et les images visuelles endophasiques.*

Obs. 34. — Vue normale. Mémoire visuelle (remémoration, imago-évocation) *excellente.* Visuelisme bon. Les pensées ont une tendance naturelle à s'accompagner d'images. En même temps que l'image attachée aux objets ou à la personne, tantôt précédant, tantôt suivant l'image, apparaît la vue du mot qui leur est appliqué. Ainsi, quand j'ai la pensée du mot arbre dans le cours d'une lecture, d'un raisonnement ou d'une conversation, j'ai, devant mes yeux, une sorte de vue schématique d'un arbre (le plus souvent platane ou peuplier, car ce sont les arbres les plus vulgaires et qui donnent le plus souvent la même sensation visuelle), et à côté de cette représentation consciente d'un objet est inscrit le nom de cet objet. Les mots écrits précèdent, accompagnent ou suivent les images visuelles d'objets et de personnes. Je ne pense avec des mots non accompagnés d'images qu'au cours des raisonnements abstraits. Les mots sont tracés en caractère d'imprimerie et tous sur une seule ligne ; il est cependant des cas où la représentation mentale de mes pensées est traduite par des caractères de mon écriture, mais ces exceptions sont toujours explicables ; exemple : je suis au cours, j'écris sous la dictée du professeur, je cherche à me rappeler les derniers mots d'une phrase précédente pour les transcrire sur mon cahier ; c'est alors l'écriture de ce cahier que j'évoquerai ; d'une façon générale, d'ailleurs, *si je cherche à me rappeler un texte* écrit par moi ou par d'autres, c'est, selon le cas, mon écriture ou la leur que je lirai ; et elle sera très nette, aussi nette que si j'avais les lettres devant les yeux. — *Par contre, toute apparition spontanée de la pensée se fait en caractères d'imprimerie.* — Dr Charles Daussat.

Obs. 34² (*suite obs.* 33). — Mes images visuelles verbales revêtent la forme des caractères d'imprimerie ou celle de l'écriture anglaise, suivant que je récite un texte imprimé ou que je prononce un discours préparé à l'avance et écrit de ma main. Je ne crois pas cependant que ma mémoire visuelle prenne une part importante dans l'évocation de ces images verbales, car celles-ci ne se juxtaposent nullement aux caractères d'imprimerie ou à l'écriture anglaise que j'ai eus sous les yeux en apprenant par cœur ou en récitant. Ces images sont toujours les mêmes, leurs formes restent identiques. Les lettres imprimées ont toujours la même grandeur, la même disposition. L'écriture

anglaise ressemble beaucoup à la mienne, mais elle est plus
régulière, plus penchée, mieux formée ; il ne manque pas un
point ou une virgule. — Dr Henry de GAULEJAC.

Transposition des images auditives en images visuelles endophasiques.

De l'examen du docteur de Gaulejac ressort que l'image
visuelle verbale est celle qui se projette, non seulement
quand il récite ou conférencie, mais encore dans toutes les
circonstances où l'idéation se traduit par une représentation verbale. J'ai noté chez lui la transposition des images
et même des sensations auditives verbales en images
visuelles endophasiques. Autre observation :

Obs. 34^3 (*suite obs.* 34). — Je lis les mots que j'entends prononcer, en faisant, pour ainsi dire, des images visuelles (*verbales*) des
sensations auditives qui m'ont impressionné. La difficulté de
retenir les mots entendus m'oblige à prêter une grande attention
(au cours d'un professeur, par exemple) ; l'association de la
sensation auditive à l'image visuelle me permet parfois de me
rappeler des phrases entières. — Dr Charles DAUSSAT.

LOCALISATION. — Obs. 35. — « Je pense parfois mon écriture
projetée sur un livre ou sur un cahier de format identique à
celui dans lequel j'ai lu précédemment ; d'habitude je lis des
caractères d'imprimerie avec tous leurs détails (points, virgules,
majuscules, etc). Dans une conversation chacune de mes
réponses ou de mes demandes forme un petit paragraphe avec
tirets et points d'interrogation ou d'exclamation. » — Dr MARLIER.

Obs. 36. — « Je pense sur mon écriture la plus soignée ; mais
facilement aussi sur des écritures d'autres personnes, *je me les
remémore* avec une grande facilité. » — Dr TERRASSE.

Obs. 37. — « Je vois mes idées, ou bien je lis les mots de mes
pensées en caractères d'imprimerie, sur des lignes horizontales,
dont je ne vois nettement qu'une à la fois ; *s'il s'agit d'une opération proprement de mémoire*, en particulier du souvenir d'une
énumération, je vois les mots auxquels je pense disposés l'un
au-dessous de l'autre en colonne verticale. » — Mlle X..., prof^r.

Obs. 37^2 (*suite obs.* 34^3). — « Ma pensée est écrite sur une seule
ligne horizontale ; je vois très bien les derniers mots de la pensée

précédente, mais les premiers sont dans un brouillard assez épais pour que je n'y puisse rien distinguer. Aussi m'est-il difficile de répéter une phrase que je viens d'énoncer ; l'idée seule sera identique ; la représentation des premiers mots n'a pas suffisamment adhéré pour que le souvenir en soit exact. Voici ce qu'est dans mon esprit une phrase que je viens de prononcer :

texte perdu dans le brouillard

« Je suis persuadé qu'un événement inattendu

texte net

viendra contrecarrer mes plans. »

« Au piano (1), ou, pendant l'évocation d'un air, je lis aisément les notes par l'imagination. » — Dr Charles DAUSSAT.

OBS. 37³ (*suite obs.* 34²). — Alors que mes images visuelles des objets peuvent être très vastes, que par la pensée je puis embrasser tout un paysage avec ses plus petits détails, je ne puis voir un grand nombre de mots à la fois, une phrase en entier. Je ne vois les mots que les uns après les autres, ceux qui ont été prononcés (à haute voix) comme ceux qui terminent la phrase disparaissent subitement ou s'estompent dans le brouillard. En revanche, ma vision « univerbale » est d'une grande netteté. Elle m'apparaît sur un petit rectangle de papier blanc placé légèrement à ma gauche ; dès qu'elle est exprimée, elle disparaît aussitôt et brusquement, comme mue par un ressort.

L'image visuelle, en toutes circonstances, n'est pas seulement le substratum obligé de ma pensée, elle est aussi pour moi la première condition de l'expression verbale. Je ne parle avec facilité, je ne trouve aisément mes mots, que si ma représentation visuelle est très nette. Pour m'énoncer clairement il ne faut pas seulement que je conçoive bien, il faut avant tout que je voie clair, très clair même ; je ne conçois d'ailleurs que ce que je vois bien. Il est des jours où je parle sans facilité, et cette gêne dans mon expression verbale résulte assurément du manque de netteté que présentent pour une raison quelconque mes représentations visuelles..... A l'âge de dix ou douze ans, j'étais

____

(1) Quand je veux évoquer en moi le souvenir d'un air de musique pour le jouer au piano, pour que la reviviscence en soit plus facile, je suis obligé d'évoquer les images visuelles concomitantes des divers lieux, ou qui se rattachent aux diverses circonstances où j'ai entendu le morceau (Ch. DAUSSAT). [Le docteur Daussat est un pianiste remarquable].

très sujet aux migraines ophtalmiques. Pendant tout le temps que durait la congestion oculaire, je ne voyais que très imparfaitement les objets situés à ma gauche ; ceux-ci m'apparaissaient dans un brouillard épais, ou vacillaient dans un mouvement d'ascension et de descente continue et isochrone aux pulsations de mes artères. Je devenais alors très rouge, ma face se congestionnait, un léger vertige stomacal survenait, et je finissais presque par ne plus rien voir autour de moi. Les objets perdaient, en ce moment, pour moi, toute signification ; pour les désigner, par une association d'idées très pénible, je cherchais à évoquer leur image visuelle verbale. Celle-ci m'apparaissait bien quelquefois et grâce à un grand effort de volonté ou d'attention, mais elle était floue et, le plus souvent, je ne pouvais me représenter que les dernières lettres des mots ; les premières, plus à gauche, restaient dans la brume ou vacillaient comme les objets. Ne pouvant lire mon image verbale je ne pouvais l'exprimer, je disais un mot pour un autre. Ainsi j'apercevais une fourchette ; l'image verbale de cet objet ne me donnait que les dernières lettres « *ette* » ; il m'arrivait alors de prononcer *assiette*, *manchette* ou tout autre mot ayant la même désinence finale. Au cours d'une scarlatine contractée pendant mon année de stage au Val-de-Grâce, je présentai au début de cette maladie une aphasie passagère ; je ne pouvais m'exprimer ou m'exprimais très difficilement tant que dura une conjonctivite très aiguë qui m'empêchait de voir distinctement les objets.

Dr Henry de GAULEJAC.

Je renvoie en ce qui concerne les v. visuels à ce que j'ai dit des v. auditifs, relativement à la facilité d'élocution, et à diverses autres facultés ou manières d'être (1) ; il serait plus que hasardeux, en l'état actuel, de chercher à établir une relation entre le visuelisme et surtout le v. visuelisme et l'expression physiognomonique et de vouloir surprendre dans le regard l'intensité de la vision intérieure. On peut penser que la facilité à mettre exactement l'orthographe est chez les enfants une présomption en faveur de la qualité de leur *mémoire* visuelle verbale. Mais rien ne prouve que cette mémoire visuelle verbale ne puisse pas être supé-

(1) Tous les v. visuels dont j'ai fait l'examen notent que leurs rêves sont surtout visuels et que les images sont nettes.

rieure, meilleure chez un v. auditif ou chez un chez v. moteur même que chez un v. visuel.

Il faut se garder de la confusion constante (Voy. p. 48) que l'on a faite jusqu'à ce jour entre le visuelisme et la mémoire visuelle, entre l'endophasie visuelle et la mémoire visuelle verbale. Il importe de tracer de très nettes démarcations entre ces éléments. J'insiste à nouveau sur ce point : un v. moteur, un v. auditif peuvent avoir une excellente mémoire visuelle verbale, se graver un texte dans le cerveau et le lire mentalement en le récitant, mais rester v. moteur ou v. auditif en toute autre circonstance. Exemple tiré d'une excellente observation de v. auditif :

Obs. 37 [4] (*suite obs.* 28 [5]). — Lorsqu'il s'agit de réciter un texte appris par cœur, *ce n'est plus ma voix qui intervient pour me souffler*, c'est le texte lui-même qui vient pour ainsi dire se placer sous mes yeux, surtout si, en l'étudiant, j'ai eu recours à des procédés mnémotechniques destinés à s'adresser à la faculté (assez développée chez moi) de mémoire visuelle. Ma mémoire est surtout visuelle... — Martial de ROFFIGNAC.

Je pense aussi qu'un v. moteur, un v. auditif peuvent ne pas cesser de l'être en pareil cas ; l'apparition des images visuelles verbales au cours de la récitation, n'étant alors, en quelque sorte, qu'un phénomène surajouté.

Les verbo-visuels que j'ai rencontrés lisent des caractères noirs sur fond blanc ; je n'ai point trouvé chez eux de vision mentale colorée ; cependant certains présentent la faculté, qui ne leur est nullement spéciale, de pouvoir évoquer des phrases dont les mots sont écrits à l'encre rouge ou à l'encre violette..., mais ils ne paraissent pas donner spontanément à certains mots une couleur particulière (1).

Je ne reviens pas sur l'étude des procédés de mnémo-

____

(1) Une personne de type v. auditivo-moteur, mais voyant écrits les mots qui signifient les notions abstraites, déclare voir le mot « Vertu » en grandes lettres *vertes*.

technie (1). Ce qui me paraît important à noter, c'est
que le v. auditif (type Egger), comme le v. visuel (type de
Galton), font sans cesse usage de leur centre de Broca
pour parler à haute voix. Si l'on considère que *la voie
auditivo-motrice* est fréquemment employée par le premier
et la *voie visuelle-motrice* par le second, on arrive à cette
conception que semblent aussi bien justifier les données
anatomo-physiologiques (Voy. p. 22) que les résultats de
l'enquête : c'est que la plupart des sujets doivent être
rangés :

— ou parmi ceux qui font surtout usage de la voie auditivo-motrice ;

— ou parmi ceux qui font surtout usage de la voie visuelle-
motrice.

Et la distinction fondamentale à faire, au point de vue
psychique, entre les sujets, serait que les uns ont une tendance à projeter leurs pensées conscientes plutôt sous
une forme d'origine sensorielle et à se rapprocher des types

(1) Voici la réaction mnémotechnique que m'a indiquée un sujet
non seulement verbo-visuel, mais ayant une très bonne mémoire
visuelle. Il ne faut pas en tirer de conséquences d'une valeur générale, car il s'agit d'un cas isolé.

Forcé de retenir des mots auxquels il ne pouvait pas donner facilement des images visuelles appropriées, il cherchait dans les formes de ces mots des analogies et des différences ; il en collectait
certaines lettres pour en former un terme nouveau, facile à retenir
parce qu'il était court et qu'il signifiait quelque chose, et c'est ce
terme qu'il lisait mentalement au moment de se souvenir.

Devant retenir, je suppose, dans leur ordre les affluents de la rive
droite de la Seine, sans voir la carte, il lisait mentalement : *aube,
marne, oise,* et unissant les premières lettres de chacun de ces mots,
il en formait le mot *amo,* qu'il plaçait par l'imagination, sur la
carte, à l'endroit convenable (rive droite de la Seine) ; chacune des
lettres du mot ainsi formé lui rappelait par la suite, au moment voulu,
le nom entier de l'affluent.

Un v. moteur verbal, qui connaissait cette observation, disait que
le même procédé lui aurait convenu, mais à la condition de créer
entre l'idée exprimée par *amo* et celle des mots ou images qui
signifient la rive droite de la Seine, une association peut-être bizarre et artificielle, mais facile à retrouver, peut-être en raison
même de son caractère singulier.

Egger et de Galton ; tandis que la pensée des autres, surtout sous l'influence de l'introspection, détermine l'éveil d'images motrices, sinon même d'un certain degré d'incitation ou de réaction motrice. C'est le seul procédé conscient de M. Stricker.

Il ne faut donc pas s'étonner de trouver, parmi ceux dont l'endophasie s'effectue selon la voix auditivo-motrice, des intermédiaires entre le type Stricker et le type Egger, et, parmi ceux dont l'endophasie s'effectue selon la voie visuelo-motrice, des intermédiaires entre le type Stricker et le type de Galton.

De même que nous avons vu des v. auditifs ne pouvoir arriver à concevoir ce qu'est l'articulation verbale mentale (Voy. obs. 22), d'autres, quoique auditifs, effectuer en lisant la transposition motrice (V. Egger), et que nous en viendrons à examiner des formules où l'image motrice et l'image auditive paraissent intimement liées ; de même, à côté du v. visuel absolument net, nous voyons des v. visuels (obs. 38²) qui, exceptionnellement, ou au cours de certaines opérations seulement, ou encore lorsqu'ils le veulent, sont v. moteurs ; et d'autres, plus nombreux, chez lesquels, nous l'établirons plus loin, les images motrices et visuelles sont constamment associées.

Obs. 38. — V. visuel ; je lis toujours les mots de ma pensée ; je ne les prononce jamais mentalement. Je grave le texte en lisant (des yeux) ; je le graverais mal en prononçant, très mal en écoutant ; lorsque je récite, je vois le livre ouvert devant mes yeux et je lis. Pour retenir les noms propres, les dates, etc., je les regarde un certain nombre de fois ; quand je voudrai plus tard m'en souvenir, il y a des chances pour que devant moi je voie le morceau de papier, sur lesquels je les ai écrits, et sur lui les noms, les dates, que je n'ai qu'à lire.

Dr Paul REMLINGER.

Beaucoup de v. visuels s'expriment comme le Dr Remlinger. Chez l'auteur de l'obs. 33 (de Gaulejac), l'articulation mentale se produit sous l'influence d'un procédé voulu et à titre exceptionnel (voy. p. 159). Chez d'autres, l'articulation verbale intervient plus souvent :

Obs. 38 ² (*Suite obs. 37*). — *Après quelque temps d'observation et d'attention*, je finis par prononcer mentalement les mots de ma pensée. Je parle mentalement pour m'ordonner de faire des choses matérielles que je ne veux pas oublier et que je me répète jusqu'à ce qu'elles soient faites. J'apprends facilement par cœur les choses qui me plaisent ; c'est d'abord en voyant les images, puis en lisant, puis en prononçant et *par suite en entendant* le texte que je le retiens (v. visuelle dans les autres circonstances). — Mlle X..., professeur.

Je considère comme exceptionnels, tout au moins rares, les sujets auxquels peuvent s'appliquer les caractéristiques du type Stricker, ou celles que nous reconnaissons au type de Galton. La formule que l'on rencontre le plus souvent est celle de l'*auditivo-moteur*.

TYPES COMPLEXES

Les recherches que j'ai entreprises m'ont conduit à démontrer que les trois types : auditif, moteur et visuel, qui constituent la trinité schématique, éclose d'un génial coup d'œil de Charcot, n'étaient point ceux qui se rencontraient le plus fréquemment, et qu'il y avait lieu de ne pas considérer comme définitifs les résultats indiqués dans l'ouvrage remarquable de Gilbert Ballet. Dès 1892, je décrivais un certain nombre de types nouveaux (1), plus complexes que les types Egger, Stricker ou de Galton ; les deux plus importants me paraissent être celui de l'auditivo-moteur et celui du visuelo-moteur. La découverte du premier, qui,

(1) *Essais sur le langage intérieur* (Épuisé); Lyon, Storck, et Paris, Masson ; 1892.

si mes statistiques sont exactes, est le plus répandu de tous les types endophasiques, ne m'a nullement étonné, car j'appartiens à ce type, mais je le croyais exceptionnel ; par contre, l'existence du visuelo-moteur m'a tout d'abord vivement surpris, et il a fallu que le fait qui la constate fût exprimé de façon identique et formelle par des observateurs isolés pour que je me décidasse à la reconnaître (1892). Malheureusement, je ne possède pas aujourd'hui encore d'observations détaillées de sujets de formule visuelo-motrice, dont les travaux de Maurice Ajam (1) en 1895 et de Th. Flournoy (2) en 1896 signalent d'ailleurs, en la confirmant pleinement, la réalité.

Je suis moins documenté encore sur les autres types que j'ai présentés. (Voy. p. 177, note 1, et p. 184.)

II. — **Types endophasiques dueidiques.**

Auditivo-moteur (SAINT-PAUL).

FORMULES SUNDUEIDIQUES

Je m'entends parler mentalement. Telle est la formule qui me paraît le mieux résumer le phénomène de l'endophasie des auditivo-moteurs. Sous des formes plus ou moins variées et originales, la constatation qu'elle signale se trouve notée d'emblée par la plupart des auditivo-moteurs, que je considère comme les plus répandus des types endophasiques.

OBS. 39. — Je suis plutôt moteur qu'auditif, bien que je ne voie pas bien la différence ou plutôt *comment on peut être moteur sans être auditif, puisqu'on a l'habitude d'entendre ce que l'on dit.*

Dr X...

(1) Maurice AJAM, *La parole en public*; Paris, Chamuel, 1895.
(2) Th. FLOURNOY, *Observations sur quelques types de réaction simple*; Genève, Eggimann, 1896 ; Voy. p. 38.

Obs. 4o. — J'entends en dedans de moi-même ma pensée ; ce serait donc le type auditif ; mais *cette pensée que j'entends, je ne l'entends que parce que je la prononce en dedans* ; d'autres fois, pour retenir certains mots, je dois me les écrire, pour ainsi dire, et c'est quand j'arrive à les voir écrits en lettres que je peux les prononcer et les entendre en dedans. — Guillaume Livet.

Obs. 41.— Je suis moteur, je parle ma pensée ;... quand je suis seul, je parle tout haut ma pensée. Quand je lis et qu'un mot me frappe, je le répète continuellement... Je ne crois pas avoir jamais été auditif : *cependant, étant moteur, je ne sais pas si j'entends parce que je parle ou si je parle pour entendre* ; avant de parler, d'exprimer ma pensée, je ne puis le faire *si je ne me souffle pas les mots...* Lorsque je pense, je n'ai nullement la sensation de mots écrits devant moi et que je lirais. J'apprends difficilement par cœur, et quand je retiens, c'est après avoir prononcé et lu souvent le texte. En le récitant je ferme les yeux pour (mieux) me le représenter, et je n'arrive à réciter que si je puis voir toutes les lignes. Excellente mémoire visuelle.

Dʳ Maginelle.

Obs. 42. — Oui je (les) parle, les mots de mes pensées. *Mais si je les parle je les entends donc.* La réponse A (audition verbale) et celle-ci (articulation verbale) me paraissent faire double emploi. — X..., négociant.

On pourrait aisément multiplier ces exemples.

Nous avons vu que M. Egger considérait sa parole intérieure comme la reproduction de sa propre voix, et M. Stricker, sa faculté d'articuler des mots mentalement, comme un degré moins prononcé de celle de parler à haute voix. Quand on parle on éprouve des sensations ou, pour parler plus exactement, il se produit des modifications grâce auxquelles on a conscience d'une incitation motrice, d'une action, et de modifications dans les appareils de phonation, mais on éprouve en même temps, de façon plus ou moins étendue, des sensations auditives dues aux paroles mêmes que l'on prononce. De la façon la plus nette l'endophasie d'un auditivo-moteur lui donne l'impression d'un phénomène exactement semblable à celui de parler tout haut. Il s'entend parler mentalement, il a nettement conscience qu'il entend les mots de ses pensées *parce qu'il les prononce intérieurement*. Tandis que le v. moteur (type Stricker) n'utilise pour son langage intérieur que la partie initiale de l'acte (incitation motrice) et les images motrices qui s'y rattachent ; que le v. auditif (type Egger) n'emploie que les images auto-auditives, qui sont la conséquence inéluctable, à l'état normal, de cet acte de parler haut ; l'auditivo-moteur bénéficie d'une forme d'endophasie qui comporte l'acte tout entier : parler et s'entendre parler. L'auditivo-moteur est donc privilégié pour faire une étude des différentes formes de l'endophasie ; il sait ce que sont l'articulation verbale et l'audition verbale, et il ne lui est pas difficile d'imaginer ce que peut être le verbo-visuelisme ; au lieu qu'un verbo-visuel peut avoir du mal à se rendre compte du phénomène d'audition verbale.

VERBALISME. VISUELISME. IMAGO-ÉVOCATION. — J'ai déjà indiqué qu'il ne me paraissait point possible d'établir s'il existe des relations entre le genre d'endophasie et le verbalisme, le visuelisme, etc. Mon observation personnelle, dont je donne les principaux passages, ne doit être considérée comme ayant une portée de valeur générale, que pour ceux des faits que je déclare être, à mon avis, applicables à la plupart des auditivo-moteurs.

Obs. 43 (Personnelle). — *Auditivo-moteur net. Verbalisme accentué*, ce que je crois être le cas de MM. Stricker, Egger et de tous ceux qui ont la curiosité de faire des observations *détaillées* sur leur propre endophasie et y réussissent ; je puis penser longtemps rien qu'en mots.

Au cours de l'idéation que produisent les menus actes de l'existence ou l'état de rêverie, les processus psychiques déterminent, *sans effort conscient d'évocation* (*imago-visuelisme*), la projection perçue consciemment, de façon assez imprécise, d'images, qui semblent caractériser les objets ou personnes réels ou imaginaires auxquels elles ont trait, par une conception visuelle assez vague de leurs dimensions, de leur surface ou de leur profondeur, de leurs formes générales ; s'il s'agit d'objets colorés il y a quelquefois une certaine notion des couleurs ;

ce sont donc moins des images visuelles que des schèmes,
mais sans netteté, ni régularité dans le dessin. Malgré leur pauvreté, ces images ont leur utilité et leur agrément et jouent un
rôle assez important. A noter que chez moi la rêverie, et, d'une
façon générale, l'idéation qui n'est pas purement abstraite, sup-
posent non l'observation, mais le mouvement. Ainsi des images
motrices, de l'incitation motrice accompagnent sans cesse l'image
visuelle, et il y a de la mimique interne. (Conf. obs. 12.)

Sous l'influence *d'un effort conscient d'évocation* pour faire
apparaître l'image visuelle (*imago-évocation*), ou pour rendre plus
nettes celles qui se sont projetées sans effort conscient, il n'y a
pas apparition d'images plus perfectionnées, plus satisfaisantes ;
au contraire, l'effort d'évocation est pénible, et il y a plutôt
amoindrissement du phénomène ; quelquefois une petite partie
seulement de l'image se précise un peu.

Ce qui prouve cependant que le visuelisme existe à l'état latent,
et que la pauvreté des images visuelles ne tient pas au faible
degré de myopie (— 2 d.), c'est que dans les états passifs nets,
tels que le rêve, parfois aussi dans certains états exceptionnels,
que des troubles dyspeptiques ou de la fatigue nerveuse, font
apparaître de loin en loin, et qui se produisent dans les moments
qui précèdent le sommeil ou surtout dans ceux qui précèdent le
réveil complet, il y a reviviscence, apport d'images visuelles
nettes, précises, colorées ; elles se projettent de façon intense.
Alors qu'à l'état de veille je ne puis voir par le souvenir, ni
évoquer les traits des personnes qui me sont le plus connues
et le plus chères (V. obs. 19), que je ne reconnais que difficilement des gens, même quand je les ai vus plusieurs fois, à
moins qu'un trait exagéré de leur physionomie, ou une expression particulière du regard m'aient frappé, — en rêve et dans les
états exceptionnels que je viens de signaler, les physionomies
sont nettes et parfaitement exactes. C'est dans le rêve pur que
les objets, réels ou imaginaires, atteignent le plus de précision,
le plus d'éclat, le plus de beauté, que des scènes étendues sont
projetées et perçues totalement ; il peut y avoir de la couleur,
de la lumière à flots, le dessin est ferme et précis. Réveillé,
lorsque je conserve le souvenir de l'image d'un objet réel vu en
rêve, ce souvenir est, pendant quelque temps, bien plus net que
celui du même objet avant qu'il n'ait été rêvé. Sans doute, par
l'effet des habitudes d'introspection, pendant la projection des
images vues au cours des états exceptionnels qui précèdent le
réveil, il y a de courts moments où je me rends compte de ma
situation et où je puis évoquer un objet, une personne, réels ou

imaginaires, que j'ai grand plaisir à examiner. Il y a à ces instants un court réveil partiel, qui se produit parfois aussi la nuit pendant le rêve; j'ai alors la notion de l'intérêt qu'il y a à observer et je puis agir sur mon rêve et le modifier jusqu'à ce que l'état passif se produise à nouveau, puis le sommeil sans rêve conscient. Si le réveil se produit lentement et est consécutif à un rêve, les images s'imposent jusqu'au moment où ce réveil est complet, où les yeux s'ouvrent. En les maintenant fermés je prolonge le phénomène. La pauvreté de la mémoire visuelle constitue une véritable infirmité bien gênante dans les relations, et je regrette souvent de n'être visuel qu'en dormant. — G. S.-P.

Un savant dont je citais le nom dans mes *Essais* (p. 37), m'a assuré avoir noté le contraste entre la pauvreté des images visuelles de l'état de veille et leur richesse pendant le rêve. Voici une observation semblable (43²). (Voy. pour comparaison obs. 23 de Zola, dernier paragraphe et obs. 43⁴).

Obs. 43² (*Suite obs.* 16).— « Tous mes souvenirs, même les plus lointains, s'accompagnent d'une représentation visuelle confuse; si le cadre de la scène me revient en mémoire passivement, les détails restent flous et obscurs, c'est un *vague estompage* non une exacte photographie ; je vois le tableau avec mes yeux de myope. *Avec beaucoup d'efforts* le souvenir peut se préciser davantage (1) ; et même alors je ne puis d'une personne évoquer que l'attitude familière, qui l'a souvent caractérisée à mes yeux (conf. obs. 12) ; la netteté de la représentation ainsi obtenue reste très passagère. Pour un objet il m'est impossible d'évoquer son image totale ; je suis obligé de prendre successivement chacun des détails, les autres restent dans l'ombre ; je ne puis, par exemple, voir mentalement toute une maison à la fois. — Mieux que la mémoire des formes je conserve la mémoire des couleurs ; je me représente très bien en ce moment la teinte rose-lilas que le soleil donne quelquefois le soir à l'amphithéâtre de la

____

(1) Notons que le docteur Mariau est un anatomiste distingué. Chez les personnes dont la mémoire visuelle est mauvaise, il s'établit vraisemblablement des suppléances au moyen des autres mémoires.

Croix-Rousse; mais mon souvenir ne dessine aucun détail...;
telle figure que je ne puis évoquer habituellement dans mon
souvenir, m'apparaît *en rêve* avec une précision extraordinaire;
je vois de vastes ensembles avec de nombreux détails et des
lignes très nettes. » — Dr Mariau.

Obs. 43³ (*Suite obs.* 40). — Mémoire visuelle assez développée;
je me figure assez bien les personnes auxquelles je pense, les
lieux que j'ai parcourus, mais je dois faire en ce cas appel à
l'image; elle ne me vient que rarement en même temps que la
pensée; je dis mon père, ma mère sans voir leurs traits. Si je les
évoque, au contraire, leur image m'arrive très nette, mais
presque toujours dans le milieu où j'ai coutume de les voir, ce
qui indiquerait plutôt la mémoire visuelle des lieux que celle
des personnes... Plus je vais, plus je me souviens (je veux dire
plus je me rappelle facilement l'image) des choses anciennes...
Je vois mes rêves; il m'est arrivé en m'éveillant de voir la fin de
mon rêve et de ne pas être sûr d'être éveillé. Exemple : je rêve
qu'une femme est assise au pied de mon lit; si je m'éveille en ce
moment, j'ai la sensation, d'ailleurs aussitôt effacée, que cette
femme y est en effet. — Guillaume Livet.

Bien entendu l'auditivo-moteur, comme le v. moteur, peut
avoir une bonne mémoire visuelle.

Obs. 43 ⁴ (*Suite obs.* 2). — Ma vue est excellente, très longue,
très claire.

Au cours de mes pensées, les images des personnes que je
connais m'apparaissent tout de suite et naturellement, au moindre
appel ; de même celles des paysages, des tableaux, des objets.
D'ailleurs, sans le moindre effort, d'une façon toute passive et
spontanée, mes idées s'accompagnent d'images ; je puis me passer de mots, en pensant, ou les employer, fort peu, secondairement. Ce n'est pas le nom, c'est la vision d'un ami, qui se présente
au souvenir de lui.

Ces images sont nettes et précises ; de plus, elles sont colorées.
Dans le rêve *au contraire* (mes rêves sont absolument visuels), je
distingue des effets d'ombre et de clarté, mais pas de couleurs.
Je dirais que ce sont *des rêves photographiques.*

Dr F. Miramond de la Roche.

C'est entre le verbalisme et le visuelisme qu'il faudrait chercher s'il n'existe pas quelque rapport inverse,

et si, chez les sujets qui sont surtout verbaux, on ne constate pas fréquemment des troubles ou des défaillances de la mémoire visuelle ou du visuelisme. Mais il n'existe pas de raisons pour qu'un bon visuel ne se serve pas également d'images endophasiques fortes, telles que les images motrices du v. moteur.

MÉMOIRE VISUELLE VERBALE. — On peut chez les auditivo-moteurs noter toutes les variétés ; les souvenirs visuels des textes lus peuvent être évoqués, ou spontanément perçus, avec une grande précision.

OBS. 44. – Je revois très facilement, quand je récite, les pages avec leurs lignes ; elles défilent devant moi.

Dr MUSTAPHA CHEFKI.

OBS. 44² (*Suite obs.* 43) ; personnelle. — Mémoire visuelle verbale faible ; en récitant, des silhouettes plus ou moins précises de mots m'apparaissent ; spontanément ces projections se produisent rarement. Sous l'influence de l'évocation les formes se précisent un peu, surtout s'il s'agit de mots anglais ou de mots d'un livre ayant des caractères bien nets et de couleur qui tranche sur celle du papier. En ce qui concerne les images verbales qui ne se rapportent pas à un texte connu, je dirai plus loin ce que j'ai observé. *En rêve* il m'est arrivé de voir des mots, et même des phrases, apparaissant très nettement, ainsi que la page ou le manuscrit sur lesquels ils étaient imprimés ou tracés.

G. S.-P.

MÉMOIRE AUDITIVE. AUDITIVISME. — OBS. 44³ (*Suite obs.* 44²) ; personnelle. — Pas plus spontanément que sous l'effort de l'évocation, les images auditives, verbales ou non verbales n'apparaissent et ne jouent consciemment un rôle appréciable. Les voix les plus musicales, ou au contraire les sons les plus anormaux, non plus que les cris d'animaux écoutés attentivement, et souvent dans l'intention d'en fixer le souvenir, ne donnent par la suite d'images nettes. L'évocation ne fournit pas de résultats satisfaisants, sauf en quelques cas exceptionnels, s'il s'agit de bruits souvent entendus de façon uniforme. Comme pour les images visuelles, verbales ou non verbales, l'évocation est pénible ; elle occasionne un sentiment désagréable, peut-être à cause de la constatation du manque de résultats. En rêve et dans les états subnormaux que j'ai notés, il arrive que des images auditives avec leurs qualités (timbre, etc.) de bruits, de cris, mais surtout de conversations se présentent avec une netteté parfaite. Je reconnais aisément, sans les voir, les personnes à leurs voix. L'ouïe est fine. — G. S.-P.

Notons que chez beaucoup d'auditivo-moteurs, les images auditives de voix, autres que celle de la personne qui s'examine (images mnémoniques), sont parfaitement distinctes de leur propre voix intérieure (image endophasique).

Obs. 45. — « Mes pensées se présentent presque toujours sous la forme du monologue (dans ce cas, j'ai la sensation très nette de parler mentalement et j'entends le son de ma propre voix), ou bien sous celle du dialogue, et alors les réponses des personnages évoqués sont entendues, sans être parlées par moi, avec leur voix réelle ou avec une voix d'emprunt s'ils sont inconnus (1). » — Mme E. Saint-Paul.

La netteté des images auditives verbales, la possibilité de leur évocation sont notées par beaucoup d'auditivo-moteurs.

Obs. 46. — Généralement je prononce les mots de ma pensée; en prononçant mentalement j'entends ma voix. Ma pensée prend parfois une forme dialoguée; j'entends la voix d'une personne dont l'opinion m'est connue me faire des objections; je prononce mentalement les mots de la réponse; — la conversation continue toujours jusqu'à ce que mon interlocuteur supposé et moi soyons tombés d'accord. Ma pensée prend cette forme sans aucune intervention volontaire de ma part.

X..., étudiant à l'Université de Bruxelles.

Tous les auditivo-moteurs ne font pas ainsi.

Obs. 46 ² (*Suite obs.* 44 ³); personnelle. — Les objections que je suppose à mes interlocuteurs imaginaires, je les parle mentale-

---

(1) *Auditivo-évocation.* — « Lorsque, pendant la nuit, je suis éveillée par la sonnerie d'une pendule, et que je n'ai point prêté attention au nombre de battements, il m'est possible, quelques instants après, de les évoquer, de les faire mentalement sonner à mes oreilles, et de les pouvoir compter de cette façon. » — Mme E. S.-P.

ment moi-même. Et si je me remémore une conversation, je parle mentalement les idées émises par les personnes que j'ai entendues. — G. S.-P.

Il est vraisemblable que des différences analogues existent entre les personnes qui relèvent de types autres que ceux du moteur ou de l'auditivo-moteur.

ENDOPHASIE. — Nous avons distingué chez le v. auditif (type Egger) l'image auditive mnémonique, qui reproduit les caractères (hauteur, intensité, timbre) des mots entendus et l'image endophasique qui est pour M. Egger une image mnémonique auto-auditive, c'est-à-dire qui reproduit à M. Egger la propre voix de M. Egger. Voici noté par un auditif une observation de ce fait

Obs. 46 [3] (*Suite obs.* 37 [4]). — Lorsque je pense, *c'est ma propre voix que j'entends intérieurement avec son timbre et ses intonations particulières*, et absolument comme je l'entendrais si j'exprimais tout haut ma pensée. Si j'imagine un dialogue ou une discussion avec une personne connue, j'entends parler mon interlocuteur, et, dans ce cas, le timbre de sa voix m'est tout naturellement venu à l'esprit. — Martial DE ROFFIGNAC.

Chez le v. moteur les images motrices mnémoniques reproduisent les sensations dues aux modifications de l'appareil phonateur, et elles doivent donner l'impression de se projeter sur le cortex psychique sous forme d'impressions centripètes. Comme il s'agit de sensations endogènes, dues aux actes du sujet même, il est possible que l'image motrice mnémonique se confonde avec l'image endophasique. Mais l'image endophasique, à ce qu'il m'a semblé, peut être, chez le v. moteur, de deux sortes : l'image des sensations endogènes, qui peut se projeter sur le cortex comme une image sensorielle, serait l'image véritable, image *faible* si l'on veut, et répondrait peut-être à l'image tactile de M. Egger ; mais l'image dont paraissent se servir constamment la plupart des v. moteurs serait une image *forte*, qui comporterait tout au moins un certain degré d'incitation motrice ; ce serait donc moins une image qu'un acte, une parole qui ne diffère de la parole à voix haute ou basse que par son degré moindre d'intensité.

Obs. 46 [4] (*Suite obs.* 46 [2]) ; personnelle. — Par auditivo-moteur, il ne faut pas entendre que je réalise une moyenne entre le v. moteur (STRICKER) et le v. auditif (EGGER). Je parle mentalement, et si je m'entends parler, j'ai la notion précise que c'est uniquement parce que j'ai parlé ; aussi toutes mes caractéristiques sont-elles celles de Stricker et non pas celles d'Egger ; je n'entends jamais ma parole intérieure que comme un écho de mes réactions motrices ; j'ai le sentiment de n'entendre mentalement que parce que j'ai parlé mentalement ; en 1892 j'avais appelé les auditivo-moteurs de mon genre des *v. moteurs à audition secondaire*, et traité l'audition verbale du v. moteur d'épiphénomène. Remarquons que si l'on adopte la doctrine d'Egger et de Stricker, d'après lesquels l'endophasie d'un sujet est la reproduction ou l'imitation de sa propre parole, on s'explique bien que, chez la plupart des sujets, elle soit la reproduction non pas seulement du phénomène d'auto-audition (EGGER), ou de celui d'auto-articulation (STRICKER), mais bien celui de toutes les phases de la phonation ; or, dans le parler à haute voix, l'articulation précède, détermine l'auto-audition. La distinction entre les v. moteurs et les v. auditifs me paraît surtout consister en ceci que la pensée du premier pour être pleinement consciente, pour se percevoir autant que possible, a besoin d'une réaction, tandis que celle du second, comme celle du v. visuel pur, peut se percevoir autant que possible, aussi consciemment que possible en déterminant la projection d'images sensorielles.

Je note une différence avec Egger et une avec Stricker. Contrairement à Egger je me rends mal compte de ce qu'est ma voix ; je discerne mal ses caractères, même *dans la parole à haute voix.* Contrairement à Stricker, mes localisations dans les organes articulatoires, tout en étant nettes, sont loin d'avoir le caractère de précision qu'elles ont chez lui. En les recherchant je suis arrivé aux mêmes résultats, il est vrai, que le professeur de Vienne (sauf en ce qui concerne l'idéation la bouche ouverte) ; mais cette précision je ne l'obtiens qu'au prix d'une observation attentive. Peut-être faut-il admettre que l'introspection a perfectionné les aptitudes de M. Stricker ; il se peut aussi que les « sentiments dans les organes articulatoires » qu'il décrit soient moins nets parce que, contrairement à lui, je dispose d'une image auditive, dont il est dépourvu ; car il me paraît peu vrai-semblable qu'il la possède et qu'elle lui soit demeurée ina-perçue.

Idéation introspective. — Chaque fois que je cherche à me rendre compte de la façon dont je pense, je m'aperçois que je parle les mots de mes pensées ; ma pensée est une parole ; ce n'est pas une image motrice, c'est un acte, qu'accompagnent dans l'idéation non abstraite les images visuelles que j'ai signalées ; ce n'est pas à proprement parler un acte contenu, selon l'expres-sion de Bain, mais un acte simplement moins intense que celui par lequel se manifeste la parole à voix haute ou basse ; je dis qu'il est moins intense seulement parce que ses effets ne s'exté-riorisent pas, mais il ne m'est guère possible d'apprécier *subjec-tivement* si la parole à haute voix nécessite plus d'effort psy-chique, une action plus forte, que la parole mentale. Cette parole que, sous l'influence de l'introspection, je prononce en toutes cir-constances je l'entends ; chaque syllabe, les mots, en même temps qu'ils sont prononcés, sont entendus, mais avec la notion nette que c'est l'articulation mentale qui détermine la perception audi-tive. Celle-ci ne ressemble nullement aux images verbales audi-tives (souvenirs de voix étrangères), peu développées d'ailleurs chez moi, que je perçois peu et mal à l'état normal, et qui sont une reproduction de voix connues avec leurs caractéristiques : hauteur, timbre, intensité. La parole intérieure, qui se modèle exactement sur l'articulation verbale, bien qu'elle corresponde vraisemblablement au phénomène d'auto-audition, ne me donne aucune impression du timbre de ma voix réelle, que j'ignore (1) ; son rythme suit exactement celui des mots que je prononce mentalement, et qui peut être lent ou rapide, et s'adapter aux divers sentiments (colère, joie, etc.). Ces images auditives sont susceptibles d'être perçues avec plus ou moins de force, selon que la parole intérieure est elle-même plus ou moins animée et

---

(1) Quand je parle à haute voix, je ne prête pas attention aux sensations auditives de mes propres paroles. *C'est l'articulation qui me donne pleine conscience de l'acte.* Peut-être y a-t-il là une carac-téristique du v. moteur ; je ne puis pas m'imaginer, ou du moins le fais-je très imparfaitement, ce qu'est ma propre voix. Cette observation va à l'encontre de celle de M. Egger et de certaines personnes (v. obs. 46 ³) qui m'ont assuré que, dans la conversation, c'était par auto-audition qu'elles se rendaient compte de la valeur de leur élocution, et qu'elles cherchaient à vérifier l'exactitude de la correspondance entre le mot émis et l'idée qu'elles avaient voulu émettre. A la lettre de telles personnes *s'écoutent parler*. Un

de rythmes plus ou moins variés. *Habituellement* l'articulation mentale est uniforme, les syllabes sont bien prononcées, les unes après les autres ; aussi les images auditives offrent-elles peu de variations d'intensité ; les syllabes sonnent généralement bien et se détachent ; si la pensée exprime un sentiment de colère ou de mécontentement, l'incitation motrice est de plus en plus forte, les sensations dans la langue, dans la bouche, sont de plus en plus nettes, et les images auditives se modèlent exactement sur le rythme de la phrase mentale qui exprime la colère ; mais il me paraît que les différences, en ce qui concerne non le rtyhme mais l'intensité, se traduisent bien plus dans les incitations motrices, dans les articulations mentales, que dans les images auditives qui leur correspondent et qui demeurent quelque peu monotones. Quant au rythme, je puis dire que je parle mentalement comme je parlerais à haute voix, et que les mêmes variations des articulations motrices existent, *quant au rythme*, dans la parole mentale et dans la parole à haute voix, selon les sentiments ou manières d'être qui influent sur le mode d'élocution.

Quand je viens de parler mentalement, et que je cherche à me représenter comment je viens de parler mentalement, j'ai noté ceci : je ne puis m'imaginer l'articulation verbale d'un mot que je viens de prononcer ; il faut que je recommence à articuler mentalement ce mot (et par conséquent à l'entendre) ; au contraire, l'image auditive d'un mot que je viens de prononcer sonne, retentit, *se prolonge un peu*, et je puis continuer à l'entendre pendant un temps *très court* avant que l'attention ne m'ait *forcé* à répéter le mot ; car je le dis à nouveau, toute introspection se traduit immédiatement et inéluctablement par l'articulation verbale. (Nous verrons ultérieurement s'il n'y a pas lieu de faire quelque restriction à cette affirmation.)

Mais si l'introspection détermine l'articulation verbale, qu'on entende bien qu'il ne s'agit pas de la perception d'images motri-

auditivo-moteur note « je *m'écoute* parler mentalement ». A noter cette observation, due à un v. auditif doué d'une excellente mémoire :

« Obs. 47. — Myope (4 d.). Astigmate. — J'entends toujours les mots de ma pensée. J'apprends par cœur très facilement, et malgré moi-même il m'arrive de retenir par cœur des phrases entières. Je retiens les dates, les chiffres, etc., en les prononçant souvent (à haute voix) *pour les entendre*, ou même en les entendant mentalement sans les prononcer. Avec un peu d'effort, je retiens très vite et très aisément : *je m'écoute parler*. — Dr MICHEL.

ces, c'est-à-dire du souvenir de sensations accompagnant l'acte de
parler. Mon parler mental n'est pas fait d'images ; c'est un acte.
Ce n'est pas l'image motrice *faible* qui en constitue la trame ;
c'est une image incito-motrice, ou plutôt *ce n'est pas une image*,
c'est une réaction effectuée convenablement grâce au concours
du centre de mémoire motrice, mais qui a tous les caractères
d'un acte. Sous l'influence de l'introspection, je parle ma pensée
tout à fait de même qu'au cours d'un entretien ou d'un discours, ma pensée se projette extérieurement par la parole à
haute voix.

Idéation non-introspective. — « Je me surprends sans cesse
parler seul à haute voix. » Voici une observation, qui est
faite par bien des personnes, et qui prouve que l'articulation
verbale est un procédé fréquemment employé, même en dehors
de tout effort introspectif. Il m'arrive souvent de parler à haute
voix — et sans cesse mentalement ; s'il y a lieu de penser que
fréquemment le fait passe inaperçu ou est oublié, dans bien
des cas, pour employer l'expression caractéristique, « je me
surprends » en train d'articuler les mots de mes pensées. Ce
n'est donc pas seulement l'introspection qui détermine l'articulation mentale. J'ai acquis la certitude que ce procédé est extrêmement fréquent en moi.

Autrefois, étant plus jeune, je parlais sans cesse mentalement
sous une forme analogue à celle que j'aurais employée pour parler à haute voix à des interlocuteurs (je le fais encore souvent) ;
en écrivant il arrivait que je tendais à reproduire sur le papier
mon parler mental (peut-être le style peut-il, dans certains cas,
nous mettre sur la voie de la nature de l'endophasie d'un sujet).
Mais le langage écrit n'impose pas la condensation de la forme
verbale de la pensée que nécessite une conversation où, pour
maintenir l'attention de ceux qui écoutent, il faut sacrifier les
incidentes compliquées. Actuellement je parle volontiers (surtout
dans le langage soutenu) comme si j'écrivais ; je pense souvent
en écrivant par l'imagination (mais sans images motrices graphiques) ; aussi suis-je obligé, dans le cours d'une conversation ou
d'une conférence, de me surveiller pour que le trop grand nombre d'incidentes, qui rejettent à la fin de la phrase la conclusion,
ne me rendent pas difficile à suivre ou inintelligible.

Quand j'écris *il n'est pas nécessaire que je voie la phrase.* Si
je jette sur le papier des idées auxquelles je compte donner la
forme convenable ultérieurement, je prononce mentalement et
j'écris avec une rapidité extrême, passant des syllabes et même
des mots : la plume brûle le papier par désir de ne rien perdre de

ce que je veux noter. Lorsqu'au contraire je fais un écrit sous une forme définitive ou à peu près telle, je vais lentement et je prononce mentalement en même temps que j'écris, ou plutôt un peu avant d'écrire. Chaque syllabe écrite est prononcée ; mais je prononce d'abord mentalement la phrase ou le membre de phrase à écrire, puis je répète la syllabe au moment même où j'en trace les caractères sur le papier.

L'impatience, la colère, quelquefois l'étonnement, souvent un sentiment vif quelconque me font dire ma pensée à haute voix (1). Toutefois, la colère à son paroxysme est muette. Il arrive aussi qu'une pensée est prononcée à haute voix, parce qu'elle m'intéresse, qu'inconsciemment je cherche à la rendre nette et surtout à la retenir, à ne pas rompre la trame verbale, qui menace d'être brisée parce qu'en ce moment d'autres sujets sollicitent mon attention. C'est alors un indice de distraction ; sans le savoir, je parle haut pour me forcer en quelque sorte à demeurer attaché à ce que je prononce ainsi, alors que j'aurais des tendances à penser à autre chose ou alors que je pense déjà à autre chose. Tout ceci s'applique aussi à l'articulation mentale.

En somme, j'ai la conviction de parler mentalement toutes mes pensées pleinement conscientes ; et ceci toujours sous l'influence de l'introspection et sans cesse aussi en dehors de tout effort introspectif. Maintenant est-il possible d'aller plus loin encore ; puis-je me rendre compte de la façon dont je pense quand je pense inconsciemment ? Voici ce que j'ai noté :

État passif normal. — J'ai déjà déclaré que, par état passif, j'entendais les états subnormaux, au cours desquels des images se projettent indépendamment de l'action des processus psychiques, dont elles gênent ou inhibent en quelque sorte le développement (hallucinations, rêve) ; et que le sentiment d'un état passif normal, comme celui qui semble noté par Egger, provient sans doute de ce que la projection des images, que déterminent les processus psychiques, se fait par un mécanisme inconscient, qui ne nous donne aucune notion d'effort. Or, toute introspection, chez moi, relève de l'état actif ; j'ai le sentiment de faire les mots de mes pensées, et le mot « *la pensée est un acte* » s'applique rigoureusement à ce que je ressens. Mais quand je cherche à savoir comment je viens de penser, j'ai déjà

(1) Beaucoup de v. moteurs s'expriment ainsi qu'il suit, en termes plus ou moins semblables :

Obs 48. — « Je suis moteur (v. moteur) à tel point que, *dès que ma pensée est intense*, je la parle à haute voix. » — J. Baron.

noté le prolongement, sous l'influence de l'introspection, des images auditives, et j'ai constaté que dans ces moments je répète ce que je viens de penser sous une forme nettement motrice (avec l'image auditive subséquente) ; mais ce que je viens de dire antérieurement à cette répétition motrice, je n'ai conscience de l'avoir parlé mentalement *que lors de ces phases extrêmement fréquentes, incessantes chez moi*, où, même en dehors de tout effort introspectif, je parle à moi-même ou à un auditoire imaginaire. Mais, en dehors de ces phases je ne sais rien de précis sur la façon dont je viens de penser mentalement en mots, sinon que, sous l'influence de l'introspection inopinée, il y a un prolongement auditif, et *qu'il ne me paraît pas qu'il y ait eu, avant l'introspection, d'incitation motrice*. Ceci correspondrait à l'état passif normal fréquent chez Egger avec cette différence toutefois que, chez Egger, cet état est pleinement conscient. Mais de quelle nature étaient les images verbales ?

M. Egger soutiendra sans doute qu'il s'agit d'images auditives et qu'en fin de compte je suis auditif comme lui ; j'incline à penser que ce sont des images *motrices* (avec le phénomène subséquent d'audition), mais des *images motrices faibles*, c'est-à-dire non produites par une incitation motrice consciente, n'ayant pas le caractère réactionnel ou plutôt actif de la pensée pleinement consciente chez moi. En tout cas, elles ne sont pas *tactiles*. Si ce sont des images auditives, M. Egger tomberait sans doute d'accord avec moi de ce fait que, chez le v. moteur, l'état passif normal échappe à l'introspection, et qu'il n'en va de même chez le v. auditif ou chez le v. visuel. En fin d'analyse, il restera toujours qu'il existe une différence notable entre les sujets : les uns pour rendre pleinement consciente leur pensée la parlent *et ne peuvent pas dans ce cas ne pas la parler ;* et les autres ne la parlent que quand ils le veulent ou pour effectuer certaines opérations. Reste à choisir entre deux hypothèses : celle que l'introspection détermine une *commutation* du procédé endophasique ; celle, à laquelle je me rallie, que l'introspection ne fait que plus apparentes les images endophasiques habituelles. Il se peut d'ailleurs que chacune des hypothèses soit exacte selon la nature des opérations intellectuelles effectuées et selon que l'on a affaire à certains sujets ou à d'autres. — G. S.-P.

En toute loyauté je dois convenir que l'observation suivante, où se trouvent parfaitement notée la différence entre les images auditives mnémoniques (*a*), — les images endophasiques auditivo-motrices (images motrices avec audition secondaire) (*d*), — entre l'état passif (*b*) et l'état actif (*c*), peuvent être interprétées dans le sens que, chez certains auditivo-moteurs, ce sont des images auditives qui, au cours de l'état passif, expriment la pensée.

Obs. 48² *a*) (*Suite obs. 43²*). — « … La pensée des autres, ramenée dans mon esprit par un souvenir, ou traduite par une lecture, je n'en vois pas les mots, je les entends. J'entends les voix de ceux qui m'ont parlé, au souvenir des choses qu'ils m'ont dites. Leurs intonations, leurs inflexions, froides ou émues, affectueuses ou sévères, traduisent de nouveau à ma mémoire, les états d'âme qu'elles m'ont antérieurement exprimés. Si je songe à une personne amie, comme je ne puis mettre sa figure devant mes yeux, c'est sa conversation que j'évoque, c'est le timbre sympathique de sa voix, aussi distinctement entendue qu'au jour de la conversation, qui fait mon souvenir précis et intense.

Les auteurs que je lis me parlent leur pensée, chacun avec une voix spéciale, moins reconnaissable à son timbre qu'aux qualités qu'elle emprunte au mouvement du style, et qui la font chaude, éloquente, émue, persuasive, raisonneuse. Hugo, Michelet ont des voix immenses, entraînantes, avec des intonations magnifiquement sonores, parfois des éclats terribles. Taine, une voix très agréable, claire et pleine, parfois mordante, sans emportement ni faiblesse, comme est sa dialectique. La voix que je fais à Barrès est d'un charme monotone et délicat, d'une harmonie subtile et pénétrante ; celle de Bouchor, délicieusement musicale et sympathique.

b) Les mots de ma pensée, je les entends d'abord, puis je les parle. La moindre réflexion s'accompagne d'un murmure confus de mots isolés, entrecoupés, sans autre lien que la suite de mes pensées qu'ils jalonnent, si je puis dire. Si ma méditation se précise et devient intense, les sensations se perfectionnent. Une idée, un fragment d'idée, se concrètent subitement en des lambeaux de phrases, des associations de mots quelquefois heureuses, venues je ne sais d'où, sans que je les cherche, brusquement jetées à mes oreilles, comme les éclats d'une voix, qui nous arrive par la porte soudain ouverte et fermée d'un salon de conversation. Cette phase d'auditivité n'est pas longue. Mon attention se fixe sur ces mots, ces phrases qui suivent ma pensée, me la traduisent, m'invitant, puis-je dire, à l'exprimer plus complètement. — *c*) Je les subissais tout à l'heure, maintenant je les fais miens, j'en deviens maître, je dirige à mon gré la traduction verbale de mes idées. — *d*) Je les *parle* mentalement *et je m'entends parler.* Ce n'est pas un bourdonnement confus que je me fais entendre. *Je fais sonner à mes oreilles* les voyelles, les consonnes, distinctement articulées, accentuées avec énergie, quand le mot me frappe (1). C'est comme une démangeaison d'expression de ma pensée. La parole est au bord de mes lèvres, prête à jaillir, et de fait elle jaillit à tout propos : vingt fois par jour, je me surprends à monologuer...   Dr MARIAU.

Obs. 49² (*suite obs.* 46⁴); personnelle. *Antéception verbale.* — Mon parler mental est généralement soutenu au point que tous les mots sont prononcés et qu'il n'y a pas d'interruption dans la trame verbale qui le constitue. Mais il peut arriver aussi, pour différentes causes, que les idées se précipitent ; la trame est rompue, et des mots complets ou non servent de jalons et de points de repère à l'idéation. Que l'articulation soit lente ou rapide, qu'elle se fasse à haute voix, à voix basse ou mentalement, j'ai remarqué que la conception de l'idée devançait toujours son expression verbale. Voy. Ch. Ier *Endophasie et Idéation.* J'imagine celle-ci comme un moyen, pour les processus psychiques, de se mesurer, de se préciser, de prendre pleinement conscience d'eux-mêmes, et de prendre pour eux-mêmes comme pour nos auditeurs une signification sensorielle (V. fonction-miroir, ch. I, données anatomiques et physiologiques). Si je parle rapidement à haute voix, je ne puis pas dire, comme Montaigne, qu'avant d'envoyer une parole aux oreilles étrangères, il faut que je me la parle à moi-même et la fasse sonner en dedans de mes oreilles. Il ne faut pas en conclure que cette observation est inexacte, car beaucoup de personnes ont déclaré qu'elle leur convenait rigoureusement. Même chez celles-ci cette articulation mentale (qui précède l'émission de la parole à haute voix) est déterminée par une conception de l'idée, antérieure à son expression verbale. En m'y appliquant, je parviens à faire comme Montaigne. Je dois noter que je le fais aussi spontanément quelquefois ; quelques images verbales précèdent l'expression orale dans le parler lent ; lorsque le fait s'est produit sans que je l'aie voulu, il me semble, pendant les cours instants de la conversa-

---

(1) Conf. av. cette observation, d'ailleurs exceptionnelle :

Obs. 49. — « Au moment où les mots qui traduisent ma pensée *arrivent* en moi, je les prononce mentalement *ou ils se prononcent mentalement.* — C'est bien de l'articulation et non de l'audition. »
            Charles AUBERT.

tion où je n'articule pas à haute voix, que j'articule mentalement des mots à prononcer ; mais il arrive que le fait échappe en partie à l'introspection, et je suis tenté alors de considérer ces représentations verbales comme des images motrices faibles, c'est-à-dire dénuées d'incitation motrice. Enfin, pour pousser l'analyse aussi loin que possible, il faut ajouter que des images verbales qui expriment des pensées à émettre en suite de l'expression orale complète de celle que j'exprime, peuvent se présenter sous la forme de silhouettes de mots écrits ou imprimés et non plus sous forme d'images motrices.

Les images verbales qui *précèdent* l'expression orale rendent claires et faciles à apprécier les idées qui se présentent ; certaines sont adoptées et exprimées ensuite à haute voix ; certaines sont repoussées.

Dans la parole spontanée, aisée, rapide, dans celle qui traduit un état émotionnel vif, la conception se manifeste chez moi par une projection motrice, sans passer par la phase indiquée par Montaigne. Plus le débit est lent, et réfléchi, plus il y a introspection, plus aussi il y a d'images mentales qui précèdent l'articulation à haute voix.

Si ces images verbales *antécédentes* sont chez moi souvent visuelles, peut-être auditives (?), cela peut tenir à la difficulté de prononcer mentalement pendant que l'on prononce à haute voix. En se reportant à l'expérience de Stricker (Voy. Roland recula, p. 116, note 1), on conçoit aussi que l'articulation mentale relative aux idées *à émettre* ne peut trouver place que pendant les intervalles entre les mots et les phrases de l'articulation à haute voix des idées *émises*. Rien d'étonnant que, dans un discours rapide, il y ait substitution des images visuelles aux images motrices, et qu'en parlant, on puisse arriver à lire mentalement des mots différents de ceux que l'on est en train de prononcer. Je donne cette explication pour ce qu'elle vaut.

En somme, le phénomène de projection au cours de l'expression orale, d'images verbales antécédentes, ce phénomène d'antéception verbale doit exister plus ou moins et plus ou moins selon les circonstances chez tout le monde. Il est très marqué chez le type Montaigne et peut, chez les personnes qui relèvent de ce type, s'effectuer sous la forme motrice ; il est vraisemblable que l'emploi de celle-ci doit rendre la parole lente et réfléchie, tandis que cette cause de retard n'existera pas chez ceux des v. moteurs pour lesquels l'antéception verbale s'effectue sous une forme verbale visuelle ou auditive. Disons une fois de plus, enfin, que, pour beaucoup et sans doute chez tous les sujets à

certains moments, la conception de l'idée détermine instantané-
ment l'articulation à haute voix sans antéception verbale préalable. Mais on doit remarquer aussi que parfois des conceptions
qui se projettent en images verbales ou non, interrompent ou
gênent le débit d'un orateur, parce qu'elles se rapportent à des
sujets qui n'ont que faire avec le discours qu'il tient (paraception).
En négligeant ce fait nous dirons que l'ordre des phénomènes
est le suivant : Conception de l'idée ; — antéception verbale (1)
(souvent inappréciable ou inexistante) simultanée à l'expression
des idées précédentes ; expression orale ou mentale de l'idée.

Conception de l'idée. — J'ai dit que l'introspection déterminait inéluctablement en moi l'articulation verbale. Ce n'est
pas tout à fait exact. Quand je cherche à me rendre compte de
la façon dont je pense, je puis, en le voulant et au prix d'un
effort, rester quelques instants sans parler mentalement. Je
n'obtiens ce résultat que par un effort (2) que facilite l'observation d'un objet, ou l'évocation d'une image visuelle. Si je cherche
à me rendre compte de ce qui vient de se passer dans ces courts
moments où, au moyen d'une recherche un peu pénible, je n'ai
pas articulé mentalement, la réponse que je serais tenté de faire
serait que je n'ai pensé à rien. Cependant j'ai eu conscience de
l'effort, de l'attente, et, le cas échéant, de l'objet ou de l'image
que j'ai observé ou évoqué. Les processus psychiques existaient,
et il est probable qu'ils déterminaient des projections ou réactions complexes plus ou moins étendues, qui peut-être se neutra-
lisaient, en tout cas demeuraient imprécises, moins précises tout
au moins que les projections ou incitations à forme verbale.
Un pareil état ne peut avoir de signification sensorielle résumée

(1) L'antéception peut ne pas être verbale, mais visuelle ; le processus psychique détermine la projection d'images visuelles anté-
dentes non verbales qui facilite l'expression orale. Voy. obs. de de
Gaulejac. « Je ne parle avec facilité que si ma représentation visuelle est très nette. » L'antéception *verbale* peut se produire (selon
les sujets et peut-être selon les circonstances) au moyen d'images
verbales de même nature que les images endophasiques (motrices
par exemple chez un v. moteur) ou de nature différente. D'autre
part, au cours de la récitation, il se produit, nous l'avons vu, chez
quantité de sujets de l'antéception d'images visuelles verbales
mnémoniques.

(2) Spontanément, cet état doit se produire fréquemment ; il
est peu conscient, ou bien même chez un sujet très verbal une
image visuelle seule occupe alors l'attention.

et précise pour celui qui l'éprouve (V. données psychologiques, endophasie et idéation), et, par conséquent, on ne peut les traduire avec précision ni pour soi ni pour les autres. Du moins, le sujet qui l'a ressenti ne peut décrire ce qu'il a ressenti que par des mots, et dans ce qui s'est passé il n'a éprouvé que la contemplation d'une image ou d'un objet, ou des sentiments d'attente ou de gêne, etc., etc., ou divers autres sentiments. Par la projection des mots, au contraire, les processus psychiques prennent une conscience à la fois résumée et étendue d'eux-mêmes. L'auto-conscience psychique ne peut exister sous une modalité claire et distincte, douée d'une signification évidente, que par les projections qu'elle détermine et qui émanent d'appareils des systèmes sensoriels et moteurs ; *ceux-ci ne peuvent donner lieu qu'à des manifestations adéquates à leur structure et à leurs fonctions.* Ces fonctions sont celles du langage ; les territoires à l'activité desquels elles sont dues sont les centres du langage. Les processus psychiques tendent à déterminer la projection d'un mot qui est en quelque sorte la résultante, la traduction *d'actes psychiques dont les mécanismes élémentaires nous échappent.* Il arrive, même à l'état normal, tel cas où le mot ne peut être retrouvé, où une idée n'arrive pas à se formuler en mots ; il nous est alors difficile de prendre conscience des éléments qui constituaient la conception à laquelle nous ne pouvons trouver de signification verbale ; nous n'y arrivons que par des détours, un examen des images visuelles qui s'y rattachent, celui des sentiments auxquels elle est liée, par divers artifices, une élaboration plus complète dont le résultat est d'amener la conception à déterminer la projection des mots les plus adéquats.

En résumé, les associations, les actions constitutives de nos processus d'idéation échappent à l'introspection ; ils sont inconscients. Ces actions, leurs résultantes surtout, déterminent dans certaines régions périspsychiques des modifications telles qu'à une résultante donnée correspond une même modification. Cette modification qu'il a déterminée est perçue par le cortex psychique comme le serait une sensation exogène ou endogène, ce qui n'a rien d'étonnant, puisque les régions péripsychiques ont pour fonction la projection des réflexes et la mémoire des réflexes ; elles ne peuvent déterminer sur le cortex psychique que des projections, des modifications de même nature que les modifications sensorielles, motrices, ou sensori-motrices auxquelles elles sont affectées.

Notre pensée ne se perçoit que par les modifications sensorielles ou motrices qu'elle détermine. Elle a conscience d'elle-même non par elle-même, mais par les mouvements corrélatifs qu'elle produit dans les sphères de projection, par la traduction sensorielle, motrice ou sensori-motrice qu'elle provoque. (V. Ch. I.)

Plus un processus est net et complexe, plus *il tend* à se traduire en mots. La fonction du langage par lequel l'auto-conscience psychique se manifeste d'une façon considérable et précise, est peu ou pas développée chez l'animal, parce que chez celui-ci il n'y a pas d'auto-conscience psychique appréciable. (Voy. Ch. Ier, *conscience psychique et auto-conscience psychique*.) Nous touchons là la faculté la plus caractéristique de l'espèce humaine ; peut-être est-il permis de faire une hypothèse ambitieuse et de se demander si l'auto-conscience psychique, en donnant au cortex psychique la possibilité d'apprécier lui-même ses actes ou leur résultante, de mesurer en quelque sorte les projections qu'il détermine en les comparant aux projections qui lui expriment le reste de l'univers, ne pourrait pas être invoquée par un amateur de paradoxe, pour tenter d'établir que la constitution psychologique de l'homme lui permet de s'évader du déterminisme ; j'examinerai peut-être plus tard si le fait considérable de l'apparition, chez des êtres vivants, de l'auto-conscience psychique, n'a point introduit un élément nouveau, capable de modifier les lois, en vertu desquelles paraissent s'effectuer fatalement l'évolution et la transformation de toutes les forces de l'univers.

Je renvoie aux premières pages de cet ouvrage pour les développements complémentaires relatifs à l'auto-conscience psychique et à la fonction-miroir; on trouvera également p. 53 et 60 mon opinion sur l'existence de phases de l'idéation au cours desquelles il n'y aurait pas de projections verbales nettes, mais projections d'images extrêmement synthétiques et résumées. Il n'est guère possible de déterminer de quelle nature sont chez un sujet de semblables images ; il faut peut-être admettre que les trois sortes en sont représentées, mais que l'introspection, l'attention, d'une façon générale tout ce qui rend l'endophasie plus consciente et plus réfléchie, provoque des images différentes selon les sujets. Pour moi, la formule endophasique qu'un sujet s'attribue après examen sérieux est bien celle de sa pensée la plus consciente et la plus précise. Il est légitime d'ajouter que les phases d'idéation consciente et précise varient, sans doute, en fréquence, en intensité selon les sujets, et aussi chez un même sujet selon l'âge, le genre d'existence et d'occupations, etc.

Images visuelles endophasiques. — Lorsque je le veux, ou lorsque mon attention se porte sur ce point, j'ai la représentation mentale de *silhouettes* des mots que je prononce à voix haute ou basse ou mentalement ; l'articulation semble précéder leur apparition. Parfois, au cours d'une conférence que je fais, des silhouettes visuelles se projettent spontanément ; dans ce cas elles se rapportent à des idées *à émettre* et devancent, et parfois beaucoup, l'expression orale de ces idées. Ces silhouettes visuelles sont extrêmement fugaces ; l'attention les rend encore plus imprécises ou n'en précise un peu que certaines parties ou les fait disparaître ; elles donnent généralement l'impression de mots imprimés pour la plupart des substantifs et des adjectifs et généralement de mots écrits peu régulièrement dans les autres cas. Il ne paraît à la fois que celle d'un mot ou de plusieurs mots très courts. — G. S.-P.

MIMIQUE. MÉMOIRE MOTRICE. — Beaucoup de v. moteurs ont très développée la mémoire motrice.

OBS. 5o. — D'une façon très nette je parle ma pensée (1)... Quand j'écris il faut absolument que je parle d'abord ma phrase tout haut avant de la mettre sur le papier.

« Lorsque je me rappelle un air de musique, je me souviens surtout (même lorsque je ne l'ai pas encore joué) des mouvements de doigts qu'il me serait nécessaire d'effectuer pour l'exécuter sur l'instrument. » — Lucien BEAUJEU.

OBS. 5o² (*suite obs.* 3o). — Je suis moteur d'articulation et monologue mes pensées sous une forme précise, ce *qui m'a donné un peu l'habitude de la parole...*

Ayant travaillé quelque temps au télégraphe Morse, dans un bureau où je passai plusieurs mois, voici ce que j'observai :

Les signaux se donnent en appuyant sur un bouton *manipulateur* avec un rythme spécial qui, par les ouvertures et les fermetures de courant qu'il établit, détermine la formation de *points* et de *traits*. On conçoit que les mouvements destinés à donner la lettre A (. —) diffèrent de ceux destinés à donner la *lettre H* (.....)

Certains employés retiennent le bruit rythmé provenant du claquement du manipulateur ou du récepteur : ils *lisent à l'oreille*. Eh bien ! moi, je retenais le mouvement à faire pour former la lettre, de telle façon que, quand je pensais en me promenant à

____

(1) Conf. av. obs. 22-28² due au frère de M. Lucien Beaujeu.

ce que j'allais transmettre tout à l'heure, ma main exécutait tous les mouvements nécessaires pour effectuer les signaux, et que j'étais complètement dérouté si l'on me dictait le son.

Je pensais si peu à la forme de la lettre que je fus longtemps à transmettre sans pouvoir lire ; j'aurais voulu lire avec ma main. — Dr MASSENET.

On note chez beaucoup de v. moteurs une tendance à effectuer les mouvements en rapport avec l'objet de leurs pensées. Ce n'est pas seulement la mémoire motrice qui est en jeu, mais il y a conscience immédiate de l'incitation à agir, de l'élévation du potentiel de l'appareil moteur dont le fonctionnement déterminerait l'acte adéquat à l'idée conçue ; je n'irai point jusqu'à dire que c'est toujours un phénomène centripète (ob. 50⁴) ; il est au contraire d'origine centrale ; c'est généralement, à mon avis, le processus d'idéation qui le détermine (mis à part, bien entendu, les cas de réflexes purs) ; il y a aussi notion nette de l'inhibition exercée lorsque l'acte est contenu, lorsqu'il ne s'extériorise pas en complétant et en affirmant la pensée par *la gesticulation* ; ce dernier phénomène, chez certains sujets, existe peut-être, sans avoir été précédé par ce sentiment de mimique interne dont l'étude des relations avec l'endophasie m'entraînerait trop loin pour que je puisse m'étendre sur ce sujet.

OBS. 50³ (*Suite obs. 49²*) ; personnelle. — Au cours de l'idéation qui n'est pas purement abstraite (1), je tends sans cesse à agir et à exécuter les actes qui se rapportent à mes pensées. Il m'est arrivé, surtout dans la jeunesse, d'être obligé de me surveiller pour ne pas faire certains actes qui se rapportaient à mes pensées ou rêveries. Je suis dans la rue ; je pense que je vais rencontrer telle personne avec laquelle j'ai rendez-vous ; à ce

(1) Au cours de l'idéation purement abstraite, souvent aussi en toute occasion où une idée m'occupe fortement, j'ai une tendance à me lever et à marcher, j'y trouve un soulagement (susceptible d'ailleurs d'explications diverses). — G. S.-P.

moment, je me ressaisis brusquement et j'arrête un mouvement
de salut commencé et que j'allais effectuer, comme si je m'étais
réellement trouvé en présence de la personne à laquelle je
pensais. Ces états de distraction excessive ont tendance à
s'atténuer et à disparaître. Mais il existe très souvent un degré
très appréciable d'instance motrice en relation avec les pensées
qui ont trait à des conceptions ou projets qui impliquent certains actes à exécuter. — G. S.-P.

Obs. 5o[4] (*Suite obs.* 48[2]). — Je ne puis penser sans agir.
Imaginer un acte, quel qu'il soit, c'est le faire *en puissance* ; c'est
un élan contenu, une motricité latente qui tient mes muscles
prêts à partir, comme une machine sous pression. Ma réflexion
ne peut longtemps rester intérieure. Si elle m'absorbe et me
surexcite, si elle porte au summun cette impatience d'agir, si la
charge devient maxima, alors je cède à l'irrésistible besoin
d'exprimer et de mimer ma pensée, je me lève de ma table de
travail ; je fais le tour de ma chambre, parlant haut et gesticu-
lant, puis je reviens m'asseoir, comme calmé temporairement
par cette dépense d'énergie motrice. Dans la conversation, si le
sujet m'entraîne, je discute avec ardeur, j'affirme ma pensée en
accentuant les mots, en roulant les *r*, en renforçant la sonorité
des syllabes ; je les souligne par une surabondance de gestes,
par une mimique faciale exagérée jusqu'à la grimace...

Ce n'est pas seulement ma propre pensée, intérieure ou traduite, qui met en jeu mon activité motrice. C'est aussi la pensée
des autres, et leurs actes, à plus forte raison. Quand je lis ou
écoute un récit qui me captive, mes impressions se traduisent
inconsciemment, j'ai des jeux de physionomie, des froncements
de sourcils, des soubresauts de muscles, des ébauches de gestes.
Si je vois faire un effort, il me fatigue ; je l'esquisse, je tends,
musculairement, à en prendre ma part. Une démarche, une
attitude, un mouvement de tête ne frappent pas seulement mes
yeux ; je sens agir les autres, autant que je les vois ; tel geste,
telle inflexion de voix, sont le fait de la mise en action de muscles
spéciaux : j'ai la notion instinctive des mouvements à faire pour
les imiter, notion très nette, puisque je sais d'avance si je suis
ou non capable de les reproduire. En même temps que mon
sens visuel reçoit des excitations qu'il ne gardera que passagèrement, ou au moins à un degré très affaibli, mon sens musculaire reçoit des impressions qu'il transmet aux centres (si le sens
musculaire existe, il fonctionne comme les autres, par voie
centripète), pour y être conservées fidèlement et durablement.
Aussi ai-je véritablement la mémoire musculaire des actes ;

des miens propres d'abord, et le souvenir du mécanisme du piano, des mouvements de l'écriture, de l'escrime, est tellement vif, qu'il est pour ainsi dire un acte latent ; de ceux ensuite que j'ai *senti* faire par d'autres, et je puis reproduire assez exactement une posture, une démarche, un port de tête, une voix que j'ai observés un certain nombre de fois (1). De même qu'un peintre doit, pour faire un portrait de mémoire, se remettre par la pensée l'original devant les yeux, de même, je dois, pour imiter une voix, l'entendre intérieurement, pour imiter un geste, en avoir le souvenir en quelque sorte mécanique. Et ce souvenir est tout à fait distinct de l'évocation visuelle à laquelle on pourrait le croire subordonné ; il a son existence propre. *J'imite sans voir mentalement.* Ce n'est pas une image visuelle qui me revient et que je copie. La proposition doit être plutôt renversée : mon souvenir musculaire, loin de dériver de mon souvenir visuel, le précède et le ressuscite. L'élément visuel de ma mémoire, affaibli, presque disparu, rebelle quand je cherche à l'évoquer seul, est corroboré par l'élément moteur, resté net et d'évocation facile ; l'attitude familière à un professeur que je n'arrivais pas tout à l'heure à mettre devant mes yeux, je la vois presque aussi nettement que dans le rêve maintenant que je l'ai prise dans mon fauteuil. — Dr MARIAU.

On peut distinguer dans l'observation du docteur Mariau les cas où l'idéation détermine des incitations motrices, et où la mémoire motrice est mise en jeu par évocation résultant d'un effort conscient, de ceux où cette évocation est déterminée sans effort conscient par les processus psychiques, et sans doute aussi de ceux, où des réflexes se produisent ou tendent à se produire en suite à des sensations visuelles ou auditives (2).

(1) Le docteur Mariau imite, à s'y méprendre, les voix et les attitudes des personnes qu'il connaît.

(2) A citer le cas suivant, d'un malade victime d'hallucinations auditivo-motrices :

« Les voix de M. X... raisonnent parfaitement, disent des injures, contredisent, et dans certains moments où la discussion entre la voix intérieure et M. X... est très animée, la langue de M. X... se meut malgré lui au moment où parle la voix intérieure ». « Elle me remue la langue », dit-il. (BALLET, *Le langage intérieur*, p. 64; Paris, F. Alcan, 1888.)

Transposition des sensations visuelles verbales. — Les v. moteurs emploient généralement un procédé déjà noté chez des v. auditifs et des v. visuels et qui indiquent une attention soutenue : en lisant, ils prononcent les mots du texte. Le docteur de Gaulejac (v. visuel, obs. 33, 34[2], 37[3]) emploie ce procédé lorsqu'il relit, c'est-à-dire au cours d'un acte qui nécessite une attention très soutenue. Beaucoup de v. moteurs et d'auditivo-moteurs ne *peuvent pas ne pas prononcer* mentalement en lisant.

Obs. 51. — Nettement moteur... — Je ne puis lire quoi que ce soit sans prononcer mentalement tous les mots sans la moindre exception, et si je fais effort pour ne point prononcer, les mots ne disent plus rien à mon esprit... Je ne puis concevoir qu'on soit visuel ; passe encore pour auditif. — Dr Védrine.

Obs. 51[2] (*Suite obs.* 50[3]) ; personnelle. — L'observation du docteur Védrine s'applique rigoureusement à ma manière de faire et, il est facile de le constater, à celle de beaucoup de moteurs et d'auditivo-moteurs. Je n'ai jamais eu conscience d'avoir lu sans avoir prononcé, et, si le fait m'est arrivé, c'est dans des états de distraction dont je n'ai point gardé le souvenir.

Je crains que le mot de transposition que j'ai adopté dans cet ouvrage s'applique mal à la généralité des phénomènes de substitution à une image ou à une sensation d'une image d'une autre nature. Je dis transposition parce que j'ai la sensation que c'est moi qui effectue cette opération. Comme celle du v. moteur, ma pensée est active : c'est un acte. Je crois qu'un v. auditif ou un v. visuel se serait instinctivement servi d'un autre terme. (V. *in* ch. II : v. auditif, l'observation de Cardaillac : « Nous ne lisons pas pour voir l'écriture, mais pour entendre la parole intérieure. ») Il est probable qu'un v. auditif aurait écrit : « La parole intérieure s'éveille à la vue des mots écrits. » L'expression que j'ai dès longtemps choisie, et qui m'a paru s'adapter naturellement au phénomène que je signale, trahit donc probablement la nature de mon endophasie ; mais je ne crois pas devoir la changer parce qu'elle peut s'entendre dans un sens passif. — G. S.-P.

Transposition des sensations et des images auditives verbales. — Obs. 51[3] (*suite obs.* 51[2]) ; personnelle. — J'ai déjà noté que les souvenirs des propos tenus devant moi, ou que les objections que j'évoquais, je les parlais mentalement ; et que tous les auditivo-moteurs ne font pas de même (V. Obs. 45, 46, 48[2]).

En ce qui concerne les sensations auditives verbales je n'ai pas besoin de les transposer pour les comprendre ; dans la conversation courante les mots entendus s'adaptent directement aux actes psychiques. Mais lorsque mon attention est vive, par exemple au cours d'un Maître dont je désire bien comprendre la pensée et me la graver dans la mémoire, je prononce mentalement, en même temps que je les entends, tous les mots qu'il dit ; je les achève quand il les commence ; je prononce mentalement ceux qui vont nécessairement faire suite à ceux qui viennent d'être émis chaque fois que le début d'une phrase ou d'un membre de phrase rend nécessaire l'emploi de la forme prévue pour la suite. Si, après le cours, je me rappelle quelques-unes des expressions mêmes dont il s'est servi, ce n'est pas sa voix que j'entends (sauf exceptions rares); je les parle mentalement et m'entends les parler. — G. S.-P.

TRANSPOSITION DES IMAGES MUSICALES. — OBS. 51⁴ (*suite obs.* 51³). — Je renvoie à l'observation de Stricker ; en écoutant de la musique je chante mentalement et je n'éprouve de réel plaisir que quand la phrase musicale est assez nette pour moi, qu'elle est pour moi assez dégagée des motifs d'accompagnement pour que je puisse la chanter mentalement en l'entendant. Goût très vif pour la musique ; mémoire musicale certainement supérieure à la moyenne; un motif est parfois retenu après une seule audition s'il n'est pas trop compliqué. Cependant je n'ai point de mémoire musicale auditive, je n'ai que la mémoire motrice de ce que j'ai mentalement chanté en écoutant; mais ce n'est pas seulement de la mémoire motrice : quand j'évoque un air, je le chante mentalement (1) ; sensations nettes dans la tête et surtout dans la langue si je chante les paroles, dans le larynx si je ne les dis pas. Spontanément, à titre exceptionnel, un motif que je n'ai pas retenu me chante à l'oreille ; sous l'influence d'une

(1) Conf. :

OBS. 52. — « ... Excellente vue, mais de l'hypermétropie... J'ai une très bonne mémoire visuelle ; c'est d'ailleurs en rapport intime avec mon métier (peintre). Je me rappelle les gens et les choses avec une sûreté et une netteté très grandes... Par l'imagination, je vois sans chercher à le faire; et même je me représente très facilement une silhouette coloriée d'une personne présente, que j'habille tout autrement en imagination, et je juge ainsi très sûrement un effet. — *J'ai parfaitement la sensation de chanter et même de prononcer en même temps qu'un artiste dans un concert.* » — Félix FOURNERY.

évocation qui aboutit rarement au résultat cherché, le phénomène peut se produire : l'effort est conscient et désagréable. Ces
images auditives véritables sont assez exactes mais le phénomène
dure peu ; dès que je sais l'air (généralement c'est par la seule
mémoire motrice que je retiens), je chante mentalement et
m'entends mentalement chanter, mais l'image auto-auditive n'a
pas d'éclat; c'est l'élément moteur qui domine. Cette mémoire,
que je signale comme très bonne, est très inexacte dans le détail.
Ne puis aller en mesure. Pas de voix. — En rêve il m'est arrivé
d'avoir des images musicales auditives très nettes et que j'esti-
mais extrêmement belles, sans qu'il m'ait été possible de les
rattacher à aucun motif connu. Plusieurs fois le phénomène a
été occasionné par un bruit quelconque, souvent discordant,
qui déterminait rapidement le réveil. — G. S.-P.

LOCALISATION. — J'ai cité le cas de M. Bourdon qui
place dans la poitrine sa voix intérieure ; ceux des auditivo-
moteurs chez lesquels l'élément moteur prédomine, rapportent surtout à la langue les sensations [ou sentiments
pour employer l'expression de Stricker (1)] que produit l'endophasie; mais ils ont conscience que le phénomène se produit aussi dans la tête. Je regrette vivement de n'avoir pas,
au cours de mes recherches, porté une suffisante attention
sur ce point, dont l'étude aurait peut-être procuré un moyen
de faire, ou de faciliter, le diagnostic de la nature de l'endophasie d'un sujet.

OBS. 52² (*suite obs.* 51⁴); personnelle. — C'est surtout dans la
langue que je sens des modifications lorsque je parle mentalement. En les cherchant je retrouve aisément les sensations notées
par Stricker; mais, avant d'avoir lu cet auteur, je n'avais jamais
cherché à *individualiser les éléments* d'un phénomène cependant
bien net chez moi, et dont l'intensité semble se modeler sur
l'intensité de la parole mentale. J'éprouve aussi le sentiment
que la parole mentale se produit dans la tête, au front, en même
temps que je parle mentalement avec la langue (et cependant
sans remuer celle-ci). Si je cherche à préciser ce qui se passe

____

(1) Notons que les mots sentiments et sensations sont l'un et
l'autre défectueux.

dans la tête, l'image auditive, ou plutôt auto-auditive, de mon parler mental paraît sonner à l'intérieur de mes oreilles et surtout (presque exclusivement) de mon oreille *droite*. Elle sonne à gauche seulement si je le veux et si je porte mon attention de ce côté (acuité auditive normale des deux côtés).

G. S.-P.

TEXTES APPRIS PAR CŒUR. — Les personnes chez lesquelles prédominent l'articulation verbale, emploient spontanément, pour apprendre par cœur, ce procédé auquel recourent d'ailleurs, dans le même but, certains v. visuels et certains v. auditifs. A noter que beaucoup de moteurs ou d'auditivo-moteurs se gravent mieux un texte dans la mémoire en le prononçant à haute voix qu'à voix basse, à voix basse que mentalement. — G. S.-P.

OBS. 53. — J'apprends par cœur très difficilement en lisant et en prononçant le texte. Pour réciter je prononce d'abord mentalement en m'aidant par la mémoire visuelle de la place typique de certains mots. — E. BESSON.

ORS. 54. — J'apprends très facilement par cœur ; je grave le texte dans ma mémoire en le prononçant et en le lisant ; mais surtout en le prononçant (aussi apprends-je presque toujours par cœur en lisant le texte à *haute voix*); lorsque je récite, je lis mon texte ; rarement, très rarement même, je prononce mentalement les mots avant de les parler ; cela arrive lorsqu'il y a des mots difficiles à prononcer dans un texte. — E. ANTOINE.

OBS. 55. — Je n'apprends pas facilement par cœur ; au lycée j'apprenais en lisant et en prononçant le texte ; autant que je me le rappelle, à la récitation je prononçais mentalement les mots avant de les parler. Il m'arrive souvent, mais ce n'est pas toujours, de parler mentalement, c'est-à-dire de prononcer intérieurement les mots exprimant ma pensée. Je ne me souviens pas de les avoir lus. J'observerai que, parlant mentalement, je les entends et que, d'une manière précise, je ne puis dire s'il n'y a pas là aussi un phénomène d'audition verbale. Je crois plutôt qu'il s'agit d'une mémoire motrice d'articulation, car, si je travaille seul, souvent j'exprime à haute voix ma pensée, je me parle extérieurement. Cela est surtout fréquent quand j'étudie un travail de sociologie (1) et qu'en mon cerveau naissent des objections aux théories que je lis. Souvent alors je parle à haute voix ces objections. Je pense presque toujours avec des mots accompagnés d'images.

J'ai une excellente mémoire visuelle pour les physionomies, les paysages, les tableaux ; j'ai ce que j'appellerai la mémoire topographique. Ainsi je puis facilement dire où tel tableau du Louvre est placé, la pose des personnages, etc., sans cependant fréquenter souvent le Louvre...

Je me souviens généralement bien des conversations tenues devant moi, mais le sens et l'esprit seuls de la conversation sont remémorés par moi, la forme s'oublie facilement. — A. HAMON.

Obs. 56. — Je n'apprends pas très facilement par cœur ; j'apprends en lisant souvent et en marmottant. Lorsque je récite, *je lis s'il y a peu de temps que j'ai appris* ; sinon je me borne à prononcer mentalement. — Dr GAURAN.

Obs. 57. — En m'observant, j'ai conscience de prononcer tous les mots de ma pensée. J'éprouve moins nettement ce phénomène lorsque je parle ; il me semble que dans la conversation courante je ne prononce pas en moi-même mes paroles avant de les faire entendre. Il me semble que dans le plus grand nombre de cas je n'entends pas les mots de ma pensée ; pourtant lorsque je pense à un sujet scientifique assez délicat, assez difficile, il me semble les entendre, mais ce n'est là qu'un phénomène *secondaire ;* je ne les entends qu'après les avoir prononcés mentalement. Je n'ai jamais eu conscience de voir écrits devant mes yeux les termes par lesquels j'exprimais mes idées, à moins peut-être que je ne cherche à penser en latin, en allemand. — Je ne puis penser à un objet sans qu'aussitôt il évoque en moi son image ; cette image visuelle, qui naît en général spontanément pour les choses, ne se fait que difficilement pour les personnes, même quand elle est évoquée volontairement... J'apprends peu et difficilement par cœur, j'y arrive en lisant et en récitant souvent le texte. Quand je le récite, il me semble l'entendre ; si je fais une faute, je l'entends : je ne reconnais pas la consonnance à laquelle mon ouïe était habituée. — Dr L. RICHON.

Obs. 57² *suite obs.* 52² (personnelle). — Pour apprendre par cœur, je lis à haute voix en me promenant, le texte à la main. Quand je sais une phrase ou un membre de phrase important,

(1) M. Hamon, directeur de l'*Humanité nouvelle*, est l'auteur d'ouvrages de science, d'histoire et de psychologie. Voy. *Déterminisme et responsabilité; La psychologie de l'anarchiste*, etc.

je lis ce qui suit à haute voix et m'essaie ensuite à réciter tout haut l'ensemble avec ce que j'ai déjà appris. Si je ne puis faire autrement, je lis à voix basse. En récitant, les souvenirs visuels m'aident peu ou pas ; quand je me trompe, la sensation auditive me renseigne, je crois, un peu sur la nature de la faute commise. Je ne puis bien retenir que ce que j'ai compris ; l'enchaînement des idées détermine les mouvements d'articulation. — G. S.-P.

En somme, les v. moteurs s'aident généralement de la mémoire visuelle verbale plus ou moins tenace, parfois de la mémoire auditive. Mais la mémoire motrice peut être excellente. Je citerai à ce propos le cas d'Inaudi, le calculateur connu, que j'ai examiné avec beaucoup d'attention en 1892, et qui est nettement auditivo-moteur.

Obs. 58 (Inaudi). — I. Organes des sens : *Vue*. — Vue normale, rien à signaler.

Ouïe. — Très fine, entend et distingue dans une salle de spectacle des paroles, mais surtout des chiffres prononcés très loin, et que ne perçoivent pas ceux qui l'entourent, même en y prêtant attention.

Autres sens. — Rien à signaler.

II. Mémoire visuelle. — Médiocre, retrouve suffisamment l'allure générale, la démarche, la physionomie d'une personne avec ses traits, la couleur de ses vêtements, etc., mais il lui faut *évoquer* pour voir ; il peut penser longtemps avec des mots seulement.

Questions diverses. — Retient très bien les faits par les images auditives ; emploie aussi des images visuelles qui n'ont point chez lui une netteté extrême.

III. Langage intérieur. — Inaudi monologue habituellement ses pensées et entend ce qu'il prononce mentalement ; *il ne le voit jamais écrit*. L'évocation d'une image verbale visuelle lui est difficile, pénible même ; il arrive difficilement à se représenter le mot « Inaudi » ou le mot « Scala », qu'il a souvent vus écrits en très gros caractères.

Lorsqu'on donne à Inaudi un calcul à faire, il ne lui sert pas de l'écrire, mais il le fait mentalement ; il faut qu'il prononce les données du problème qu'on lui soumet, il faut qu'il en articule la discussion ; il commence par marmotter à demi-voix, assez fort pour être entendu à quelques mètres, mais sans que l'on comprenne ce qu'il dit ; puis il s'arrête, cause de choses indifférentes et, au bout d'un certain temps, se reprend à marmotter ; il y a ainsi plusieurs phases, celles où toute son attention est portée sur le problème qu'il parle, où il revêt un facies d'homme préoccupé, et où ses mains exécutent de petits mouvements nerveux ; d'autres où il semble ne pas s'occuper de son calcul, où il cause et rit ; en réalité, il ne cesse jamais de calculer, mais il y a dans le problème *des passages difficiles qui nécessitent toute l'attention, d'autres qui sont des déductions faciles (pour lui), qui s'effectuent automatiquement, se déclanchent en quelque sorte dans un coin de son cerveau.*

L'évocation visuelle des chiffres est chez Inaudi relativement faible ; il peut mentalement en voir cinq ou six à la fois ; *pas davantage*. Néanmoins il calcule dans la perfection — (voir les articles publiés sur lui).

Note. — Inaudi emploie toujours le même procédé endophasique.

IV. MÉMOIRE VERBALE. — 1° Extraordinaire pour les dates et les chiffres, — ordinaire pour les noms. Il les prononce toujours et s'entend prononcer mentalement.

2° Inaudi apprend difficilement par cœur dix lignes de texte quelconque. Apprend extraordinairement bien dix lignes de chiffres ; — ou dix lignes ayant trait à des chiffres ou à un problème.

Quand on lui pose un problème, il en prononce le texte au fur et à mesure que les sensations auditives des mots lui parviennent.

3° Retient très bien ce qu'il a entendu dire soit par les autres, soit par lui-même. Dans un problème il faut qu'il s'entende marmotter.

En le faisant calculer les oreilles bouchées, on constate un retard dans l'énoncé du résultat ; *il en est de même si on l'empêche de remuer les lèvres.*

Inaudi croit que, s'il devenait sourd, il calculerait moins bien et moins vite ; il est évident que ce serait une grande gêne pour lui de ne pas « entendre » les questions posées et d'être obligé de les lire ; mais s'*il continuait de s'entendre mentalement*, il n'est pas certain que le fait de ne pas entendre les paroles qu'il émet à haute voix devienne pour lui une gêne très appréciable.

En somme, dans l'expérience des oreilles bouchées, il se peut que ce soit l'autosuggestion et la crainte de ne pas arriver assez vite qui retardent effectivement son calcul. Quoi qu'il en soit, il affirme qu'il calcule moins bien lorsqu'*il est enrhumé.*

Par contre, la difficulté de calculer la bouche close, n'est nullement étonnante ; les sujets moteurs ou auditivo-moteurs — comme M. Inaudi — sont extrêmement gênés lorsqu'on les prive des réactions motrices, dont ils ne peuvent se passer pour penser.

4° Prié de retenir un chiffre pour le répéter quelques mois après, Inaudi le prononce et concentre fortement son attention sur lui pendant quelques instants; ceci fait, il ne s'en occupe plus ; il *l'a mis dans un tiroir*, dit-il. Pas de mnémotechnie.

V. Rêves. — Rêves rares.

Rêves *professionnels* très rares ; il arrive néanmoins à Inaudi de voir, dans son sommeil, des séries de chiffres. — G. S.-P.

Je ne reviens pas sur l'élocution, la mnémotechnie, etc. des auditivo-moteurs (1).

Chez la plupart des auditivo-moteurs dont nous venons de nous occuper, le seul procédé endophasique dont ils aient conscience est l'articulation verbale que semble suivre l'audition verbale. Leur langage intérieur est un phénomène identique à leur langage audible ; mentalement ou non ils parlent et s'entendent parler. *Le mot d'auditivo-moteur s'applique à eux moins bien que si ce mot était retourné ;* ils sont moteurs d'abord et auditifs ensuite. Un mot est prononcé mentalement, et entendu mentalement parce qu'il a été pro-

---

(1) A confronter avec les obs. de mnémotechnie par des procédés visuels, l'obs. suivante :

Obs. 58² (*suite obs.* 51). — « Il faut, pour que je retienne un fait, que je l'associe à une idée ; ainsi toute ma vie je saurai que le nerf musculo-cutané envoie une branche au médian, parce que je me suis dit : « Tiens, ce pauvre petit diable de musculo-cutané qui fait la « charité à un personnage bien plus riche que lui ! » — Presque toutes mes pensées ont une tendance à s'accompagner d'images visuelles appropriées. Mémoire visuelle satisfaisante sur certains points, médiocre sur d'autres..... En ce qui concerne les notions abstraites, elles n'évoquent que l'idée du mot écrit. » — Dr Védrine.

Obs. 58³ (*suite obs.* 57²); personnelle. — Mon procédé mnémotechnique consiste généralement à établir entre les mots à retenir une association d'idées qui peut être artificielle, singulière, mais facile à retrouver ou à évoquer dans la forme verbale que je lui ai assignée. Il est certain que la mémoire visuelle, même lorsque ces associations sont abstraites, joue souvent un rôle appréciable. — G. S.-P.

noncé. La pensée ne se manifeste jamais consciemment à eux par des images auditives que n'aurait pas précédées l'articulation verbale.

Mais nous avons eu l'occasion de constater que, même chez les auditivo-moteurs les plus nets, il existe des phases peu conscientes de l'idéation, où la pensée ne leur paraît pas avoir eu les caractères d'une réaction, d'un acte, et au cours desquelles ils peuvent admettre que leur endophasie s'est manifestée par des images motrices faibles sans qu'il se soit produit d'incitation motrice (obs. 46[4]) ; pour d'autres ces phases passives, ou d'apparence passive, sont plus nettes ; ils reconnaissent un murmure confus de voix isolées... (V. obs. 48[2] du Dr Mariau). Voici à titre d'exemples dus à des v. moteurs ou à des auditivo-moteurs, quelques observations qui trahissent la notion nette de l'existence de l'audition verbale au cours d'états où l'observateur n'a pas la notion de produire ou de diriger son idéation.

Obs. 59. — Quelquefois, — très rarement, — j'entends des mots de mes pensées dans la rêverie très vague —, en fumant immobile ; en tout autre moment je prononce mentalement.
Henri Ner.

Obs. 60. — Je prononce tacitement chacun des mots qui, sans me servir à l'exprimer, me servent à représenter ma pensée, — et ce n'est pas là entendre comme Rivarol. — Quelquefois étant fatigué de tête, et laissant divaguer ma pensée tout en vaquant à une occupation matérielle quelconque, il m'arrive d'entendre, comme prononcés vaguement à mon oreille par la voix de quelqu'un très connu de moi, quelques mots ayant plus ou moins de rapports avec la divagation présente (1).
Charles Brunet.

(1) J'ai conservé personnellement le souvenir d'avoir éprouvé plusieurs fois, dans l'enfance, une hallucination auditive qui se produisait dans le moment qui précède le sommeil et qui ressemble beaucoup à celle qui est relatée dans l'observation suivante, que je dois à l'obligeance de François Coppée.

Obs. 61. — « Je n'ai pas fait cette observation (*celle du langage inté-rieur*) sur moi. Mais non... je n'entends pas les mots de ma pensée.... peut-être bien suis-je indifférent ...

Voix de la conscience. — Chez certains sujets, même moteurs, elle se manifeste par des images auditives. La phase d'audition est alors pleinement consciente. *Il semble qu'il y ait projection sous une forme verbale nettement définie des conceptions qui s'étaient plus ou moins consciemment élaborées antérieurement.*

Obs. 62. — Je prononce les mots de mes pensées, je ne les lis pas; (les écritures retenues par la mémoire ne paraissent que comme les autres images visuelles,) je les entends un peu; je ne deviens nettement auditif que si j'ai à me louer ou à me blâmer d'exécuter quelque action. Alors j'entends une voix intérieure qui m'approuve ou me condamne. Au commencement d'un acte très important, j'entends une voix intérieure qui m'indique ce que je dois faire. — Dr Ali Galib.

Notons que les projections d'images, verbales ou non, par lesquelles se manifeste le remords, ne sont pas toujours auditives. Elles peuvent être visuelles verbales (exemple du *mané, thecel, pharès*); elles peuvent se manifester par la persistance d'une image visuelle réelle ou imaginaire; (Victor Hugo a bien exprimé ce fait dans une de ses poésies : l'œil

« Autrefois j'apprenais par cœur, en lisant tout haut, avec une extrême facilité. Je n'ai plus éprouvé cette faculté en moi depuis longtemps. J'ai encore une excellente mémoire; elle a un peu diminué cependant dans ces derniers temps (notamment pour les noms). Si elle a baissé, c'est que je la crois trop chargée, trop pleine, et puis j'ai cinquante ans ! Mais je retiens encore très bien ce que j'ai entendu dire. Je me rappelle les faits par les images, les sons, les odeurs.

« Chaque mot, pour moi, évoque une image... Ma vue était normale (jusqu'à 45 ans). Depuis je suis un peu presbyte. J'ai beaucoup abusé, j'abuse encore de ma vue. Je lis toutes les nuits une heure au moins.

« Je me crois quelque don d'observation ; il s'exerce surtout sur le monde extérieur, me semble-t-il ; je suis plutôt un « *objectiveur* », comme vous dites.

« J'ai l'instinct musical assez développé ; je ne sais pas la musique, je ne m'y connais pas. Mais quelquefois, *quelquefois seulement*, elle m'a donné des sensations très vives. J'ai la voix juste et une certaine mémoire musicale.

était dans la tombe et regardait Caïn). Un v. moteur peut s'exprimer à soi-même ses regrets ou ses remords ; (j'ai eu tort d'agir ainsi ; pauvre homme, etc.). La constitution physio-psychologique d'un sujet, et les sensations que lui ont fait éprouver les actes qu'il se reproche (1), sont des facteurs à rechercher dans chaque cas. On peut voir, dans un ouvrage remarquable de Flournoy (2), un exemple d'images visuelles, auditives, verbales, graphiques, motrices, etc., systématisées au point de donner à une jeune fille l'illusion de l'existence semi-objective d'un personnage, qui vit en elle ou à ses côtés pour jouer le rôle de Mentor.

Obs. 63. — La voix de la conscience, écrit M. Maurice Ajam (v. auditif), se manifeste bien entendu en moi par le démon intérieur dont j'ai parlé. Le personnage grondeur se met alors tout à fait dans son rôle. A mon humble avis, l'éducation catholique

« Mon ouïe est bonne ; mes rêves se présentent sous forme d'images visuelles ; je parle peu et m'entends peu parler dans mes rêves. — Je n'ai pas eu d'hallucinations ; cependant, quelquefois, très rarement, une voix inconnue m'appelle par mon nom de famille « *Coppée* » tout court. Elle a un accent de pitié si j'ai du chagrin, de reproche si je suis mécontent de moi. — Quand je dis que j'entends cette voix, cela signifie que je m'imagine l'entendre...

« Je n'ai vécu que pour les lettres ; — enfant j'avais des dispositions pour le dessin ; — les sciences naturelles m'auraient, je crois, beaucoup intéressé. Il me semble que j'aurais pu faire un médecin.

« J'ai l'élocution facile.

« Mon père, très épris de littérature, a écrit lui-même quelque peu, non sans talent. Il n'a rien publié...

« François Coppée, de l'Académie française. »

(1) V. in Caserio en prison, notes d'un gardien (*Archives d'Anthr. crim.*, nº 95) :

« Si j'avais vu une ou deux fois M. Carnot avant son voyage à Lyon, disait Caserio, j'aurais pu l'atteindre avec une bombe, mais le courage m'aurait manqué pour le poignarder. — Si même, ce regard doux qui se fixa sur moi, lorsque j'eus plongé mon couteau dans sa poitrine, m'avait impressionné avant comme il me frappa au moment du meurtre, mon arme me serait tombée des mains. »

(2) Th. Flournoy, *Un cas de somnambulisme avec glossolalie* (Des Indes à la Planète Mars) ; Paris, F. Alcan, et Nouvelles observations sur le même sujet.

n'est peut-être pas étrangère à ce dédoublement de la personnalité. Il est fort possible que l'habitude qu'on fait prendre de bonne heure aux enfants, de s'examiner intérieurement, de s'interroger, que la croyance à « l'ange gardien » finissent par provoquer ce singulier dialogue intérieur. Je donne mon opinion pour ce qu'elle vaut (1). — MAURICE AJAM.

INSPIRATION. — L'audition verbale se produit encore chez certains v. moteurs, probablement par un mécanisme assez semblable à celui qui détermine l'audition de la voix de la conscience, au cours de la composition de leurs œuvres (2).

OBS. 63³ (*suite obs.* 49). — Bien que je prononce les mots de mes pensées, il m'est arrivé pour quelques-unes de mes œuvres, — mes meilleures, — d'écrire avec une surprenante facilité et comme sous la dictée d'un être invisible. — CHARLES AUBERT.

(1) Je crois devoir faire remarquer que, si l'éducation catholique enseigne la croyance à *la voix* de la conscience, les premiers qui révélèrent le phénomène l'avaient évidemment éprouvé. A remarquer que la seule personne qui m'ait spontanément signalé l'audition verbale en tant que voix de la conscience est du type v. moteur. C'est le docteur Ali Galib (V. obs. 62), musulman, peu au courant des prescriptions de l'éducation chrétienne. J'ignore si les Musulmans, qui croient aux anges gardiens, pensent également que les remords se manifestent sous forme de voix entendues intérieurement.

(2) V. obs. suivante, due à M. Guillaume Livet, et qui ne contient pas d'ailleurs d'indication nette relative à l'audition verbale :

« OBS. 63² (*suite obs.* 43³). — ... Je me figure assez bien les personnes auxquelles je pense, les lieux que j'ai parcourus, mais je dois faire dans ce cas appel à l'image ; elle me vient rarement en même temps que la pensée ; je dis « mon père, ma mère » sans voir leurs traits ; si je les évoque, au contraire, leur image m'arrive très nette.

« Cette mémoire baisse en moi (37 ans) depuis trois ou quatre ans ; plus je vais, plus facilement je me souviens des choses anciennes ; je puis évoquer des images de lieux visités dans mon enfance, dans ma prime jeunesse ; et l'image m'arrive d'autant plus précise qu'il y a plus longtemps que j'ai vu l'objet, le tableau, l'endroit, la personne évoqués. Bref, plus un souvenir visuel est lointain, plus il est ancien et plus facilement je le fais revivre.

« Les matériaux visuels s'amassent chez moi *à mon insu* ; je suis un *observateur inconscient*. Ainsi je cause dans la rue avec un ami ; sur l'autre trottoir passe X..., je ne le regarde pas, je n'y fais pas attention, je ne le vois pas, et je l'ai tellement bien vu cependant

Obs. 64. — Je suis moteur : je parle mentalement ma pensée. Dans la composition de certaines poésies, il m'est arrivé d'être

qu'une demi-heure après, je dirai à mon ami : « X... avait un drôle « de chapeau, un singulier pantalon, etc. »

« Ce sont ces matériaux, acquis inconsciemment et tenus en réserve, qui me permettent d'écrire sans réfléchir,.....

« Ce n'est plus pour moi qu'une question d'écriture matérielle, et c'est au fur et à mesure que j'écris que les personnages prennent leur caractère propre dont ils ne se départiront plus jamais, que je crée les épisodes, qu'ils naissent, pour ainsi dire, sous ma plume avec le dialogue, les jeux de scène, les préparations obligées ; on pourra blâmer le sujet, il n'y aura rien à dire sur la forme et l'exécution ; je laisse la question talent de côté : je veux dire que l'ouvrage est bien fait, dans les règles ; la pièce, l'article se font chez moi, en écrivant — comme si un mot en amenait un autre, et m a pensée *écrite* une autre pensée. En somme, je ne pense bien que la plume à la main. Ainsi, je n'aurais jamais pu vous dire aussi vite tout ce que je viens d'écrire là ; j'aurais eu de la peine, j'aurais été fatigué ; et, à présent que je l'ai écrit, je pourrais le dire aisément. — (J'observe cependant que, pour les notions abstraites de philosophie ou de religion, j'y songe facilement sans écrire).....

« En même temps que j'écris, je parle en dedans la pensée qui va tomber ou mieux qui découle de ma plume, et, en même temps, je puis absolument penser à autre chose. C'est un dédoublement du moi ; un moi pense, écrit, relit, parle sa pensée, un autre chante un air d'opéra, songe à des futilités, au dîner du soir, à la pièce de la veille, au chien qui joue près du feu. C'est ainsi que l'inspiration peut être symbolisée chez moi par le démon de Socrate, autre moi étrange, que je n'ai pu encore observer suffisamment, *qui dicte et écrit*, pendant que — personnellement, si je puis m'exprimer ainsi, — je songe à mille choses autres. Ce travail est toujours accompagné d'ailleurs d'une légère congestion cérébrale avec une légère accélération du cours du sang et une hyperesthésie de tout le système nerveux. J'écris la nuit ; alors que la fatigue arrive je me couche, et le lendemain j'ai totalement oublié ce que j'ai écrit la veille ; c'est alors que l'autre moi (celui qui chantait ou regardait jouer le chien) intervient ; il lit, critique, exerce son jugement sur une œuvre qui lui paraît entièrement nouvelle et ne pas procéder de lui.

« Je retiens facilement ce que je lis, peu ce que j'entends ; j'ai fait toute ma médecine sans assister à un cours ; j'ai pu cependant passer par des concours, mais en apprenant avec des sujets vivants ou morts ou avec des livres. J'ai eu beaucoup de peine à apprendre l'anatomie, je l'ai oubliée.

« J'ai lu deux fois le *Manuel de physiologie* de Küss et Duval, je le sais encore. C'est la mémoire des noms et des chiffres qui me manque.

auditif. Ne serait-ce pas cette parole entendue qui aurait donné lieu à toutes les vieilles métaphores sur l'inspiration (souffle de l'inspiration, etc.) (1). — YVANHOE RAMBOSSON.

IMAGES AUDITIVES MNÉMONIQUES. — Je ne reviens pas sur la projection, notée par des personnes chez lesquelles prédomine l'articulation verbale, d'images auditives mnémoniques, que leur apparition soit provoquée par des états émotionnels (V. obs. 31³ *coup de gong* du professeur Lacassagne) ou non (V. obs. 31⁴, 45, 46). Il serait peut-être téméraire d'affirmer que les images auditives de l'inspiration, de la conscience, etc. ne sont pas de vraies images endophasiques, mais que ce sont des images mnémoniques, des images de mémoire, dont la projection sur le cortex est consécutive à des actes psychiques et même endophasiques demeurés peu conscients ou oubliés. Il est probable que le fait est assez complexe, et la systématisation avec laquelle s'opère la projection est assez difficile à expliquer.

FORMULES PARALLAXEIDIQUES (de παραλλαξ, successif)

Il semble bien que, si chez certains auditivo-moteurs les pensées pleinement conscientes sont des actes, qu'ils parlent leur pensée et s'entendent la parler, chez d'autres il y a

« Ce que je dis me frappe peu ; j'ai fait des conférences dans plusieurs villes sur le même sujet, profondément su et étudié ; la conférence n'était jamais la même quant à la forme, au plan, à l'arrangement.

« J'apprends par cœur les vers en les lisant tout haut une fois ou deux ; je me souviens plus difficilement de ceux que j'ai faits. Il me faut deux fois plus de temps pour les retenir.

« Particularité : Je me sers, pour boire, de gobelets à cristal très épais, comme des verres à bocks ; un verre fin, je le briserais, — par peur de le briser. — Guillaume LIVET. »

(1) Cette dernière remarque, très juste, nous est, sans aucun doute, une explication et de certain vers très connu : « *Je dictais, Homère écrivait* » et de la tendance d'un très grand nombre de poètes à converser avec leur muse, à en faire un personnage réel, dont ils écoutent la voix, avec lequel ils causent, raisonnent, discutent : « *Poète, prends ton luth, et me donne un baiser.* »

des *phases plus ou moins longues d'audition verbale pure* et des *phases où se produit l'articulation, généralement suivie de l'auto-audition verbale*. Ceux-ci sont donc généralement auditivo-moteurs ou moteurs et deviennent parfois auditifs (type de l'*auditivo-moteur-auditif*, type du *moteur-auditif*).

Cependant, bien que tous les cas soient possibles, je crois que l'on est toujours ou plutôt auditif ou plutôt moteur (ou auditivo-moteur).

Le v. moteur a conscience de parler mentalement ; il n'a d'audition verbale que dans des états ou subnormaux, ou exceptionnels, ou émotionnels ; ou bien encore il se rend compte que les images auditives qu'il se remémore, ou prête à des personnages imaginaires, sont des souvenirs de voix entendues. Ceux qui sont tantôt auditifs et tantôt moteurs, mais chez lesquels prédomine l'articulation verbale, se rendent compte de ce que leur pensée pleinement consciente est une parole mentale, un acte comme est celui de parler.

Obs. 65. — *Langage intérieur.* — Je suis plutôt de la troisième catégorie (articulation verbale). Néanmoins je dois faire ici une grande réserve. On ne pense pas toujours de la même manière. On peut être hanté par une pensée agréable ou pénible, comme aussi on peut être obligé de travailler longuement et laborieusement à évoquer un souvenir ou à suivre un ordre donné. Il m'arrive donc quelquefois de penser presque à mon insu, sans le vouloir en tout cas, et alors *j'ai devant moi ma pensée*, sans le secours d'aucun mot, *ni lu, ni entendu, ni parlé* ; je vois la chose, mais non la phrase qui la dépeint. Ainsi, dans ce moment, je suis préoccupé de la pensée d'aller à la rencontre de ma fille, dans une ou deux heures d'ici ; je me vois sur la route, guettant la voiture, sans le secours d'aucun terme de langage. Mais au moment où j'ai pensé à vous le dire, j'ai prononcé en moi-même une partie du récit ; j'articule ma pensée quand j'ai l'idée d'en faire part (comme pour un article de journal ou pour un sermon). Une fois que j'en suis là, tantôt c'est une phrase qui me vient toute faite, tantôt c'est seulement un mot destiné à faire impression ; j'esquisse un geste, quelquefois les mots s'échappent de mes lèvres ; il peut même m'arriver de me lever et de prononcer à haute voix toute une phrase.

En tout cas je ne *lis* pas ma pensée, et si j'*entends* (rarement), comme une voix qui me parle, c'est plutôt quand je suis à l'état passif, et non quand je crée : je subis la pensée au lieu de la faire naître. — Bost.

Chez ceux au contraire qui se rapprochent le plus souvent du type auditif, c'est l'articulation qui n'apparaît que dans des circonstances exceptionnelles « pour se recommander à soi-même de ne pas oublier ce qu'on médite d'effectuer, sous l'influence de la passion ou d'un sentiment vif ou profond, pour prier, dès que la pensée est très intense, en cas de fatigue cérébrale, etc. »; telles sont les expressions par lesquelles des v. auditifs et des v. visuels manifestent que certains états émotionnels, ou une attention vive ou qui cherche à se maintenir sur un sujet (cas de la fatigue cérébrale) déterminent de l'articulation verbale (1). Chez un certain nombre les phases d'audition et d'articulation sont assez difficiles à séparer.

Obs. 65² (*suite obs.* 28). — Ordinairement je ne vois pas écrite ma pensée. Mais je puis, si je le veux, me représenter assez nettement un mot, surtout un mot court, tel que *oui, je*, écrit de ma propre écriture ou imprimé. Je ne vois pas nettement à la fois toutes les parties du mot, même d'un mot court tel que *je*. Pour bien observer ces images, je dois fermer les yeux ou tout au moins éviter de regarder les objets qui m'entourent.

Je crois en outre que le sens géométrique se subordonne chez moi au sens mécanique ; car je me représente les formes, etc., comme *engendrées* et non comme données : ainsi, en pensant à la lettre *m*, je la verrai se former, je ne me la représenterai pas comme formée, comme ayant toutes ses parties coexistantes ; en conséquence, je me représente à un moment donné plus nettement une partie de l'*m*, que les autres ; peut-être exprimerai-je mieux le fait en disant que mon attention passe d'une partie à l'autre de la forme que je me représente. J'ai remarqué en outre quelquefois qu'en pensant à une lettre, par exemple à *f, m*, une

_____

(1) Un v. auditif net déclare que l'articulation mentale est une façon *trop compliquée* de penser, pour qu'on puisse l'employer autrement qu'au cours de recherches introspectives.

partie de la lettre me semblait grise et l'autre d'un blanc légèrement brillant ; de tels phénomènes sont fugitifs et variables, et demanderaient à être observés méthodiquement.....

Je crois très difficile chez moi une séparation complète, dans la pensée, des éléments acoustique et tactile (musculaire ?) de la parole intérieure : ils me paraissent s'associer étroitement, et, quand, par un effort d'attention, je commence à isoler l'un, souvent je sens l'autre presque aussitôt apparaître et prendre sa place. Pourtant, c'est l'élément auditif qui, je crois, prédomine.

En *inspirant*, je puis parler et chanter intérieurement, ce qui doit être difficile, sinon impossible, aux *moteurs*, attendu que les mouvements articulatoires n'ont lieu normalement que dans l'expiration (1). Ma parole intérieure auditive a *mon timbre* de voix ; cependant, par exception, elle en peut prendre un autre, quand j'essaie d'imiter intérieurement la parole de quelqu'un ; mais le phénomène est beaucoup moins net que lorsque je parle intérieurement avec mon propre timbre. — J'entends ma voix non dans mes oreilles, mais dans ma poitrine (V. obs. 28.)

J'articule aisément ma parole intérieure, et, si je maintiens la bouche grande ouverte, j'éprouve une certaine difficulté et une sensation d'embarras à parler intérieurement (2). Ma parole intérieure se transforme aisément en chuchotement et agit facilement sur ma respiration ; il m'est très difficile de chanter un air intérieurement, même en inspiration, sans que tout de suite ma respiration ne se divise et ne se rythme comme elle le serait si je chantais réellement l'air. Je me fais, en outre, facilement l'illusion, alors même que ma bouche reste fermée et que je n'expire que par le nez, que je chante réellement, à voix faible, l'air : c'est là une illusion, car le sifflement de l'air expiré par le nez ne présente que des variations d'intensité. Comparer la tendance qu'a un simple rythme à évoquer la mélodie qui d'habitude lui est associée. — Ma parole intérieure est perçue par moi plutôt comme système de représentations auditives que tactiles, quoique j'y puisse percevoir aussi, *en m'appliquant*, des représentations tactiles : peut-être, il est vrai, s'agit-il ici non de représentations, mais de sensations légères.

B. BOURDON (3), 1892.

(1) Je considère cette observation comme inexacte en ce qui concerne l'articulation mentale. — G. S.-P.

(2) Conf. STRICKER.

(3) B. Bourdon, auteur de nombreux travaux scientifiques.

Il semble bien que, si certains sujets sont généralement moteurs (ou auditivo-moteurs) et souvent auditifs purs (moteurs-auditifs ; — auditivo-moteurs-auditifs), par contre beaucoup sont généralement auditifs et plus ou moins fréquemment moteurs ou auditivo-moteurs (auditifs-moteurs ; — auditifs-auditivo-moteurs).

Obs. 66. — Si je suis vivement surexcité, je parle mentalement mes pensées ; je les parle même quelquefois à haute voix. En somme, lorsque je pense fortement avec persistance, j'ai une tendance à parler mentalement ; si la pensée m'absorbe, j'articule presque ; mais, si elle me passionne, je parle soit bas, soit à haute voix. Au repos, la pensée ne s'accompagne que d'une simple audition de la parole. — Professeur Doumer.

Nous touchons aux auditifs. Exemple :

Obs. 66² (*suite obs.* 46³). — Je suis toujours auditif ; toutefois lorsque je suis sous le coup d'une émotion vive, malgré moi j'articule, et je me rends compte que l'articulation de ma pensée est nécessaire pour exprimer toute la force de mes sentiments. — Martial de Roffignac.

Un point qui mériterait d'être approfondi est le suivant : Alors que l'auditivo-moteur parle mentalement et s'entend mentalement parler, c'est-à-dire que pour lui la parole intérieure est un phénomène qui reproduit dans leur ordre les phases de la parole à haute voix, existe-t-il des sujets chez lesquels la pensée se projette en images auditives dont chacune détermine ou paraît déterminer l'image motrice (ou tactile) ou l'incitation motrice correspondante, c'est-à-dire des sujets dont la parole intérieure serait quelque chose comme *la parole à haute voix à l'envers. Il est possible que ce soit ce qui se passe chez le v. auditif ou le v. visuel nets*, sous l'influence de l'introspection ; il n'y aurait pas *audition secondaire*, mais *articulation secondaire ;* un sujet, qui penserait généralement et spontanément ainsi, ne mériterait-il pas le nom de type paradoxal (1) ?

En résumé, la plupart des hommes emploient pour penser la voie auditivo-motrice ; pour le plus grand nombre la parole mentale est semblable à la parole audible : ils parlent et s'entendent mentalement parler (auditivo-moteurs) ; quelques sujets exceptionnels ne font que parler intérieurement et n'éprouvent pas le phénomène d'auto-audition verbale (Stricker) ; par contre, chez beaucoup d'autres, la pensée ne détermine que la projection des images auditives (V. Egger, et obs. de v. auditifs). Entre les deux types extrêmes de la série tous les intermédiaires sont possibles ; mais je crois qu'un sujet pourrait toujours être rangé, ou parmi ceux dont la pensée pleinement consciente se mani-

(1) En poussant aussi loin que possible l'analyse, les distinctions à établir et à rechercher sont, je crois, les suivantes :

Types monoeidiques : *V. auditif* (Egger) ; répandu.
                 V. moteur (Stricker) ; assez rare.

Types dueidiques : *A. Formules suneidiques.*
             Auditivo-moteur (Saint-Paul) ; très répandu.
             Type paradoxal (le mot entendu détermine, indépendamment de tout effort introspectif, l'articulation ou l'image tactile ou motrice); problématique.
         B. Formules parallaxeidiques.
             Moteur-auditif (généralement Stricker, souvent Egger); problématique.
             Auditivo-moteur-auditif (génér. Saint-Paul, souvent Egger); très répandu.
             Auditif-moteur (généralement Egger, souvent Stricker); problématique.
             Auditif-auditivo-moteur (gén. Egger, souvent Saint-Paul); répandu.
             Auditif paradoxal (V. v. auditif).

A rappeler cette observation : Obs. 66³ (*voir obs.* 57). (*Moteur auditivo-moteur*). — J'ai conscience de prononcer tous les mots de ma pensée ; il me semble que, dans le plus grand nombre de cas, je n'entends pas les mots de ma pensée. Pourtant, lorsque je pense à un sujet scientifique assez délicat, assez difficile, il me semble les entendre, mais ce n'est là qu'un phénomène secondaire; je ne les entends qu'après les avoir prononcés mentalement. — Dr Richon.

feste sous une apparence sensorielle, ou parmi ceux, plus nombreux à mon avis, pour lesquels elle est un acte ; et je doute fort de l'emploi équilibré des deux procédés chez une même personne.

Visuelo-moteur.

Il semble bien que l'endophasie de certaines personnes s'effectue plutôt au moyen de la voie visuelo-motrice que de la voie auditivo-motrice ; chez elle, l'articulation verbale ne détermine pas une audition secondaire comme chez l'auditivo-moteur ; elles voient écrits les mots qu'elles prononcent mentalement. On pourrait donc penser que tout ce qui a été noté au paragraphe qui traite de l'auditivo-moteur, relativement aux variations individuelles et circonstancielles, au sujet de la valeur relative de l'incitation motrice ou de l'image motrice ou tactile d'une part, et de l'image auditive de l'autre, de la prédominance et de l'antériorité de l'une ou de l'autre ; que tout cela s'applique aux visuelo-moteurs sous la réserve qu'il s'agit de l'image visuelle verbale et non plus de l'image auditive verbale ; et nous pourrions sans doute trouver l'équivalent de toutes les formules signalées p. 177, note 1, entre les types extrêmes : celui de Stricker (v. moteur) et celui de Galton (v. visuel).

Je résume ici les observations les plus caractéristiques, en souhaitant que l'avenir nous en réserve de plus détaillées.

FORMULES SUNEIDIQUES (VISUELO-MOTEUR). OBS. 67. — Mémoire visuelle excellente. — En dehors de tout effort les pensées ont de la façon la plus nette une tendance naturelle à s'accompagner des images visuelles appropriées.

Je n'appartiens certainement pas au type de l'auditif, mais sûrement à *celui du visuel et du moteur*. Je ne raisonne bien qu'en me parlant à moi-même, mais quand je veux rédiger mon raisonnement, il me faut le papier et la plume, il faut que *je voie* ma phrase ; je dois ajouter que, quand je me parle ainsi à moi-même, *je vois* chaque mot, que je prononce aussi intérieurement, *avec ses lettres*. — Pour apprendre par cœur, il faut que je prononce le texte, mais en le suivant des yeux. Quand ensuite je récite, le visuel l'emporte ; je vois le texte, je le suis des yeux, je tourne la page à l'endroit voulu. Je me souviens, même au bout de plusieurs années, si un passage qui m'a fortement frappé se trouve en haut ou en bas, au verso ou au recto d'une page.

X..., professeur à l'Université de l'État, Lille.

Obs. 68. — Je ne suis pas un Rivarol, mais un Charma et un Montaigne, surtout un Charma. Je vois, je lis ce que je pense comme si je l'avais écrit moi-même à l'avance, et, avant de formuler ma pensée, je la répète en moi-même, je me la récite comme on récite une leçon à un maître répétiteur avant de la réciter au professeur. Je ne crois pas avoir jamais employé le procédé de Rivarol, mais je suis certain d'employer chaque jour ceux de Charma et de Montaigne *en les associant*. Bonne mémoire visuelle. Visuelisme bon. Quand un visage m'a frappé, j'éprouve même, en me le rappelant, le besoin de reproduire sur le papier les lignes qu'il m'a laissées dans la tête.

Dr E. BAUDRON.

Obs. 69. — Bien qu'inférieure à la précédente (imagination verbale visuelle), la mémoire motrice d'articulation me paraît être assez développée chez moi. J'ai essayé d'apprendre une pièce de vers uniquement par le secours des yeux, en la lisant mentalement ; j'ai eu une peine infinie. Il fallait que ma bouche prononçât les mots pour les graver plus sûrement dans ma mémoire. Mais cette mémoire, dépourvue de l'aide de la mémoire verbale visuelle, est faible ; souvent j'ai essayé, au théâtre, de me rappeler certains vers, certains mots, au moyen de la mémoire d'articulation ; je ne pouvais pas. Quant à ma pensée, elle me semble faite d'une combinaison de ces deux procédés : *je vois les mots dans ma pensée et je les prononce mentalement ; un mot évoque l'image visuelle qui lui est propre, et en même temps les mouvements d'articulation qu'il nécessite pour les prononcer.* Voilà ce que je suis pour le français ; en latin, en grec, en allemand, je suis purement visuel.

ZIMMERMAN, élève à l'École normale (Lettres, 1892).

L'auteur de cette observation ajoute que le phénomène d'audition verbale ne lui est pas inconnu. (Conf. avec ce qui est dit des silhouettes visuelles, dont l'attention détermine la projection, chez l'auditivo-moteur.)

Obs. 69² (*suite obs.* 69). — Il ne me semble pas que je pense sous la forme auditive. Ou du moins l'image auditive est moins vive que les autres ; cependant je puis dire qu'elle joue un rôle dans ma pensée. Chaque mot français s'accompagne d'abord d'une image visuelle prédominante, d'une image motrice par laquelle je le prononce mentalement, et d'une certaine image auditive moins vive, mais qui contribue, pour une certaine part, à la physionomie du mot dans ma pensée. Bonne mémoire visuelle (tableau, figures, etc.). Je me représente facilement les objets, mais je ne me les rappelle pas longtemps, car ma mémoire est facile mais de courte durée.

Visuelisme médiocre. Il me semble penser surtout avec des mots, non accompagnés d'images. — Zimmerman.

Dans l'observation qui précède on ne peut comparer le visuelisme à l'audition secondaire des auditivo-moteurs. Il semble bien que ce soit l'image visuelle qui domine et qui détermine, sous l'influence de l'attention, l'articulation verbale. La comparaison à faire serait donc plutôt avec le type auditivo-moteur paradoxal (p. 177); mais ici cette appellation ne serait pas justifiée, car pour beaucoup de visuelo-moteurs le procédé endophasique doit être comparable *à l'acte de lire à haute voix (ou à voix basse)* ; ils doivent donc éprouver en pensant, la notion qu'ils lisent l'image verbale du mot avant de le prononcer, et ce serait le contraire qui serait anormal. Faute de documents, il est inutile de discuter sur la fréquence relative des types, encore hypothétiques par tant de côtés, du visuelo-moteur à articulation secondaire qui penserait comme on lit, et du visuelo-moteur à visuelisme secondaire qui serait tout à fait comparable à l'auditivo-moteur, — l'articulation verbale déterminant chez lui une image verbale visuelle au lieu d'une image verbale auditive.

Notons que, si le v. moteur et l'auditivo-moteur pensent comme ils parlent et que si leurs pensées leur font l'effet d'être un acte ; si le v. auditif pense comme il entend et le v. visuel comme il lit, et si partant leurs pensées leur font souvent l'effet de sensations (v. pseudo-état passif) ; l'auditivo-moteur paradoxal, qui penserait comme il répéterait des mots entendus, et le visuelo-moteur à articulation secondaire pour lequel penser serait comparable à lire à haute voix (ou à voix basse), n'éprouveraient en pensant ni l'état passif, ni l'état actif, mais un mélange, une succession des deux états juxtaposés, comparable à celui que nous éprouvons quand nous répétons ce que nous venons d'entendre ou quand nous prononçons en même temps que nous lisons.

Obs. 70. (In Th. Flournoy (1), p. 38). — M. Ms, Grec de Chypre, n'est pas du tout auditif, mais il est à la fois verbo-visuel et verbo-moteur. Sa pensée s'écrit presque continuellement devant son regard mental soit en grec, soit en français suivant les cas et toujours de son écriture (sauf lorsqu'il s'agit d'un texte qui a frappé ses yeux, et que sa mémoire reproduit alors avec les caractères graphiques originaux), et en même temps il a le sentiment de la prononcer mentalement.

L'auteur de l'observation suivante, le docteur Cuinier, décrit ainsi qu'il suit le phénomène d'antéception verbale.

Obs. 71. — Visuel et moteur. Dans la récitation d'un texte j'entends ; j'apprends par cœur en lisant et en écoutant.

Lorsque je me trouve dans un salon, je lis dans ma pensée la phrase que je vais prononcer, afin de constater sa régularité ; j'articule mentalement aussi, mais le plus souvent en second lieu ; ainsi, dans le fait cité précédemment, après avoir lu la phrase dans ma pensée, je la prononce mentalement.

Dr Cuinier.

Formules parallaxeidiques

Il est vraisemblable que l'examen de beaucoup de visuelo-moteurs nous conduirait d'une part à des sujets chez les-

(1) Th. Flournoy, *Observations sur quelques types de réaction simple,* ouv. cité ; Genève, Eggiman, 1896.

quels le v. visuelisme n'apparaît que rarement et nous ramènerait au type Stricker, et d'autre part à des v. visuels (obs. 76) qui n'articulent que dans certaines circonstances ; (types de v. moteurs-visuelo-moteurs ; de visuelo-moteurs visuels, etc.). Nous ne pensons pas qu'il soit utile, pour le moment, d'indiquer les combinaisons possibles, et qu'il est d'ailleurs loisible d'édifier, en se reportant à ce que nous avons dit p. 180 des visuelo-moteurs (formules sunéidiques) et des auditivo-moteurs. (V. p. 177, note 1.)

Obs. 72. — Quand je pense je parle intérieurement, et quand j'écris, si je suis seul, je prononce les mots avant de les écrire. *En même temps*, si je pense lentement, je lis les mots intérieurement. — X..., avocat à Liverpool.

Cette dernière observation est bien d'un v. moteur ; la suivante paraît être d'un v. visuel :

Obs. 73. — Vue extraordinaire de loin. Je suis capable de déchiffrer une enseigne d'un bout de l'avenue de l'Opéra à l'autre. Cette vue est affaiblie depuis un an ou deux.

Ma mémoire visuelle est excellente. Pas beaucoup de mémoire des morceaux appris par cœur ; en revanche, je retiens les faits, les conversations ; le lieu de la scène au moment du fait ou du propos, les personnages, je revois tout, à l'état vivant et coloré.

Je lis devant moi ce que je pense (cependant je prononce aussi *certains mots* mentalement). Je ne l'entends pas, excepté lorsque je pense en espagnol (je le sais fort bien). Alors j'*entends parler l'espagnol en moi* (1).

(1) Il n'est pas rare de trouver des observateurs qui déclarent que leur procédé endophasique est différent, lorsqu'ils pensent des mots ou à des mots d'une langue étrangère, du procédé qui leur est habituel pour l'emploi de leur langue maternelle.

Obs. 74. — Je parle en moi tout ce que je pense... Je parle assez bien le languedocien, et toutes les fois que je m'en sers je suis moteur comme pour le français ; pour le latin et le grec, je suis en même temps visuel et moteur ; ceci vient, je crois, de ce que le français et le languedocien ont été deux langues que j'ai parlées

Je colore mes sensations ; j'ai des douleurs qui me semblent *rouges*, d'autres plus aiguës qui me paraissent *vertes*.

Mon ouïe est bonne ; je retiens facilement un air après l'avoir entendu une fois. — Jules CLARETIE, de l'Académie française.

OBS. 76. — (Verbo-visuel). En travaillant (et seulement en travaillant), il m'arrive parfois de lire et de parler en même temps l'idée qui m'arrive et que j'écris aussitôt. — Paul BONNETAIN.

dès ma première enfance et avant de savoir écrire, tandis que je n'ai entrepris que plus tard, de huit à onze ans, l'étude du grec et du latin... Je me représente les dates, mais une certaine catégorie seulement. Ce sont celles qui sont voisines de certains points de repère comme J. C. — 1880 — 1870, etc. Ce qu'il y a de curieux, c'est que je vois les années qui ont précédé ces dates fixes, mais non pas celles qui suivent. La série des années que je vois se présente à moi comme une échelle partant du point de repère et remontant vers la gauche ; je puis ainsi me représenter les années de 1850 à 1870, 1500 à 1800, 50 avant J. C. à J. C., mais c'est tout ; le reste des années ne présente rien à mon esprit, sauf exceptions (je vois alors un fait qui s'est passé dans l'année en question). — Je vois également les jours de la semaine comme des cases séparées par des traits verticaux, et pour compter, par exemple, combien de jours me séparent d'une date à venir, je vois ces cases et, si elles ne sont pas trop nombreuses, je les compte en les embrassant d'un seul coup d'œil. S'il y en a beaucoup, je suis obligé de calculer morceau par morceau ; d'ailleurs je calcule arithmétiquement très mal... Une image éveille facilement en moi une sensation auditive, un son ; par contre, si le phénomène inverse, l'*audition colorée*, est possible chez moi, il ne résulte que d'un effort de ma part...

Dr Jean ARRUFAT.

Le fait de situer les dates sur des figures géométriques diverses est noté par plusieurs personnes, notamment par MM. Bost et de Gaulejac. L'audition colorée est signalée plusieurs fois. Je signale à ce sujet la curieuse note suivante du docteur Mariau :

OBS. 74² (*suite obs. 50⁴*). — « J'éprouve à un degré très prononcé le phénomène de l'audition colorée, pour les sons musicaux surtout, et aussi pour les sons élémentaires et pour les bruits normaux et pathologiques de l'organisme. Le souffle de la pleurésie est gris ; celui de la pneumonie, rouge-brun. Les bruits normaux du cœur sont noir mat, le souffle si particulier de l'insuffisance aortique, quand il est très accusé, est rose-chair. Dès que j'ausculte, en même temps que la sensation auditive, apparaît la sensation colorée qui précède le diagnostic, et aide certainement à le faire.

« Le phénomène inverse n'existe pas chez moi. — Dr MARIAU. »

OBS. 74³ (*suite obs. 65*). — Voici mes couleurs pour les notes et pour les voyelles : **Si** *bémol*: jaune brun ; u.: vert. **Ré** *dièse* : indécis.

Auditivo-visuel (Type Léon DAUDET).

FORMULES SUNEIDIQUES

Les deux observations suivantes consignent, en termes assez semblales, l'existence d'une formule exceptionnelle.

Si : jaune vif ; **eu** : violet terne.
O et **do** : jaunes ; **ou** : noir.
É et **ré** : bistres ; **è** : gris.
I et **mi** : rouges :
A et **fa** : blancs.
Do : jaune ; **o** : jaune.
Do *dièse*
Ré *bémol* } indécis, foncé.

Ré : bistre { **é** : bistre.
{ **è** : gris.

Mi *bémol* : carmin terne }
Mi : rouge éclatant   } **i** : rouge.
Fa : blanc-lilas.
Fa *dièse* : brun-noir } **a** : blanc.
Sol *bémol* : verdâtre pâle.
Sol : jaune-vert.
Sol *dièse* : vert (émeraude).
La *bémol* : violet-bleu.
La : bleu vif.
La *dièse* : indécis.

BOST.

OBS. 75. — *Associations sensorielles.* — Des sons (voyelles), prononcées intérieurement, évoquent des images visuelles définies (forme des lettres), en même temps que de *vagues images colorées* que l'attention trouble, et qui ne peuvent être fixées. Ces dernières empruntent quelquefois une figure particulière.

Par ordre d'intensité. — *E : blanc transparent bleuâtre, paysage de glace et de neige. — I : blanc, jaune très clair, opaque. — U : vert noirâtre, vert opaque. — O long : rouge foncé. — O bref : jaune vif ou rouge clair. — Ou : violet foncé transparent ; bleu peu éclairant ; souffle aigre, gris mat. — A bref : rouge cerise. — A long : rouge, brun sale. — Ai : mauve.*

Les sensations entotiques de *sifflements aigus* éveillent l'idée de couleurs claires, vives, généralement bleu transparent.

Il se joint aux phénomènes colorés des images d'espaces, de sensations tactiles.

Les sons aigus sont : *étroits, durs, froids.*

I éveille l'idée de *striction.*

Les sons graves : — Se traduisent par : *ampleur, fluidité, chaleur.*

Ou. — Vibrations d'ondes aériennes, baignant le corps et s'étendant au loin.

Ces sensations sont plus nettes quand elles succèdent à la phonation interne, c'est dire qu'elles sont faibles ; rarement elles atteignent l'intensité nécessaire pour transparaître aux sensations visuelles actuelles. Ces sensations semblent se préciser à l'étude et ne s'étaient pas imposées à l'esprit avant que des lectures, faites à ce sujet, n'aient développé l'auto-observation ou la suggestion.

Dr Jules HIRTZ.

V. travaux de Gruber, Mario Pilo, etc.

Obs. 77. — J'entends absolument ce que je pense et vois écrits en même temps en détail tous les mots. Excellente mémoire visuelle... Je ne puis penser à une personne sans la voir immédiatement et sans voir en même temps son nom, écrit avec son écriture, si j'ai eu l'occasion d'en recevoir une lettre, avec son nom écrit par moi dans le cas contraire... Pour tout ce qui est concret je pense à la fois avec des images et des mots. Pour les notions abstraites je les pense sous forme de mots... Souvenirs des conversations assez facile, mais moins facile que le souvenir d'un air de musique entendu.

J'apprends par cœur en lisant tout haut.

X..., étudiant à la Faculté des lettres de Lille (philosophie).

Obs. 78. — Lorsque je pense, il me semble qu'on me chuchote ma pensée (1), mais en même temps je la vois écrite et de mon écriture. Quand je lis, il me semble aussi que les lettres imprimées se transforment en ma propre écriture (2), et en même temps qu'on me les chuchote. Enfin, il m'arrive d'être moteur, mais très rarement et seulement quand je suis énervé, après une veille, après avoir beaucoup causé et fumé, etc.

... Je me rappelle plutôt mon état émotif devant les paysages, tableaux, etc., que ces paysages ou tableaux mêmes. Je me rappelle l'impression que me fait une personne, mais je ne sais pas de mes plus proches s'ils ont barbe ou moustache et je ne connais pas la couleur de mon cabinet de travail. — Mon acuité visuelle est grande.

Je me représente les notions concrètes sous une forme abstraite, et tout spectacle éveille en moi des images ou comparaisons morales...

J'ai une mémoire musicale complète des conversations. Je peux me représenter les timbres de voix assez vivement pour les reproduire jusqu'à tromper quelqu'un qui m'écouterait les yeux fermés... Je me rappelle toujours ce que je me suis rappelé une fois. J'ai des souvenirs de l'âge de trois ans.

J'ai absolument la mémoire de tout ce qui m'a frappé ; je me rappelle les faits comme écrits et *souvent signés* par moi.

(1) M. Léon Daudet m'a assuré que ce chuchotement se précisait parfois ; alors il distingue très bien une voix connue ; en lisant les romans de son père, il entend ce dernier lui dire toutes les phrases, avec le ton, le timbre, qui lui sont habituels dans la conversation courante.

(2) V. ce que nous avons dit de la transposition des sensations en images endophasiques (V. auditif : de Cardaillac et auditivo-moteur, obs. 51 ³).

Impossibilité de me représenter une douleur quand je ne l'éprouve plus...

J'ai la mémoire de l'escrime, du pistolet, etc.

... Je vois les dates et les chiffres *écrits* ; j'entends les noms propres et les langues étrangères. — J'apprends par cœur et avec les yeux à une seule lecture ; quand je récite il me semble que je lis...

... Je déteste qu'on m'expose quelque chose ; je ne retiens que ce que j'ai lu et ne m'intéresse qu'à ce que j'ai étudié moi-même... Je n'aime les faits particuliers qu'en tant que menant à une hypothèse... ; j'ai du dégoût pour le décousu...

Je laisse les faits s'arranger dans ma tête tout seuls ; mes livres se composent naturellement dans mon esprit, sans que j'y intervienne aucunement ; mais souvent ma pensée ne prend corps que la plume à la main...

J'adore la musique et la littérature ; les arts plastiques m'intéressent peu ; — je cherche l'idée dans les tableaux, ce qui est le fait d'un homme sans goût artistique ; — je n'ai jamais pu dessiner la chose la plus simple ; je ne comprends rien aux jeux de l'ombre et de la lumière.

Les gestes et attitudes et intonations me frappent d'une manière extraordinaire. Je suis obsédé longtemps par une certaine phrase, dite dans un certain milieu (un salon, la rue, etc.), d'une certaine façon, dans une certaine circonstance.

Je parle facilement; le public me paralyserait.— Léon DAUDET.

A citer encore l'observation suivante, qui diffère sensiblement des deux précédentes :

OBS. 79. — Bonne mémoire visuelle des paysages et des tableaux ; celle des objets et surtout celle des personnes sont moindres. Je ne vois l'image de ce que je pense que si je pense à ce que j'ai déjà vu ou à ce que je désire revoir. Les images sont précises et colorées.

J'entends très nettement tout ce que je pense, même lorsque mes souvenirs sont accompagnés d'images. C'est ma voix que j'entends et parlant, ou plutôt parlant en chantant en mesure avec ma respiration ; quand je réfléchis, je vois écrits les mots principaux de ma pensée ; ce sont toujours des caractères d'imprimerie ; quand je regarde le mot qui passe, je vois immédiatement à côté la page d'un livre ; je vois les mots comme écrits sur un parchemin long, étroit, un mot tenant une ligne ; le parchemin se déroulant de bas en haut et les mots paraissant l'un après l'autre.

C'est toujours ma voix que j'entends ; mais je puis, en pensant à elle, me souvenir de la voix des personnes que je connais.

Les notions abstraites sont des mots que j'entends prononcer ; quelques-unes m'apparaissent comme des images colorées.

J'apprends assez difficilement par cœur lorsque les phrases que j'apprends ne peuvent se transformer pour moi en images. Il faut que je lise à haute voix lorsque je ne vois pas ce que représente le texte. Quand je récite, je lis les mots avant de parler, car ma voix m'empêche d'entendre ma voix intérieure.

Pas moteur. Au cours d'une lecture j'entends les mots : parfois tendance à faire les mouvements des personnages que j'entends mentalement parler. — Dr H. Viry.

FORMULES PARALLAXÉIDIQUES

L'observation de M. Viry en fait un auditif auditivo-visuel ; il s'éloigne des types à images sunéidiques et doit être surtout v. auditif. Il ne doit pas être rare de rencontrer des v. auditifs, v. visuels pour certaines opérations intellectuelles seulement.

Obs. 8o. — Je vois par l'imagination toujours des images, rarement des mots.

Lorsque je pense à un travail à faire (vers surtout), je vois les mots imprimés. — J'adore les vers, mais les vers clairs ; j'ai horreur de l'incompréhensible.

Quand mes pensées sont quelconques, en dehors de mon travail, je les entends plutôt ; je prononce rarement.

Je retiens surtout facilement ce que *je lis* et d'une façon très réelle et plastique les caractères d'imprimerie, la forme du livre, etc... Je pourrais dans un livre lu plusieurs fois dire sur quels mots finit une page.

...Je n'emploie pas actuellement de moyens mnémotechniques ; autrefois, pour la préparation de mes examens par exemple, je me dressais des tableaux synoptiques avec des encres ou crayons de différentes couleurs..., au moment de la question je voyais très nettement ces tableaux.

Je lis les textes à apprendre par cœur ; ils se produisent très nettement dans ma pensée. Je suis visuel pour les chiffres, les dates… — Jacques NORMAND.

Dans un excellent travail, *Le Langage intérieur chez les enfants* (Lausanne, Viret-Genton, 1902), M. Aug. Lemaître (Genève) confirme la découverte, que j'ai faite en 1892, de l'existence des auditivo-visuels et en reconnaît, comme je l'avais constaté (*V. Essais*), qui le sont par simultanéité (formules sunéidiques) et d'autres par alternative (formules parallaxéidiques) :

OBS. 81. (Aug. LEMAÎTRE). — H. P… est un exemple d'un type qui est rare, celui de l'*auditivo-visuel verbal par simultanéité*. Ce qu'il pense, il l'entend dans ses oreilles et de sa propre voix, en même temps qu'il le voit écrit, à 25 centimètres de ses yeux, dans une belle et assez grosse écriture violette, qui n'est pas la sienne et qui n'est celle d'aucune personne de sa connaissance. Les pensées sont écrites sur une seule ligne dont on ne voit qu'un bout, comme qui dirait une bande de papier se déroulant de façon à ce qu'on lise dans le sens de l'écriture en saisissant distinctement trois ou quatre mots à la fois. Mais il s'ajoute à l'écriture pour la plupart des mots expressifs une vue concrète de l'objet désigné qui croise la dite écriture de telle façon que rien n'est recouvert ni de l'objet, ni de l'écriture. Cela paraît sur le même plan et non superposé, maison, table, bateau, etc., conservant respectivement leur couleur naturelle sans recouvrir la moindre parcelle du violet de l'écriture.

A l'audition, c'est le même phénomène de visualisation que lorsqu'il pense, mais il entend alors la voix de ceux qui parlent et non plus la sienne propre.

OBS. 82. (Aug. LEMAÎTRE) (1). — F. T…, garçon de 13 ans, assez intelligent et jouissant d'une bonne santé, a quelques photismes pour des mots isolés et pour toutes les voyelles.

____

(1) A citer encore une observation semblable de M. Lemaître :
OBS. 83. — R. M., 14 ans, lit *intérieurement* les mots de sa pensée ; ils sont écrits de sa propre écriture ; « à mesure qu'il les pense, les mots sont grossis comme par une loupe ». La pensée est écrite, mais s'il s'y ajoute un développement, celui-ci est entendu au niveau du pariétal droit. « La pensée, dit R. M., est écrite, mais le développement en est soufflé ; la pensée écrite, je la lis ; le développement, je l'entends. » Je renvoie au mémoire de M. Lemaître.

C'est un *auditivo-visuel verbal alternatif* (et non par simultanéité comme le précédent), c'est-à-dire que sa pensée est tantôt
vue écrite, tantôt entendue... Lorsqu'il est seul à penser, de
deux choses l'une :

a) Ou bien il voit à 1 mètre ou un peu plus, toujours sur une
seule ligne et dans le sens de l'écriture, sa pensée écrite en
lettres brillantes lumineuses sur fond noir. C'est une bonne écriture courante, d'une grosse moyenne et ayant du rapport avec
celle d'un enfant qui écrirait bien, mais ce n'est ni la sienne, ni
celle d'aucune personne connue. Les mots passent très vite
comme s'ils se déroulaient, et il lui semble qu'il les lit avec des
yeux placés presque derrière les autres, mais un peu plus dans
la direction des oreilles ;

b) Ou bien quand il ne lit pas sa pensée, il l'entend et les voix
entendues varient, mais sont toujours, sans atténuation de
timbre, les voix de personnes qu'il connaît ou qu'il a connues,
celles de son père, de sa mère, de ses professeurs, du jardinier,
de la bonne, etc., et, comme cela est naturel, la voix est généralement appropriée au sens que revêt la pensée ; ainsi ce sera,
pour les affaires d'église, de préférence la voix du curé, pour les
affaires d'école, la mienne, quoiqu'auparavant il entendît et parfois entende encore celle de ses anciens maîtres, ou aussi celle
d'un camarade.

Il est difficile de savoir si F. T. lit ou entend le plus fréquemment sa pensée. Il croit, sans en être absolument certain, qu'à
l'école elle serait plus souvent entendue que lue, tandis que
lorsqu'il est seul ce serait l'inverse ; ce dont il est sûr, c'est qu'il
n'y a jamais exclusion d'un mode par rapport à l'autre. A ma
question : « Préférez-vous lire ou entendre ce que vous pensez ? »
il me répond : « Oh ! j'aime beaucoup mieux le lire ! »

III. — Types endophasiques trieidiques.

FORMULE SUNÉIDIQUE. — L'ÉQUILIBRE

En lisant avec attention l'obs. 37-38^2 (de Mlle X...)
l'obs. 69-69^2 (de M. Zimmerman) et l'obs. 49^2, on s'aperçoit de ce que, sous l'influence de l'attention, certaines
personnes arrivent à se rendre compte de ce que, au moins
exceptionnellement, les trois sortes d'images endophasiques

leur apparaissent quasi simultanément. Peut-être en est-il ainsi chez tous les sujets ; mais pour ceux-là même, auxquels aucune des catégories d'images n'échappe sous l'influence de l'attention et de l'introspection, nous sommes bien obligé de reconnaître que les images n'ont point la même importance, que l'apparition d'images d'une certaine sorte paraît due à la projection préalable d'images de même signification mais d'autre sorte, et qu'en fin d'analyse nous trouverons toujours, ou presque toujours, que l'idéation consciente se fait chez les uns comme s'ils lisaient et entendaient, ou mieux s'entendaient, sans avoir parlé mentalement (type sensoriel), chez les autres comme s'ils parlaient (type moteur). Pour ceux chez lesquels les deux types semblent s'associer, et qui pensent comme ils prononceraient ce qu'ils lisent ou entendent ; ou pour ceux, au contraire, qui pensent comme ils liraient ou entendraient ce qu'ils viennent de prononcer, on est amené à remarquer que chez ceux-ci l'idéation détermine d'abord un acte qui semble provoquer la projection de l'image visuelle ou auditive, tandis que chez les premiers elle détermine d'abord la projection d'une image d'origine sensorielle (visuelle ou auditive) laquelle amène soit spontanément, soit sous l'influence de l'attention, les images motrices ou l'articulation adéquate.

Sans nier formellement l'existence du type équilibré, nous sommes amené à considérer ce type comme tout à fait exceptionnel ; nous serions d'ailleurs conduit à classer les sujets, qui réaliseraient cette formule schématique, d'après l'antériorité et la prédominance de l'une des catégories d'images. Je n'hésite pas à ranger l'auteur de l'observation suivante parmi les v. moteurs de la catégorie des auditivo-moteurs :

Obs. 84. — *Langage intérieur.*— Voilà des questions d'observation intérieure qui, bien que devenues classiques, me semblent des plus difficiles à résoudre. Car dès qu'on se pose séparément chacune des trois questions, il me semble qu'on est amené à penser sa parole sous chacune des trois formes. Cela tendrait-il à prouver que je suis du type indifférent ? Peut-être réussirai-je néanmoins à établir des nuances tout en me défiant fort des illusions d'introspection qu'on risque de créer par la recherche même. D'abord il me semble que, *quand je me parle* à moi-même, *je m'entends* par ce seul fait. Je ne puis donc pas arriver à séparer en moi le type auditif du type moteur. La réciproque est-elle vraie ? c'est-à-dire puis-je entendre des mots sans en même temps me sentir *les parler*. Il ne me semble pas que je le puisse, et je ne séparerai donc pas en moi non plus le type moteur du type auditif.

Maintenant, quand je pense communément, il me semble que je pense plutôt en langage parlé. Mais, dès qu'il se produit une plus grande attention, dès qu'il y a quelque effort de recherche, les mots écrits commencent à m'apparaître fragmentairement, c'est-à-dire plutôt les mots importants que les autres. C'est ce qui m'arrive pour les idées abstraites : je me représente alors les mots imprimés et non en écriture (et surtout je ne me représente pas que j'écris), et souvent plus volontiers en italiques parce que ce sont ces mots que ma pensée souligne... Très médiocre mémoire visuelle. Quand j'accompagne mes pensées d'une image, celle-ci n'est presque jamais colorée... Je ne puis guère penser à la bataille de Zama sans penser avec le mot écrit (et surtout son Z) une vague carte de l'Afrique septentrionale et des gens se battant dessus.

X..., professeur de philosophie, Tours, 1892.

En somme, on peut admettre que, chez tous les hommes sachant lire et lisant fréquemment, les trois sortes d'images endophasiques existent, mais que chez chacun de nous l'autoconscience psychique se manifeste sous une forme verbale de préférence au moyen de l'une des deux voies (auditivo-motrice ou visuelo-motrice) et plutôt par une projection d'origine sensorielle (type sensoriel) ou par un acte (type moteur). Sans aborder ici la question des aphasies, il est vraisemblable qu'une lésion, strictement limitée à un centre endophasique, n'empêche pas la fonction endophasique de s'effectuer bientôt au moyen des images qui étaient le moins consciemment perçues, ou qui échappaient à l'introspection à l'état normal, si les images qui se projetaient habituellement ont été détruites ou n'apparaissent plus ; il est également probable que les procédés endophasiques se modifient selon les besoins, et que tel qui pensait comme il parlait. pense depuis sa lésion comme s'il entendait.

FORMULES PARALLAXÉIDIQUES. — L'INDIFFÉRENT
(Type de BALLET.)

Les mêmes objections contre l'existence du type équilibré doivent être formulées contre celle du type indifférent que Ballet nous présente ainsi (*Langage Intérieur*, ouv. cit., Paris, F. Alcan) :

« Il nous reste maintenant à décrire un dernier type, celui qu'avec M. Charcot on peut appeler le type indifférent. Ce type est le plus vulgaire. Il est réalisé chez les gens qui utilisent, pour le langage intérieur, les images des trois catégories, sans qu'il y ait prédominance de l'une d'elles sur les autres. Les individus qui relèvent de ce groupe ne sont plus principalement ou visuels ou auditifs ou moteurs ; ils sont à la fois moteurs, visuels et auditifs. C'est à eux que s'appliquent ces mots de M. Taine : « A l'état normal, nous pensons tout bas par des mots mentalement entendus, ou lus, ou prononcés, et ce qui est en nous, c'est l'image de tels sons, de telles lettres, ou de telles sensations musculaires et tactiles du gosier, de la langue et des lèvres. »

Si l'on entend par l'observation de Taine que ce philosophe a constaté l'existence, chez la plupart d'entre nous, des images mnémoniques, auditives, visuelles et motrices, il n'y a rien que de vrai dans la citation de M. Ballet ; mais, si l'on veut qu'elle s'applique au langage intérieur, elle me paraît inexacte. Ce n'est pas être indifférent que d'avoir des images visuelles des textes que l'on a lus, des images auditives des paroles que l'on a entendues, et d'avoir conscience d'images motrices ou tactiles de ce que l'on voudrait exprimer. Toutes ces formes du souvenir existent plus ou moins vives chez chacun de nous. Ce serait être indifférent que de penser (en dehors des moments où nous nous livrons consciemment ou non à des opérations de mémoire, où s'effectuent la reviviscence ou l'évocation, consciente ou non, de souvenirs acquis), tantôt comme Bain, tantôt comme Egger et tantôt comme les sujets signalés par Galton. M. Ballet paraît, en somme, considérer comme indifférents ceux qui ne transposent pas leurs images nmémoniques en images de leur endophasie propre. Nous avons vu que chez certains types les plus nets, la transformation des images auditives ne s'effectuait pas toujours (V. obs. 48 ^{2} du docteur Mariau) ; rappelons que M. Egger, que l'on peut considérer à bon droit comme un auditif pur, a des images tactiles en lisant. M. Ballet cite comme indifférent un de ses amis parce que celui-ci est visuel et auditif pour l'anglais qu'il a appris par la conversation d'abord, par la lecture ensuite, et qu'il est uniquement auditif pour l'allemand qu'il a fort peu lu. Beaucoup de personnes ont pour l'emploi des langues étrangères des images différentes de leurs images endophasiques les plus invétérées ; les raisons en sont peut-être fort complexes (1), mais il ne suffit pas *de ne pas faire* la transposition pour se prétendre indifférent.

(1) Obs. 84 ^{2} (*suite obs.* 58 ^{3}). — Je me permets d'ajouter encore quelques lignes à mon observation. *Pour ce que je sais* de latin, de grec, d'allemand et d'arabe, langues dont j'ai cependant étudié la grammaire, je suis uniquement auditivo-moteur et je n'ai de silhouettes visuelles que si je le veux ou si je m'applique à me remémorer la page même d'un livre bien connu. Ceux des mots *que je sais bien* dans ces langues, je les pense directement sans les traduire. Pour les langues anglaise et italienne, dont, contrairement aux précédentes, je ne sais pas dire un mot, mais que je lis, la première très difficilement et la seconde très facilement, je ne puis penser un mot sans en avoir l'image visuelle assez nette, en même temps que j'articule et m'entends, selon mon procédé d'auditivo-moteur. J'ai étudié ces deux langues uniquement dans les livres, mais je ne puis comprendre un mot, fût-il des plus connus, sans en faire mentalement la traduction. Je ne puis lire un texte italien,

Obs. 85. — Pendant mes études littéraires j'ai été auditif pour le grec et l'allemand, sans doute à cause du temps qu'il m'aurait fallu pour me représenter les lettres grecques ou gothiques ; tantôt auditif, tantôt visuel pour le latin, dont les lettres m'étaient familières.

Tantôt j'entends, tantôt je prononce les mots de ma pensée.

Dʳ Charles Binet-Sanglé.

Il faut savoir que (contrairement sans doute à d'autres qui ont un procédé endophasique différent pour une langue étrangère de celui qu'ils emploient d'habitude), certaines personnes restent en réalité pour les langues étrangères ce qu'elles sont pour leur langue maternelle ; toutefois, leur formule s'enrichit d'une image mnémonique des mots étrangers, dont l'acquisition a été souvent fort pénible. Cette image supplémentaire est très nette, et, comme elle n'apparaît qu'aux moments où l'observateur pense des mots ou à des mots étrangers, elle le frappe au point qu'il ne prête plus attention.à son langage intérieur et qu'il déclare, par exemple, n'être visuel que pour l'anglais. Notons d'ailleurs que la projection d'une image précise rend généralement moins consciente celle d'images correspondantes d'une autre nature : la lecture mentale d'un mot, si elle est très nette, relègue au second plan l'articulation intérieure de ce mot, même si l'image visuelle est consécutive, subordonnée à l'articulation.

Je crois qu'un examen approfondi permet presque toujours de ranger les personnes qui se disent indifférentes,

même de ceux que je comprends le plus aisément, sans préalablement le traduire mentalement en français. Il est certain que la façon d'apprendre a déterminé le genre du procédé employé ; mais je serais tenté de croire aussi à l'influence de causes plus difficiles à saisir : par exemple, l'attrait, que nous éprouvons pour l'une des formes de la langue de préférence aux autres ; pour moi les mots anglais courts, nets, font image ; l'écriture arabe choque toutes nos habitudes. Il en est qui retiennent mieux les mots écrits en caractères inhabituels (lettres grecques, gothiques, caractères arabes), etc. — (G. S.-P.)

dans l'une des différentes catégories énumérées et de constater que l'idéation consciente, en dehors des actes de mémoire (sans comprendre bien entendu parmi ceux-ci ceux de la mémoire des cellules psychiques à l'aide de laquelle s'effectuent normalement les processus psychiques mêmes), se manifeste sous une forme verbale, par l'un des différents modes que nous avons essayés de décrire ou signalés.

C'est l'opinion de M. Maurice Ajam, qui s'exprime ainsi :

Dans un cerveau tous les mécanismes de la pensée peuvent être employés ; seulement il est bien rare que tous soient usités par le même individu. A cet égard, mes observations personnelles me permettent de prendre très nettement parti pour M. le docteur Saint-Paul contre M. le professeur Ballet. Ce dernier proclame que le type indifférent doit être le plus commun dans l'humanité. Je crois avec M. Saint-Paul qu'au contraire « il réalise une formule rare » et qu'il y a toujours dans un cerveau une tendance à se servir du mode de travailler mentalement qui paraît le plus commode... Toutefois on ne saurait trop répéter qu'en psychologie il peut se défier des formules simples. La complexité et l'enchevêtrement sont la règle dans l'organisme. Qu'il soit bien entendu une fois pour toutes que les divisions et les catégories sont seulement établies pour les besoins de l'esprit. Le docteur Paul Blocq, en précisant, d'après Charcot, les sièges anatomiques des images, donne l'exemple de la probité scientifique en disant « que ces localisations figurent seulement le lieu où passent les éléments auditifs et visuels constituant une partie, la plus importante si l'on veut, de ces images, pour aller impressionner les centres ».

... On peut affirmer sans risquer de se tromper que certains types s'associeront toujours mieux que d'autres. Ainsi le moteur d'articulation et l'auditif s'unissent parfois à un point tel qu'on pourrait les proclamer inséparables. Relisez la description de Montaigne et dites-moi si en une certaine partie, elle ne révèle pas de l'auditivisme. Le docteur Saint-Paul a nommé ce type l'*auditivo-moteur verbal*. Il est facile de comprendre qu'il y ait, dans bien des cas, parenté entre ces deux catégories (1).

Maurice Ajam, *La Parole en public*, p. 43.

(1) Plus loin, M. Maurice Ajam ajoute: (*La Parole en public*, p. 88.) « M. Saint-Paul, parlant en médecin plutôt qu'en artiste, dit que l'homme normal, l'homme complet et équilibré est l'*indifférent* dont

Quelles que soient les critiques de détail que pourrait soulever l'interprétation des citations de MM. Ajam et Blocq, et sans rien affirmer de la nature de l'endophasie de Montaigne, car nous ne devons pas la juger sur une seule phrase, on ne peut qu'approuver de faire des réserves sur la valeur des classifications. Toutefois, nous avons établi qu'il existe des différences suffisamment nettes entre certains sujets, entre ceux qui pensent comme Stricker ou Bain et ceux qui pensent comme Egger, pour que des distinctions s'imposent. Nous croyons que généralement chez l'homme normal toutes les images mnémoniques ou même endophasiques peuvent se projetter ; il reste évident que chez chacun de nous la projection des unes est plus fréquente ou plus consciente que celle des autres et qu'elle détermine celle des autres dont la projection leur est *subordonnée* ; enfin l'articulation mentale, si elle détermine la projection d'images endogènes (dites motrices), n'est pas simplement une projection ; et les v. moteurs articulent presque constamment. Les différences que nous constatons ne sont pas pour nous surprendre ; de même que la plupart des hommes sont droitiers, quelques-uns gauchers, et que

tous les centres nerveux sont également en fonctions. Oui, mais cet équilibré sera peut-être un médiocre. M. Gilbert Ballet avait écrit auparavant que c'était là le type idéal, celui qui était le mieux armé dans la lutte pour la vie, parce que, perdant un de ces centres, il lui restait la suppléance des autres. Eh bien ! non. Que l'on se place au point de vue de l'égoïste combat pour l'existence ou que l'on se place au point de vue d'une humanité altruiste, soit dans son intérêt personnel, soit pour l'utilité commune, l'homme doit avoir une tendance continue à perfectionner les qualités spéciales de son cerveau. — C'est dans cette condition que gît le Progrès.

(Maurice AJAM). »

Je ne sais pas si l'étude de l'endophasie autorise des généralisations aussi ambitieuses et généreuses. Je crois toutefois que la connaissance des formules individuelles permettrait, en matière de pédagogie, de rhétorique et d'art oratoire, de conseiller à chacun l'emploi des procédés les mieux adaptés à l'opération à effectuer et dans une certaine mesure à ses propres facultés endophasiques. V. à ce sujet l'excellent ouvrage d'Ajam.

les ambidextres sont exceptionnels, de même la formule endophasique de l'indifférent doit ou n'exister pas ou être extrêmement rare, quelle que soit la facilité de certains sujets à se remémorer ou à imaginer sous la forme endophasique adéquate aux actes effectués ou à effectuer, auxquels se rappportent les souvenirs ou la préméditation.

Obs. 86. — Je prononce en moi un discours que je dois débiter ; je lis en moi quand je pense à une lecture que j'ai faite ; j'entends enfin mentalement quand je pense à des paroles que l'on a prononcées devant moi. — Frank BERNARD.

Obs. 87. — J'emploie indifféremment l'un des trois procédés selon le but que poursuit ma pensée : si elle se porte sur des sujets philosophiques, je suis auditif ; si le travail mental qui s'opère en moi est la préparation d'un écrit, je vois mon écriture et je la lis dans la forme qui sera donnée à cet écrit ; ou bien je lis les mots en caractères d'imprimerie, si je prépare une brochure ou un dessin annotés destinés à l'impression ; lorsque je prépare une conversation, je suis moteur. — Henri BRUNET.

Les causes d'erreur, qui font que l'on considère comme indifférents des sujets qui ne le sont pas, proviennent non seulement de la confusion constante entre les images mnémoniques et les images endophasiques, mais aussi de l'assimilation des actes de mémoire aux actes surtout psychiques au cours desquels l'idéation, tout en utilisant sans cesse les données de la mémoire pure, s'effectue au moyen de la mémoire propre du cortex psychique ; d'autre part, certaines conceptions se projettent chez le plus grand nombre, sans distinction du genre de l'endophasie, en images visuelles ; ainsi les notions abstraites (1) déterminent la

____

(1) Même pour de bons visuels (imago-visuels), la notion philosophique négative d'infini (ce qui ne serait pas fini) est parfois une image verbale visuelle. Pour beaucoup de sujets cette notion se manifeste plus ou moins nettement par des images visuelles. Je donne ici quelques exemples :

« Quelquefois l'éternité m'apparaît comme un horizon d'un bleu très sombre, infiniment éloigné. — Je me représente l'éternité en

projection d'*images visuelles*, si de semblables images ont
paru expliquer la notion lorsqu'elle a été acquise (généralement dans l'enfance); d'*images visuelles verbales* dans
le cas contraire.

Beaucoup de personnes, quel que soit leur procédé endo-

me rappelant l'image classique des traités de philosophie du pigeon
frôlant une énorme boule de cuivre. — J'ai l'habitude, en raisonnant
sur les courants électriques, de leur donner un corps : je les vois
pour ainsi dire circulant dans les fils à la manière des courants liqui-
des (docteur Francis Biraud, électricien distingué). — Il m'a semblé
mieux comprendre l'idée d'infini le jour où j'ai vu pour la première
fois la pleine mer. — *En y réfléchissant seulement* j'imagine un
espace, un temps fini, au delà duquel il y a encore du temps et de
l'espace. — L'infini est une longue plaine où j'ai beau marcher,
l'horizon est toujours aussi loin, l'éternité le même jour qui, une
fois fini, recommencerait toujours. — Je me représente la notion
d'infini comme l'espace noir. — En parlant d'infini, je vois l'image
du ciel. — L'infini est une ligne noire dans une étendue incolore,
un peu jaunâtre ; l'éternité, le ciel bleu sans nuage ; la perfection,
un géant bien proportionné. — L'infini m'apparaît comme l'espace
sans limite ou comme une ligne droite idéale indéfiniment prolongée dans les deux sens. — Je me figure l'infini comme un rayon
lumineux qui se prolonge en ligne droite dans l'espace sans rencontrer d'obstacles. — L'éternité m'apparaît logique ; je n'ai jamais
cherché de symbole à ce sujet, si ce n'est une sorte de jeu de
saute-mouton continu des heures. — Je me représente l'infini par
une bande de papier dont les extrémités seraient invisibles, et qui
se déroulerait devant moi par un mouvement de translation continu (v. visuel). — L'infini est un océan immense, noir, triste, sans
limites.....

« Toutes les idées abstraites m'apparaissent sous forme d'images,
mais ces images n'ont pas toujours été les mêmes, sauf pour la perfection, que je me représente sous la forme d'une statue de femme
admirablement belle et présentant les apparences de la vie. — J'ai
la sensation d'infini plutôt que la notion d'infini ; l'infini est repré-
senté par la sensation d'une chute d'un espace bleu dans un ciel
bleu ; l'éternité par la vue en moi-même d'un voile noir, s'étendant
dans l'espace, semblant venir par rapport à moi du côté gauche,
s'élargissant de gauche à droite, plus noir du côté gauche, de forme
trapézoïdale ; ce voile est légèrement incliné de haut en bas et de
gauche à droite ; la teinte se fusionne à droite insensiblement avec
celle de l'espace qui est gris bleu.— Je me représente la perfection
par la vue intérieure d'une statue très belle ; en même temps que
cette vision, j'ai le sentiment d'une ascension dans l'espace et d'ar-

phasique habituel, effectuent de façon identique certaines opérations : pour apprendre par cœur, des v. auditifs et des v. visuels prononcent mentalement ; en récitant, beaucoup de v. moteurs et de v. auditifs lisent mentalement ; bien des gens ne peuvent s'empêcher de prononcer en lisant ; la remémoration des images auditives, des voix de personnes con-

rêt sur un plan plus élevé. Sur ce plan plus élevé, je vois une statue encore plus belle, nouveau sentiment d'ascension et ainsi de suite. La statue que je vois est le *Gloria victis* de Mercié ; j'ai vu cette statue à l'âge de dix ans émergeant d'un massif de verdure. — L'infini est un plan dont les deux extrémités sont imperceptibles et dont la partie moyenne plus large et d'un ton plus clair représente le temps présent ; l'étendue de celle-ci est relativement très restreinte ; les parties périphériques, de teinte grisâtre, se confondent et disparaissent dans une brume imperméable ; l'extrémité qui représente l'avenir est à droite. — Les notions d'infini et d'éternité se confondent presque pour moi, c'est une sorte de gouffre insondable où mon regard se perd. — L'idée d'infini évoque toujours en moi une description lue dans Flammarion il y a quelques années. — Je n'ai jamais pu me représenter l'éternité autrement que comme un grand vieillard pleurant dans l'espace ; le paupérisme se présente à mon esprit sous la forme d'une foule grouillante et sale ; pour l'anarchie je vois des hommes à barbe hirsute, à l'air froidement féroce. — L'infini m'apparaît comme un cône azuré entouré d'ombre dont j'occuperais le centre de la base et dont je ne verrais que l'intérieur ; la perfection se traduit dans mon esprit par un visage de femme très belle. »

De l'auteur de l'obs. 85 :

« Je donne aux idées les plus abstraites une forme concrète visuelle. L'infini, c'est en moi un ciel avec des soleils, des soleils encore. Mon imagination y avance sans y trouver jamais de limite, ni d'espace vide. L'éternité, c'est encore ce même espace mais alors des soleils s'y allument, d'autres s'y éteignent sans fin. La représentation intérieure que je me faisais de l'infini était différente dans mon enfance ; je voyais d'abord une zone de soleils, puis un vide sans bornes. De même, au temps où j'étudiais l'histoire, le mot éternité éveillait en moi un défilé sans fin de villes européennes, asiatiques, chinoises, s'écroulant, renaissant de leurs décombres, s'écroulant encore pendant des siècles. — Carolus TENIB. »

Il n'y a pas intérêt à continuer cette énumération. Signalons l'obs. de M. Alphonse Boubert : « Mon esprit doit faire un grand effort pour concréter l'abstrait. »

Pour les *verbaux* les nations abstraites sont souvent des images visuelles verbales, et il en est de même pour beaucoup de *visuels*.

nues, est possible ou s'effectue sans effort, spontanément, chez d'autres que des v. auditifs ; de même celle des images visuelles verbales d'un texte chez d'autres que chez des v. visuels. Si la tendance à la transposition est souvent, et sauf exceptions, un indice de la nature de la formule endophasique, ce serait, à mon avis, une erreur de croire que ceux qui ne transposent pas ou ne transposent que rarement sont des indifférents. En étudiant attentivement un sujet, on arrive à se convaincre qu'il entre dans une des catégories que nous avons mentionnées, qu'il se rapproche formellement de l'un des types que nous avons décrits ou esquissés.

RÉSULTATS STATISTIQUES

La meilleure classification serait celle qui diviserait les observations en deux groupes : 1° *celles des v. moteurs* (moteurs purs, moteurs à audition secondaire, moteurs à verbo-visuelisme secondaire) ; 2° *celles des types dits sensoriels* (v. auditifs purs, v. auditifs à articulation verbale secondaire, v. auditifs à verbo-visuelisme secondaire ou simultané ; verbo-visuels purs, v. visuels à articulation secondaire, verbo-visuels à audition secondaire ou simultanée). Je ne suis en mesure que de donner les résultats suivants, que je prie de considérer comme très approximatifs :

TYPES A IMAGES MONOEIDIQUES	*V. auditifs* (type EGGER)............	31
	V. moteurs (type STRICKER).........	15
	V. visuels (type de GALTON)........	14
TYPES A IMAGES DUEIDIQUES	*Auditivo-moteurs verbaux*..........	98
	Visuelo-moteurs...................	41
	Auditivo-visuels	3
INDIFFÉRENTS ? ÉQUILIBRÉS ? INDÉTERMINÉS...........		38
	TOTAL...................	240

Soit par ordre de fréquence et en ne tenant pas compte des 38 cas indéterminés :

Auditivo-moteurs..	98	dont 78 de formule suneidiques (Saint-Paul).............	48,	p. 100
Visuelo-moteurs (1).	41	dont 32 de formule suneidique.	20	—
V. Auditifs	31	....	15	—
V. Moteurs	15	....	7,4	—
V. Visuels....	14	....	6,9	—
Auditivo-Visuels..	3	dont 2 de formule suneidique (Léon Daudet) (2).........	1,4	—

IMAGES MOTRICES GRAPHIQUES. — Gilbert Ballet a bien mis en relief l'importance des images motrices graphiques dans certains cas pathologiques. Je renvoie aux exemples qu'il cite à propos de Laura Bridjemann (Kussmaul), des cas de cécité verbale, au cours desquels des malades qui sont atteints de cette affection, arrivent à comprendre les mots écrits en en suivant le contour avec les doigts, enfin à l'exemple d'un sourd-muet qui sentait, lorsqu'il pensait, que ses doigts agissaient, bien qu'ils fussent immobiles. Ballet rapporte encore le cas intéressant, publié par Galton, d'un jeune Indien, non infirme, qui, pour conserver le souvenir de dessins de l'*Illustrated News*, et pour pouvoir, de

. (1) J'avais présenté comme auditivo-moteurs visuels, en 1892, un certain nombre de types qui, tantôt parlent mentalement et s'entendent parler, tantôt sont v. visuels. En l'absence d'observations détaillées, je crois qu'il s'agit plutôt de visuelo-moteurs auxquels l'attention soutenue révèle l'existence d'images auditives comparables aux silhouettes visuelles des auditivo-moteurs.

(2) M. Lemaître a trouvé, en étudiant l'endophasie de 31 de ses élèves, les résultats statistiques suivants :

6 *verbo-visuels*, soit........................	19 1/4	p. 100.
5 *symbolo-visuels*, soit.........	16	—
3 *visuels et auditifs*.....................	10	—
6 *auditifs*	19 1/4	—
11 *moteurs*..........................	35 1/2	—

Je renvoie à son travail qui contient des remarques fort curieuses de toute nature et notamment sur le caractère des sujets examinés. Par *symbolo-visuels* il entend les sujets dont les pensées ont une tendance à se présenter sous une forme visuelle, verbale ou concrète, mais *résumée*, *réduite* ou *schématisée*.

retour dans son pays, les reproduire avec son couteau, en suivait attentivement les lignes avec cet instrument pendant que le colonel Montcraff les lui faisait examiner à son camp. M. Ballet se demande : « Puis-je écrire mentalement un mot? ce qui revient à dire : Ai-je dans l'esprit l'image graphique du mot? L'observation intérieure me paraît insuffisante à résoudre la question. Quelque effort d'attention que je fasse, je ne puis imaginer les mouvements coordonnés d'écriture; ce qui m'autorise à admettre que, chez moi du moins, les images de ces mouvements sont très faibles. »

L'homme normal ne pense pas son écriture sous forme d'images motrices graphiques, alors qu'il peut la penser sous une forme visuelle. Mais beaucoup d'entre nous peuvent, s'ils s'y appliquent, éprouver, sans remuer les doigts, le sentiment de tracer les lettres ou mots qu'ils veulent. Sauf exceptions, il s'agit sans doute généralement en pareil cas, non pas seulement d'images motrices, mais aussi et préalablement d'une incitation : c'est un acte contenu (V. Mimique interne) ; il résulte normalement d'une volition : c'est souvent une expérience d'introspection. A moins que chez des sujets que des circonstances ou aptitudes exceptionnelles auraient habitué à penser de cette façon, les images ou incitations motrices graphiques se succèdent avec une lenteur relative et ne sont pas endophasiques.

Chez l'homme normal, le groupe de neurones qui sert à la fonction graphique constitue bien un centre, comme les groupes de neurones qui président à tels actes ou mouvements généralement associés; mais, dans la règle, s'il est susceptible de fonctionner d'une façon autonome comme tous les centres moteurs (rêve, hallucination graphiques), ce centre graphique, à l'état normal de veille, paraît ne fonctionner, dans l'écriture spontanée, sous l'influence du cortex psychique que par l'intermédiaire d'un centre endophasique ; tout au moins y a-t-il subordination du mouvement graphique à la projection verbale (visuelle, auditive ou motrice), qui paraît lui être antérieure (1) ; l'activité de la voix auditivo-motrice verbale ou de la voix visuelo-motrice paraît précéder et coordonner les incitations et images graphiques. Il semble que ce soit avec le centre moteur verbal que le centre graphique ait les relations les plus étroites, dans la majorité des cas.

On peut penser que, indépendamment du soulagement (2) de la mémoire que procure le fait d'écrire les raisonne-ments, il existe des sujets pour lesquels, outre une impor-tante satisfaction visuelle, les actes moteurs graphiques facilitent considérablement l'idéation (3), soit parce qu'ils créent une dérivation (4) à l'activité psychique, laquelle se manifeste sous une forme essentiellement motrice chez ces personnes, soit parce qu'on écrit moins vite qu'on ne pense, que l'écriture calme, assagit, régularise la pensée, soit pour toute autre cause qu'il est actuellement impossible de préciser.

IDÉATION DITE ABSTRAITE. — La fonction miroir ne s'exerce pas toujours par des projections verbales d'ori-

---

(1) Il est bien évident que le fait de la constatation de cas d'agra-phie pure n'est point de nature à infirmer cette conception. Le centre graphique peut être détruit ou séparé des centres endopha-siques et psychiques sans que ceux-ci soient atteints.

(2) Par l'écriture, l'image mentale, subjective, toujours fugace ou de courte durée, se trouve remplacée non pas seulement par une sensa-tion visuelle, mais par une image objective, définitive. L'écriture est un miroir des associations stables et des résultantes des processus psychiques.

(3) M. Maurice Ajam désigne sous le nom de moteurs graphiques « les gens à qui les idées ne viennent bien que la plume à la main ». Il signale comme la meilleure observation qu'il ait rencontrée d'un moteur graphique celle qui figure dans le présent ouvrage sous le n° 67. « N'est-il pas permis d'affirmer, dit M. Ajam, que le visuel et le moteur graphique auront quelque chance de se trouver réunis en la même personne ? » M. Saint-Paul n'a pas moins présenté de douze observations d'un type semblable (AJAM, *La Parole en public*).

(4) A rapprocher du fait signalé obs. 18 et 57² par des auditivo-moteurs qu'en travaillant ou en apprenant par cœur ils trouvent du soulagement *à marcher*.

gine sensorielle (visuelles ou auditives), ou par des images (motrices) consécutives à une incitation. Outre les cas où les projections sont celles d'images extrêmement résumées et auxquelles nous ne pouvons rattacher une signification (V. p. 53) et ceux où la pensée, parfaitement nette, prend conscience d'elle-même par des images non verbales, où cette pensée s'identifie par la notion, l'examen, la contemplation de semblables images *concrètes* (Voy. *Visuelisme*), il existe aussi des cas où la conception d'une idée, d'un objet, d'un sentiment ou d'un complexus de sentiments, se produit d'une façon parfaitement intelligible au moyen de projections ou incitations diverses sans aboutir au verbalisme. La preuve en est qu'il nous arrive de reconnaître fréquemment que la conception précède et détermine l'apparition des mots du langage ou du langage intérieur, et aussi que nous avons parfois la notion précise d'un objet ou d'un sentiment sans trouver le mot propre à le désigner ou à l'exprimer. Nous concevons fort bien des idées que nous ne formulons en mots que sous l'influence de l'attention. Il y a donc quelque réserve à faire à l'opinion que les processus psychiques tendent à se mesurer en mots, à aboutir à la projection verbale adéquate.

Aussi ne faut-il pas rejeter à priori l'affirmation des gens qui déclarent ne penser ni en images ni en mots, mais d'une façon qu'ils qualifient d'*abstraite* (encore que ce mot ne convienne pas à tous les cas). Cette faculté peut être particulièrement développée chez certains sujets. Toutefois, nous ne pouvons admettre que sous les plus extrêmes réserves, les déclarations des personnes qui disent penser toujours ainsi et exceptionnellement avec des mots ou des images ; il est fort probable que, soit faute d'attention, de puissance d'introspection ou par inintelligence de la question, le phénomène endophasique leur échappe.

CHAPITRE III

L'ENDOPHASIE DANS LES ÉTATS PATHOLOGIQUES ET DANS LES ÉTATS SUBNORMAUX

Le langage intérieur et les paraphasies. — Paraphasies et relations intercentrales. — Paraphémie; généralités. — Considérations sur le centre de Broca. — Paraphémies aconscientes. — Paraphémies conscientes. — Paraphasies sensorielles ; généralités. — Paracécité et parasurdité verbales. — Type A ; paraphasies sensorielles aprojectives. — Type B ; paraphasies sensorielles projectives. — Leitungsaphasies (auditivo-motrice ; visuelo-motrice ; auditivo-visuelle).— Paraphasies de subordination.— Zone de Dejerine.— Agraphies ; Paragraphies. — Amnésies. — États subnormaux. — État passif ; rêves ; hallucinations. — États de distraction cérébrale ; sommeil somnambulique. — Cas d'Hélène Smith. — Délire ; alcoolisme ; aliénation mentale.

LE LANGAGE INTÉRIEUR ET LES PARAPHASIES

Il est probable que mieux on connaîtra la pathologie des organes de l'idéation et du langage, plus on s'apercevra que le domaine des aphasies doit être restreint au profit de celui des paraphasies. Aphasie signifie destruction d'un centre, partant suppression de son fonctionnement. Mais, sauf parfois en cas de lésion étendue, il nous est impossible d'affirmer qu'un centre est détruit; les mêmes symptômes peuvent apparaître si le centre est simplement isolé que s'il est détruit. Le plus souvent ce sont les voies de communication, qui sont atteintes : c'est ainsi qu'on explique les cas de paraphasies, dont l'étude est hautement profitable et à l'examen desquels nous nous tiendrons.

D'autre part la connaissance plus exacte des organes qui servent pour le langage intérieur et pour le langage, élargira la notion un peu simpliste de l'existence de centres d'images localisés ; mais le moment n'est pas venu de s'étendre sur ce point, et nous continuerons d'utiliser les données schématiques de l'école française, dues au génie de Charcot. Avant d'arriver à des conceptions anatomo-physiologiques plus conformes à la réalité des choses, il faudra connaître les fonctions phonétiques et endophasiques dans leurs détails et dans leurs relations, et nous sommes encore loin de compte. De ce qu'on sait déjà quelques cliniciens avisés seuls font usage ; il ne semble guère qu'on prête attention, dans l'appréciation des cas, aux distinctions fondamentales entre les projections sensorielles (résultant des sensations mêmes), les projections d'images ou souvenirs et les projections endophasiques ; la subordination du fonctionnement d'une catégorie d'images au fonctionnement d'images d'une autre catégorie, qui se produit normalement chez des sujets de formule endophasique sunéidique, ne paraît pas avoir été l'objet de recherches méthodiques ni d'appréciations exactes.

Il semble superflu d'insister sur la possibilité de l'existence d'un centre graphique. Chez l'homme qui écrit souvent et couramment, les mouvements graphiques sont le résultat du fonctionnement d'un complexus auquel il n'existe pas de raisons de refuser une représentation corticale, comparable à celle des autres complexus qui permettent les mouvements associés fréquents. Mais tous les intermédiaires sont possibles entre l'homme qui ne sait pas écrire, et chez lequel un semblable organe n'existe pas, et le graphomoteur (comme tel aveugle-sourd ou sourd-muet de naissance) dont l'idéation détermine la projection ou l'incitation motrice graphique. Dans la règle, il semble que le fonctionnement du centre graphique se subordonne à celui du centre moteur d'articulation, souvent aussi à celui du centre visuel verbal.

Même remarque au sujet de ce dernier ; entre l'homme qui ne sait pas lire, ou qui apprend à lire, ou qui ne lit que rarement, avec peine, et pour lequel les mots lus sont des images qui se peignent sur la rétine corticale, et le v. visuel de Galton qui pense son écriture, dont l'idéation détermine la projection des images verbales visuelles adéquates, il existe des intermédiaires qui expliquent que la disparition de la vision verbale mentale puisse dépendre tantôt d'une destruction du cortex occipital, et tantôt aussi de celle d'une région davantage psychique, comme celle qui avoisine le pli courbe.

Avant de commencer la discussion d'une question aussi complexe et aussi difficile à analyser que celle des paraphasies, il est indispensable d'attirer l'attention sur les points suivants :

1° Il arrive fréquemment que l'état des aphasiques se modifie ; telle lésion qui a donné lieu d'abord à des symptômes isolés, passe au second plan en suite à des lésions nouvelles ou plus étendues. Nous ne pouvons étudier ici l'histoire complète des malades, mais seulement des phases distinctes de leurs maladies.

2° Les exemples étant choisis en vue de différencier les fonctions élémentaires du langage, il a fallu souvent, en l'absence d'autopsie, faire abstraction de toutes les causes complexes (de toutes les possibilités) susceptibles de déterminer les symptômes signalés. Il importe surtout de connaître les fonctions élémentaires avant de prétendre préciser des localisations, que la malléabilité de l'organe cérébral rend d'ailleurs susceptibles de variations individuelles. On ne peut pour l'instant s'en tenir qu'aux principales localisations reconnues.

3° Chez la plupart des sujets l'idéation détermine le fonctionnement de l'une des deux voies : *a)* auditivo-motrice ;

b) visuelo-motrice. Et dans chacune des deux catégories, il faut distinguer ceux chez lesquels le fonctionnement du centre sensoriel est subordonné à celui du centre moteur verbal (v. auditivo-moteur, v. visuelo-moteur), et ceux chez lesquels le phénomène contraire se produit : l'articulation est consécutive à la projection d'origine sensorielle.

J'attire donc l'attention sur les *paraphasies de subordination*, dont l'étude doit cependant être renvoyée après celle de cas plus simples.

PARAPHASIES ET RELATIONS INTERCENTRALES

En l'état actuel de la science, l'hypothèse la plus rationnelle est de commencer par admettre que chaque centre est en relation plus ou moins directement avec les centres intellectuels supérieurs, et aussi avec tous les autres centres.

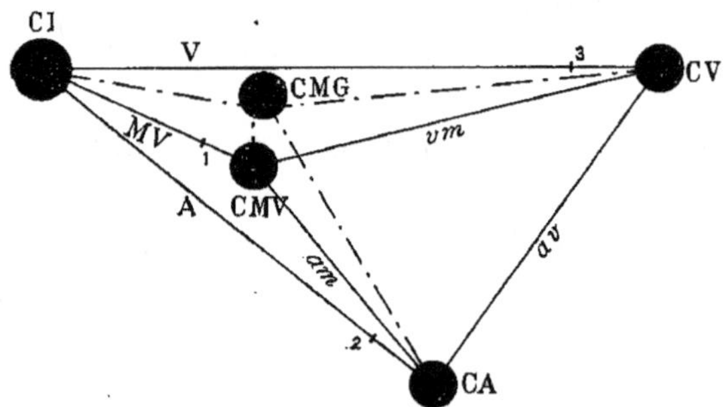

Schème 4.

Chez l'auditif, la projection endophasique se fait par la voie A ; la projection ou l'incitation motrice sont sous la dépendance du fonctionnement de CA ; — Chez le v. visuel, la projection endophasique se fait par la voie V ; la projection ou l'incitation motrice sont sous la dépendance de CV ; — Chez le v. moteur, l'idéation détermine le fonctionnement de CMV ; — Chez l'auditivo-moteur, l'idéation détermine le fonctionnement de CMV, et celui-ci le fonctionnement du centre auditif CA (voie am) ; — Chez le visuelo-moteur, l'idéation détermine le fonctionnement de CMV, et celui-ci le fonctionnement du centre visuel CV (voie vm) ; — Chez l'auditivo-visuel, la projection est due au fonctionnement de CA (voie A) et secondairement par la voie av de CV, ou inversement ; — Le fonctionnement de CMG se trouve subordonné à celui de CI, directement (cas exceptionnel) ; généralement par l'intermédiaire de CMV ; souvent par celui de CV ; parfois par celui de CA.

Pour étudier un cas d'aphasie ou de paraphasie, nous serons donc amené à utiliser le schème 4. Dans ce schème, CI représente l'ensemble des centres intellectuels supérieurs, ou centres psychiques, — CA, le centre auditif verbal (première temporale), — CV, le centre visuel verbal (pli courbe ?), — CMV (centre de Broca), le centre moteur verbal (pied de la troisième circonvolution frontale), — enfin CMG, le centre moteur graphique (pied de la deuxième frontale), que nous sommes en droit de soupçonner en relations très étroites avec le précédent CMV, ou parfois avec le centre CV.

Pour étudier l'arrêt de fonctionnement ou la viciation du fonctionnement d'un centre, nous sommes, en bonne logique, conduits à rechercher l'état (intégrité ou non-intégrité) des voies de communication qui émanent de ce centre ou y aboutissent, pour le relier aux autres centres de la mémoire verbale ou aux centres intellectuels. Cette recherche systématique de l'état des voies de communication intercentrales sera un élément important de tout examen raisonnable d'un cas d'aphasie ou de paraphasie.

Mais, tout d'abord, constatons qu'en une question aussi complexe l'emploi d'un vocabulaire très précis est une nécessité. Il me semble nécessaire de laisser au terme vicieux, mais habituellement usité, d'*aphasie* sa valeur générale et générique : l'*aphémie*, l'*agraphie*, la *cécité verbale*, la *surdité verbale* sont des *aphasies*. Quant au mot de paraphasie, il paraît logique de lui laisser également une valeur toute générale. Selon l'heureuse distinction due à Pitres (1), ce sont des lésions dans lesquelles il n'y a pas, comme dans l'aphasie, perte de l'usage de l'un des centres de la mémoire verbale ou du langage intérieur, mais bien usage défectueux, viciation du fonctionnement de l'un de ces centres.

Aussi distinguerons-nous entre la *paraphasie*, que nous considérerons comme étant occasionnée par la rupture, complète ou incomplète, des voies de communication, par la viciation, sous l'influence d'un processus pathogène, des

---

(1) V. PITRES, Étude sur les Paraphasies. *Revue de Médecine*, 1899, n° 5, 10 mai.

communications entre un centre et le centre intellectuel (ou, pour mieux dire, l'ensemble des centres intellectuels supérieurs), et les *Leitungsaphasies*, mot par lequel il conviendrait de distinguer plus particulièrement les ruptures ou viciations des communications entre deux des centres.

On a critiqué l'emploi des schèmes. Charcot ne les dédaignait pas. Les schèmes sont souvent d'un secours précieux; il ne faut pas craindre de les utiliser et moins encore de les modifier et de les perfectionner. On doit aussi, autant que nécessaire, ne pas craindre de recourir aux sciences autres que la physiologie et qui traitent du cerveau.

L'étude des centres moteurs corticaux de l'homme a été, depuis 1870, l'objet de travaux (1) auxquels la clinique, la physiologie, l'anatomie, la psychologie ont apporté des éléments de valeurs diverses, mais qui ont démontré que ces sciences pouvaient toutes, dans des mesures d'ailleurs différentes, concourir à la découverte des phénomènes et à leur explication. La connaissance et l'interprétation des symptômes des aphasies et des paraphasies nécessitent très particulièrement l'acquisition de données acquises dans des branches distinctes de l'activité scientifique. La lecture de certaines observations médicales révèle un soin, une patience, une minutie remarquables ; aucun détail *ne semble* omis de ceux qui peuvent éclairer la pathogénie des manifestations morbides, et certaines interprétations sont empreintes d'une sagacité merveilleuse.

Un des soucis les plus importants du médecin qui veut, après une description détaillée des symptômes, arriver à la compréhension de ces symptômes, à la découverte des causes des accidents constatés et à leur explication, paraît être de s'inspirer d'un plan méthodique de recherches. C'est donc en ayant présent à l'esprit un schème, comme celui de Charcot ou de quelqu'un de ceux qui ont

______

(1) V. Charcot et Pitres, *Les Centres moteurs corticaux chez l'homme.* Paris, Rueff.

continué son œuvre, que l'on se place habituellement pour constater l'existence ou l'absence d'un symptôme donné dans l'ensemble de ceux qui constituent telle ou telle affection. La critique que l'on peut faire du procédé est qu'il suppose une conception à priori de la pathogénie du genre de maladie recherchée. Mais à ceci l'on peut répondre qu'il est difficile de faire un examen médical, complet et fructueux, sans comparer, plus ou moins consciemment, ce que l'on observe chez le malade à tel ensemble de symptômes systématisés caractérisé par un nom de maladie, par celui d'une lésion ou d'un accident, dans les traités de pathologie. S'il n'y a pas concordance entre les données prises au lit du patient et la description de l'affection, il faut rapporter ce que l'on découvre à d'autres maladies, jusqu'à ce que l'on ait trouvé avec l'une d'elles une similitude suffisante pour être conduit à l'établissement du diagnostic, à moins, toutefois, qu'il ne s'agisse d'une affection inconnue ou non cataloguée. Le mal n'est donc point de se servir d'une hypothèse, il serait de l'utiliser avec l'idée préconçue ou avec la tendance inconsciente de faire cadrer les données de l'observation avec l'hypothèse. Mais aussi un avantage certain d'avoir une hypothèse est que la ruine même de l'hypothèse défectueuse est chose fatale quand les observations sont bien faites. Or, ceci est important, car, si une hypothèse est reconnue insuffisante, elle est nécessairement remplacée à bref délai par une nouvelle, et cette nouvelle est généralement meilleure, puisqu'elle sacrifie ce par quoi la précédente était mauvaise, qu'elle fait justice de jugements qui paraissaient naturels et nécessaires, et qu'elle a chance de rapprocher de la vérité par ce qu'elle contient de nouveau et particulièrement par ce qu'elle ne contient plus d'inexact.

Si bien faits que soient les travaux concernant les aphasies, si intéressantes qu'aient été les autopsies et les observations cliniques, physiologiques et psychologiques, la part laissée aux hypothèses sur des points nombreux et importants est encore fort grande, et l'intérêt scientifique exige ou que l'on reconnaisse ces hypothèses pour des faits si elles sont exactes, ou que l'on se débarrasse d'elles si elles ne le sont pas. Mais, à moins que par l'effet de la synthèse ou intuition géniale de quelque observateur à venir, la connaissance ne peut se préciser et s'étendre que par l'élimination successive d'hypothèses de moins en moins insuffisantes.

En pareil sujet, un mérite appréciable de l'hypothèse est qu'elle suppose un ensemble, un système, et comme, dans le système, tout se tient, elle nécessite un plan ; elle touche à un grand nombre de points et remémore une grande quantité de questions qui, sans elle, seraient laissées dans l'ombre.

Ainsi, dans l'examen d'un aphasique, le souvenir de la découverte de plusieurs centres et l'hypothèse de certaines connexions entre eux, permettent de rappeler, avec l'existence de tous les centres, les relations de chacun d'eux avec tous les autres et les modalités hypothétiques de ces relations.

En examinant les modalités possibles des relations inter-centrales, je voudrais démontrer qu'il y a intérêt à pousser aussi loin que possible la systématisation des recherches, et que des points omis dans les observations, ou négligés par les observateurs, mériteraient peut-être d'être, au contraire, l'objet de l'étude la plus minutieuse, dussent les résultats de cette étude et leurs conséquences donner parfois des résultats négatifs, c'est-à-dire infirmer certaines des idées mêmes en vertu desquelles elle fut entreprise.

PARAPHÉMIE

GÉNÉRALITÉS. — L'*aphémique* a perdu totalement ou partiellement l'usage de son centre de Broca ; il en résulte pour lui une mutité verbale, totale ou partielle ; il a perdu le souvenir des mouvements nécessaires à effectuer pour prononcer les mots ; les parties malades ou détruites ne peuvent plus servir à la traduction de l'idée en mot ; l'expression verbale par la parole manque à la pensée.

Le *paraphémique* parle, mais il n'y a plus concordance entre la pensée et l'expression ; il n'y a pas destruction du centre de Broca, mais fonctionnement vicieux de ce centre, manque de synergie entre le déroulement de la pensée et le mécanisme vocal, usage inadéquat du centre à l'emploi désiré par le malade ; les expressions ne sont pas adéquates aux pensées.

Si nous supposons, chez un tel malade, la voie de communication CMV-CI interrompue, ou tout au moins devenue défectueuse (en 1 par exemple voir schème 4), l'examen du schème nous démontre que les principaux symptômes à rechercher sont :

La dysphémie (1) ou emploi de mots, de syllabes ou de sons non appropriés aux pensées que le malade désire émettre ;

La dyslexie ou lecture vicieuse, c'est-à-dire l'impossibilité de reproduire convenablement par la parole les mots d'un texte lu ;

La dyséchophémie ou répétition vicieuse, c'est-à-dire l'impossibilité de reproduire par la parole, d'une façon appropriée, des mots entendus.

L'observation d'Osborn, citée par Pitres (2), est un exemple résumé typique de paraphémie pure.

Obs. 88. — *Paraphémie et paralexie sans paragraphie.* (Osborn, *Dublin quarterly Journal of med. and surg. Sciences*, 1833, vol. IV, p. 157.) — Un étudiant du collège de la Trinité de

(1) La dysphémie n'est autre chose que la paraphémie au sens actuel du mot ; mais il semble indiqué d'appeler paraphémie, non pas seulement le symptôme le plus important, mais l'affection elle-même avec l'ensemble de ceux que l'on constate dans cette variété de paraphasie.

(2) Pitres, *ouv. cité*, p. 527.

Dublin, âgé de vingt-six ans, d'une culture littéraire très poussée (il connaissait, en outre du latin et de l'anglais, le français, l'italien et l'allemand), fut frappé subitement, pendant son déjeuner, d'une attaque d'apoplexie. Quand il revint à lui, il était paraphémique. Il parlait, mais ce qu'il disait était incompréhensible ; c'était un jargon étrange, incohérent, totalement dénué de sens. Il comprenait fort bien ce qu'on lui disait. Il pouvait lire mentalement les journaux et prenait plaisir à étudier des ouvrages scientifiques. En revanche, il était incapable de lire correctement à haute voix. Il était également incapable de répéter autre chose que des monosyllabes. Malgré tout cela, il exprimait très facilement ses idées par l'écriture. Il répondait par écrit à des questions d'histoire. Il traduisait des textes latins. Les mots qu'il écrivait étaient justes, bien orthographiés. C'est à peine si de loin en loin il y avait quelques erreurs dans leur position. Il jouait très bien aux dames.

Mais les cas ne présentent pas toujours une netteté absolue. Il peut arriver que chez certains paraphémiques les principaux (1) symptômes de ceux qui accompagnent la dysphémie soient légers, peu accusés et ne correspondent pas au degré observé de dysphémie ; ainsi la dyslexie ou la diséchophémie peuvent être ou nulles ou peu marquées : le malade conserve la possibilité de répéter plus ou moins complètement des paroles entendues, ou de lire à haute voix (ou à voix basse). Ainsi le malade d'Osborn répétait les monosyllabes. C'est un point important de l'examen de savoir si l'on se trouve réellement en présence d'un paraphémique, et si, dans ce cas, le fonctionnement du centre verbal pendant la lecture ou la répétition des paroles entendues n'est pas dû à des impressions transmises directement du centre visuel (CV) par *vm* pour la lecture, du centre auditif (CA) par *am* pour la répétition. De même, lorsque la *mutité ver-*

______

(1) On peut encore insister sur d'autres symptômes : ainsi l'impossibilité de traduire par la parole la signification d'actes mimés. Voir aussi in *Le langage, la parole et les aphasies* du docteur FERRAND (Paris, Rueff) ce qui a trait à l'*amimie* et à ses rapports avec l'aphémie.

bale, l'*alexie*, l'*anéchophémie* ne sont pas totales dans un cas d'aphémie pure, doit-il être de règle de rechercher, non seulement si certaines parties du centre malade ou détruit n'ont pas échappé à la maladie et à la destruction (c'est-à-dire s'ils obéissent encore au centre intellectuel, traduisent encore convenablement les idées), mais aussi si certaines paroles ne sont pas de véritables réflexes, obtenus par l'excitation des autres centres du langage intérieur ou de la mémoire verbale servant en quelque sorte d'*inducteurs*, ce qui supposera que les parties du centre lésé restées saines sont privées de leurs communications normales avec CI, c'est-à-dire que l'aphémie partielle est compliquée de paraphémie. Il sera donc nécessaire en bien des cas de faire la part de l'aphémie et celle de la paraphémie et, lorsqu'on croit à l'existence d'un certain degré de paraphémie, de rechercher soigneusement les symptômes qui la caractérisent.

La possibilité de l'induction d'un centre verbal par un autre est aisément explicable. A l'état normal, il arrive de lire tout haut ou tout bas, sans comprendre le sens des mots ou des phrases lus; il peut se faire aussi que l'on répète machinalement et sans les comprendre des paroles entendues; des enfants savent par cœur et récitent des textes emmagasinés dans leur mémoire par de purs procédés mécaniques à la suite d'impressions agissant sur l'œil ou sur l'oreille, et de la signification desquels ils n'ont pas souci; il n'est pas étonnant de trouver chez le paraphémique une semblable possibilité de parler machinalement. La nature des occupations du malade, ses habitudes avant l'accident cérébral, expliquerait sans doute, dans bien des cas, le plus ou moins de facilité de la lecture ou de la répétition automatiques.

Toutefois, il ne faut pas croire que l'induction du centre privé de communications avec CI puisse se faire uniquement par la voie la plus courte entre le centre inducteur et le centre induit. Rien ne prouve que, si chez certains paraphémiques la lecture vocale (1) est encore possible, elle le soit, dans tous les cas, au moyen de la voie *vm*. Cette voie *vm* peut être ou altérée ou détruite (*Leitungsaphasie visuelo-motrice* compliquant la paraphémie) ou simplement inusitée, je dirais presque inexistante chez le sujet, lors même qu'il se trouvait en état de santé et que son cerveau fonctionnait normalement; il peut en être de même de la voie CMV-CMG (2). L'impression partie de CV pourra gagner CI par V, puis CA par A et venir enfin exciter CMV par *am*; théoriquement nous pouvons concevoir le trajet CV-V-CI-A-CA-*am*-CMV : en ce cas l'impression visuelle, le mot lu et compris, amènerait l'éveil de l'image verbale auditive, laquelle amènerait à son tour l'excitation du centre moteur verbal, le déclenchement vocal approprié soit directement (voie *am*), soit même en suivant la voie CA-CMG-CMV, c'est-à-dire en déterminant d'abord l'apparition des signes verbaux graphiques qui, chez certains sujets, sont en connexion étroite avec les signes vocaux. On cite le cas de malades qui, atteints de cécité verbale, parviennent à lire, en suivant du doigt le contour des lettres; chez ceux-ci un travail intelligent précédait l'éveil de la mémoire motrice graphique, laquelle, à son tour, déterminait le fonctionnement du centre verbal CMV.

Si donc, chez un paraphémique, la dyslexie ou la dyséchophémie sont légères ou n'existent pas, il sera nécessaire de rechercher, lors des lectures ou des répétitions de mots imposées au sujet, si ces lectures ou répétitions ne sont vraiment obtenues qu'au moyen des autres centres de la mémoire, si *CI est impressionnée avant, pendant, ou après*

(1) Je dis lecture vocale, pour éviter la confusion avec lecture mentale.

(2) Si la voie CMV-CMG est intacte, si elle fonctionne aisément chez le malade, la vue des mots pourra éveiller la mémoire graphique, et le sujet, en faisant usage de celle-ci, c'est-à-dire en écrivant mentalement ou réellement les mots qu'il voit, arrivera, dans certains cas, à les prononcer (voie CV-CMG-CMV).

l'émission vocale (certains malades pouvant ne comprendre ce qu'ils lisent que par le son de leur propre voix, parce qu'ils s'entendent parler et que leurs oreilles leur apprennent ce qu'a prononcé leur bouche).

Pour difficile que soit la découverte des voies de communication employées par le paraphémique lorsqu'il arrive à exprimer convenablement les mots qu'il lit ou qu'il entend, il sera de toute nécessité de tenter de la faire. Aussi faudra-t-il tâcher de se rendre compte de ce qu'étaient avant la maladie, et de ce que sont depuis, et la formule endophasique et les modes habituels d'association des centres.

Ces considérations exposées, il importe de remarquer que les paraphémies peuvent relever de causes diverses. Nous les avons jusqu'ici supposées dues à des viciations des communications entre les centres psychiques et le centre moteur-verbal. Il semble que certaines reconnaissent pour causes des altérations qui empêcheraient le fonctionnement synergique du centre de mémoire verbale et des organes moteurs ou incito-moteurs. Enfin, le fonctionnement du centre moteur-verbal peut être subordonné à celui d'un autre centre, dont la lésion, ou l'isolement de lui, détermine la paraphémie. De là trois formes principales de paraphémie, dont nous examinerons d'abord les deux premières :

a) Paraphémie aconsciente. — Perte du langage conscient ; conservation possible du langage réflexe.

b) Paraphémie consciente.

c) Paraphémie (dysphémie) de subordination sensorielle. — Ensemble de symptômes pouvant résulter chez certains sujets soit d'une leitungsaphémie visuelo-motrice ou auditivo-motrice (lésion de la voie *am* ou de la voie *vm*), soit d'une aphasie ou paraphasie sensorielle. (V. p. 269.)

Considérations sur le centre de Broca

La situation du centre de mémoire motrice verbale, ou centre de Broca, dans la région du cerveau considérée comme motrice (zone rolandique avec le lobule paracentral et l'opercule rolandique), conduit souvent, dans le langage courant, à qualifier ce centre de centre moteur. La clinique, la physiologie et le raisonnement indiquent cependant de façon formelle que le centre de mémoire motrice verbale est semblable aux centres de mémoire verbale visuelle ou auditive, et que sa seule particularité est de siéger dans un appareil moteur. C'est un centre d'emmagasinement de signes verbaux ; mais, tandis que, pour les centres auditifs et visuels, les signes verbaux ont été fournis par des sensations émanant de l'extérieur, que ce sont, par conséquent, des centres de mémoire *exosensitive*, au contraire, les signes verbaux du centre de Broca sont des souvenirs de sensations de mouvements ou d'actes exécutés par l'action du système nerveux ; de sorte que ce centre paraît bien plus un centre de mémoire sensitive comme les deux autres, mais, contrairement à eux, de mémoire *endosensitive*, qu'un centre moteur. Quand l'enfant apprend à prononcer des mots, chaque effort qu'il fait laisse le long de l'appareil cérébro-phonateur une trace, tout à fait de même que, quand il apprend à lire, chaque image visuelle laisse une impression dans une partie de l'appareil visuel ; dans l'un et dans l'autre cas, un très grand nombre d'impressions identiques forment une trace durable, et la collection de ces traces ou souvenirs paraît localisée en des points qui constituent, dans le premier cas, le centre de mémoire motrice verbale, dans le deuxième celui de mémoire visuelle verbale ; et ceci est encore applicable aux images auditives des mots et au centre de mémoire auditive verbale. Lorsque les centres de mémoire verbale sont suffisamment développés, que le nombre des souvenirs est considérable, chaque sensation, venant de l'extérieur (appareil visuel ou auditif) ou de l'intérieur (appareil phonateur), retrouve le souvenir ou trace des sensations analogues acquises précédemment, et acquiert ainsi une individualité qui en permet la signification.

Tout porte donc à croire que, de même que sur le trajet idéo-oculaire ou idéo-auriculaire, un groupe de fibres et de cellules s'individualise, se spécialise, prend la fonction particulière qui consiste à conserver les images reçues et (par suite de ses relations, d'une part avec l'œil ou l'oreille, d'autre part avec les centres psychiques) rend possible l'individualisation des images venues de l'extérieur d'une part, et de l'autre des idées ou trames synthétiques ou schématiques à la constitution desquelles elles servent en les rendant conscientes ; — de même, par aptitude innée, comme dans le cas précédent, certaines fibres et cellules, situées et groupées le long du trajet idéo-phonateur, sont plus particulièrement affectées à la conservation des images motrices d'articulation ; ces images motrices, perçues par la conscience, permettent aux centres idéo-moteurs de trouver le mouvement d'expression adéquat à la pensée à exprimer ; chez certains sujets (moteurs, verbo-moteurs), elles jouent un rôle important ou prépondérant dans l'idéation.

La preuve de l'existence de semblales localisations est faite par l'apparition de l'aphasie : aphémie, cécité verbale, surdité verbale, c'est-à-dire par la perte des images verbales motrices, visuelles, auditives, à la suite des lésions respectives du pied de F^3, de P^2 dans la région du pli courbe et d'un point déterminé de T^1 ; mais il n'y a pas plus lieu de croire que le centre de Broca est moteur (en comprenant, bien entendu, par centre de Broca, le centre de la mémoire motrice, à l'exclusion des centres moteurs voisins, tel le centre cortical du facial), qu'il ne serait logique d'assigner au centre verbal, visuel, ou auditif, un rôle dans l'impressionnement de l'œil ou de l'oreille par les vibrations lumineuses ou auditives venues de l'extérieur.

Le critérium de la fonction motrice d'un centre est l'existence d'une paralysie consécutive à la destruction de la région considérée comme centre. Or, la destruction du centre de Broca n'entraîne pas de paralysie (1). *L'aphasie n'est pas une paralysie.* Si l'aphasique ne parle pas, c'est parce qu'il ne se souvient plus des mouvements qu'il faut faire pour parler. Les centres de Broca et d'Exner-Charcot paraissent être, cliniquement parlant, les deux seuls centres connus de la région rolandique dont la lésion n'entraîne pas de paralysie.

Le fait, assez singulier au premier abord, de trouver des centres sensitifs dans la région prérolandique, doit être soigneusement retenu ; remarquons cependant qu'il paraît inévitable que ce soit dans l'appareil considéré comme moteur que se développent les centres de mémoire motrice qui lui correspondent, et dont la destruction doit entraîner évidemment la production de symptômes très différents de ceux qui reconnaissent pour cause la perte des centres incito-moteurs véritables.

C'est en effet des troubles paralytiques qu'entraîne la suppression ou la lésion des véritables centres moteurs ou incito-moteurs du langage ; lorsque, soit dans le bulbe, soit dans le cerveau, les centres dont le fonctionnement permet l'émission des paroles sont atteints, des symptômes de la paralysie glosso-labio-laryngée en sont la conséquence. La lésion correspondant à l'aphasie serait ou plutôt est, pour les autres centres moteurs, la perte de la mémoire motrice ou perte du souvenir des mouvements indispensables à faire pour effectuer un mouvement (2) : *akinemnésie*, ou, si l'on veut, *akinésie*.

On peut résumer ainsi le parallélisme des symptômes :

1° Perte de l'usage des centres moteurs des organes :

---

(1) Je ne crois pas utile de parler ici des phénomènes convulsifs dont les causes paraissent être plus complexes que celles de la paralysie.

(2) « Après une lésion profonde, bilatérale du cerveau antérieur, écrit Goltz lui-même, les chiens ont perdu la faculté de faire jouer

paralysie ; — perte de l'usage des centres moteurs des organes phonateurs : symptômes de paralysie glosso-labio-laryngée.

2° Perte de l'usage des centres de mémoire motrice des mouvements : akinemnésie (symptôme qui paraît exister dans certaines abasies — dont, en d'autres cas, ferait partie l'*amimie* (1) ; — perte de l'usage des centres de mémoire motrice verbale : aphasie, agraphie.

L'aphasie est grave et les cas en sont fréquents, parce qu'elle est la conséquence de la destruction d'une fonction importante, complexe et délicate par suite de ses relations avec l'idéation ; que, d'autre part, les images motrices verbales doivent être plus nombreuses, moins simples, que les images motrices des mouvements ; il y a aussi une question de situation topographique ; enfin les pensées ont souvent, surtout chez les moteurs, une trame motrice, tandis qu'*on*

certains groupes de fibres musculaires d'une manière appropriée dans certains actes. » Ces troubles du mouvement volontaire, consécutifs aux destructions de la zone motrice, Hitzig, dans deux travaux de 1873 et 1876, les avait considérés comme « l'expression de troubles de l'activité représentative », c'est-à-dire comme l'effet de la destruction des images motrices de telles ou telles catégories de mouvements volontaires. Si donc l'animal opéré n'exécute plus certains mouvements, ou ne le fait que d'une façon défectueuse, ce n'est pas parce que ses muscles sont paralysés : c'est parce qu'il ne peut plus se représenter ces mouvements isolés et intentionnels qui étaient la fonction même de la « conscience musculaire » de l'écorce cérébrale. (*Dictionnaire de Physiologie*, tome II, fascicule III : Art. « Cerveau », par Jules SOURY, p. 866.) — Plus loin, p. 867 : « En somme, si Hitzig avait découvert les troubles moteurs consécutifs aux lésions de la zone dite motrice, Schiff avait révélé ceux de la sensibilité tactile. Ni l'un ni l'autre n'étaient tombés dans l'explication banale d'une paralysie véritable. Les troubles de la motilité volontaires, tous deux les ont attribués à une altération soit de la conscience musculaire, soit des représentations centrales de la sensibilité tactile ; tous deux ont rapporté les altérations du mouvement à des troubles de la sensibilité générale. »

(1) Voir FERRAND, *Le langage, la parole et les aphasies* ; Paris, Rueff, 1894 ; et MAZURKIEWICZ, Ueber die Störungen der Geberdensprache. *Jahrbücher für Psychiatrie und Neurologie*, 1900.

ne pense un mouvement (1) que très exceptionnellement, ou au prix d'un effort appréciable.

De la complexité des appareils moteurs résulte, en cas de lésion, la complexité des symptômes. Tout mouvement, non réflexe, nécessite, pour être effectué, le fonctionnement de trois sortes de centres : des *centres incito-moteurs corticaux*, dont le fonctionnement est déterminé par celui des centres psychiques et par lesquels se transmettent plus ou moins directement les incitations qui retentissent sur les *centres moteurs bulbaires* et provoquent par suite les mouvements phonateurs. Je renvoie au chapitre I (données anatomiques et physiologiques, centres moteurs, etc.) pour ce qui concerne les différentes hypothèses relatives au mécanisme moteur ; mais il faut noter ici que des lésions pourront porter seulement sur la partie motrice de l'appareil, en suite à des altérations des centres moteurs bulbaires (paralysie glosso-labio-laryngée), — en suite à des altérations des centres incito-moteurs — ou à celles des voies de communications entre les centres psychiques et les centres incito-moteurs — ou entre ces derniers et les centres moteurs (anarthrie, dysarthrie ; — paralysie glosso-labio-laryngée pseudo-bulbaire).

Mais il pourra se faire aussi que les lésions atteignent seulement *la partie mnémonique* de l'appareil. Au moment où le fonctionnement des territoires psychiques détermine celui des centres incito-moteurs corticaux, les incitations (et, par suite, les mouvements dus aux centres moteurs bulbaires que ces incitations provoquent et commandent) ne sont adéquates aux idées qui leur correspondent, qu'autant que le *centre de mémoire motrice*, ou centre de collection des souvenirs moteurs, a été mis en éveil d'une façon telle que le centre incito-moteur a trouvé

---

(1) Par « penser un mouvement », je n'entends pas, bien entendu, avoir la représentation visuelle de l'organe ou du membre effectuant le mouvement.

dans ce centre de mémoire motrice le souvenir (du genre, de la nature et de la forme, de l'intensité) du mouvement à effectuer, prépondérant au moment d'agir ; et ce souvenir n'a pu devenir ainsi prépondérant en temps voulu, qu'autant que le centre psychique en a amené la projection au moment même où il déterminait l'excitation du centre incito-moteur.

Ceci semble très particulièrement s'appliquer à l'étude du langage et à celle des troubles du langage, parce qu'il s'agit d'un ensemble de mouvements très compliqués et que le centre de mémoire motrice de ces mouvements *paraît bien plus individualisé* que ceux des autres appareils moteurs ; et cette individualisation est encore une cause de la fréquence des accidents (lésions et dissociations). Aussi est-il toujours utile de se souvenir que l'appareil cérébro-phonateur comporte :

a) Des centres corticaux incito-moteurs ; leur lésion, celle des voies de communications entre eux et les centres psychiques d'une part, entre eux et les centres moteurs bulbaires d'autre part, doivent entraîner : les symptômes de ces paralysies glosso-labio-laryngées pseudo-bulbaires ou cérébrales, généralement non accompagnées d'atrophie musculaire ; l'anarthrie ; la dysarthrie.

b) Des centres bulbaires moteurs ; la lésion des centres bulbaires entraîne des symptômes de paralysie glosso-labio-laryngée.

c) Le centre de Broca ou centre de mémoire motrice (pied de la troisième frontale), dont on considère la perte comme cause de l'aphasie motrice.

Il existe aussi, nous l'avons vu, des cas où la lésion ne paraît pas avoir atteint le centre de mémoire motrice, mais où il semble qu'elle siège surtout sur des voies de communications (1). Il est de toute utilité de connaître les

(1) V. G. SAINT-PAUL, *Tribune médicale* : Le centre de Broca et les paraphasies (mars 1902), et *Annales médico-psychologiques* : L'examen

observations de paraphasies récemment publiées, et particulièrement ce que pense Pitres de ces affections, et ce qu'il en dit, dans des travaux fort remarquables.

Mais, à bien considérer les observations, si minutieusement détaillées, de Pitres, il me semble qu'en ayant présent à l'esprit la nature du mécanisme de l'appareil idéo-phonateur, on peut interpréter les cas assez différemment pour assigner des causes différentes aux paraphasies, et pour distinguer tout au moins deux grandes classes de ces affections.

Chez certains malades, en effet, la dissociation observée dans le mécanisme idéo-phonateur, et qui constitue la maladie, paraît reconnaître pour cause une interruption ou une viciation de la conductibilité des voies qui relient le centre psychique au centre de Broca.

Chez d'autres malades, il semble que les altérations se manifestent sur les voies qui unissent les centres incito-moteurs au centre de Broca.

De là deux variétés de paraphémies, dont nous allons essayer de démontrer ce par quoi elles diffèrent, en nous servant d'observations prises ou relatées par Pitres.

Type A. — *Paraphémies aconscientes.*

Perte de la parole consciente. — Conservation possible
de la parole réflexe.

Pour rendre plus claire la question, j'utilise le schèma 5, CP est le centre psychique; CIM, les centres corticaux incito-moteurs, et la voie M est uniquement destinée à transmettre aux centres moteurs l'excitation qui, en déterminant leur mise en action, amène le fonctionnement des nerfs et

des malades atteints de paraphasies (mars 1902). V. au sujet de l'endophasie et de la mémoire les travaux de Ribot, Ballet, Stricker, Egger, Binet, Flournoy, Lépine, Ladame, Pick (in *Wiener Klinische Wochenschrift*, Ajam, Van Bierliet, E. Bernard-Leroy, etc.

des muscles. CB c'est le centre de Broca, centre de mémoire sensitive, qu'il est logique de supposer en connexion étroite avec CP d'une part, avec CIM de l'autre, connexions telles que la mise en action de l'un ou de l'autre de ces centres détermine l'éveil de souvenirs (ou trames endosensitives) particuliers à chaque mouvement effectué ou à effectuer.

Si des altérations siègent en *a*, si, pour prendre le cas extrême, la voie CP-CB est impraticable, le malade pourra

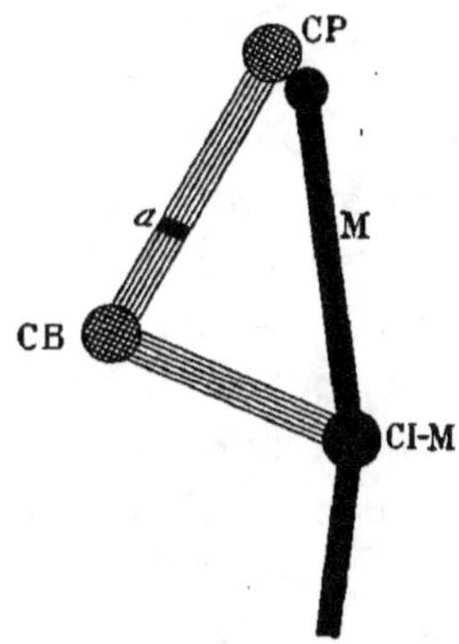

Schème 5.

continuer à penser normalement ; seulement son idéation sera privée des images motrices des mots ; si sa formule endophasique n'est pas celle du verbo-moteur (v. moteur ou auditivomoteur ou visuelo-moteur ou, d'une façon générale, celle de tout type dont la pensée provoque immédiatement et directement une incitation motrice), cette perte des images motrices passera à peu près inaperçue de lui ; s'il est verbo-moteur, au contraire, il pourra, s'il est bon observateur de lui-même, se rendre compte de la perte de son langage intérieur ou de la modification de ce langage intérieur : de verbo-moteur, il sera devenu plus ou moins rapidement verbo-visuel ou verbo-auditif ; *en résumé*, sauf dans le cas du verbomoteur, rien ne lui paraîtra changé, rien d'important ne sera réellement changé dans sa façon de penser.

Le malade pourra donc aisément parler puisque les organes moteurs sont intacts chez lui, qu'il n'existe de lésions ni de CP, ni de CIM, ni du trajet M.

Seulement la mise en action des centres moteurs ne coïncidera plus avec l'éveil de l'image motrice adéquate à la pensée à exprimer, puisque l'excitation du centre CP n'aura pas pu, à cause de l'altération siégeant en *a*, provoquer en CB l'apparition de cette image.

Comme, d'autre part, étant donné le synergisme de fonctionnement constant qui existait avant l'apparition de la lésion entre CIM et CB, il paraît certain que toute excitation motrice en CIM se fera selon l'une des formes, dont le souvenir est conservé dans le centre de mémoire endo-sensitive CB, il y aura bien production de sons et de mots, *mail de mots inadéquats aux pensées à exprimer.*

Enfin, notons que le malade, lorsqu'il parle, n'est pas renseigné sur l'impropriété du vocabulaire qu'il émet, puisque, du fait de l'interruption en *a*, les images motrices ne sont plus perçues par les centres idéaux et idéo-excitateurs ; il y a perte de la projection des images motrices. Il n'aura conscience de son état que par l'incompréhension qu'il remarquera chez ses interlocuteurs, peut-être aussi par auto-audition, c'est-à-dire par les sensations auditives de ses propres paroles : ses oreilles lui enseignant ce qu'a prononcé sa bouche ; peut-être même, dans certains cas, par auto-audition mentale. Nous avons vu que, chez l'auditivo-moteur type, l'articulation verbale détermine de l'audition secondaire : une image motrice inadéquate provoque en pareil cas l'éveil de l'image auditive inadéquate correspondante ; la dysphémie n'est plus alors absolument inconsciente, et l'*auditivo-moteur*, dont le trajet *am* sera préservé, entendra mentalement qu'il vient de mal parler ; il a conscience, non de l'impossibilité de dire certains mots (comme dans les paraphémies de type B avec conservation du langage conscient), mais de l'inexactitude de son langage *après qu'il a parlé.*

Je sais bien que Pitres dit : « Quand on étudie de près les paraphémiques, on ne tarde pas à se convaincre que leur inconscience est beaucoup plus apparente que réelle. » C'est une opinion moyenne, qui ne peut subsister qu'autant qu'on considère les paraphémies comme relevant d'une même cause. Les faits me semblent démentir tout à fait cette doctrine. Les mémoires traitant de *l'aphasie* contiennent beaucoup de faits qui établissent que certains malades, au moment de l'émission du mot, sont inconscients de la valeur de ce mot. Duchesne, de Boulogne, a cité le cas d'une dame, fort bien élevée, dont le langage se résumait dans le plus grossier des jurons (1). Pitres cite un fait semblable (2). Citons encore, toujours d'après Pitres, l'observation de Kussmaul, racontant une entrevue avec un *paraphasique* :

Obs. 89 (Kussmaul). — Il vint poliment à moi et me tint aussitôt, avec facilité, un long discours, auquel je ne compris rien. C'étaient des mots allemands ajoutés l'un à l'autre sans aucun sens. A en juger par sa physionomie et ses gestes, il cherchait à m'exposer son état. Il avait l'air d'un orateur animé à la tribune. Un étranger ignorant notre langue aurait cru voir un homme intelligent tenir un discours très sensé. Il ne paraissait, d'ailleurs, pas se douter que son langage était incompréhensible.

Et cette autre observation :

(1) Ballet, *Le Langage intérieur*, p. 119 ; Paris, F. Alcan, 1888.
(2) Une cliente de Trousseau, dame bien élevée, belle-mère d'un médecin distingué, avait un langage bizarre. Lorsqu'un visiteur entrait chez elle, elle se soulevait pour le recevoir et lui disait, sur un ton fort aimable, en lui montrant un fauteuil : « Animal, fichue bête…, etc. — Madame vous invite à vous asseoir, expliquait aussitôt le gendre. » (Trousseau, *Clinique médicale de l'Hôtel-Dieu*, t. II. Cité par Pitres, Étude sur les paraphasies, *Revue de Médecine*, 10 mai 1899, n° 5, p. 311.) Si cette dame avait eu conscience de ce que signifiaient ses paroles, il est évident qu'elle aurait cessé de parler.

Obs. 90 (V. Bourdin). — Un jour il (le malade) dit à son valet de chambre : *jardin.* — Monsieur veut aller au jardin ? lui demanda le domestique. — *Non.* — Monsieur veut que j'appelle le jardinier ? — Le malade d'une voix plus élevée : *Non.* — Monsieur veut-il que j'ouvre la porte du jardin ? — Le malade, regardant le domestique d'un air de pitié : *Mais non ;* et il articule nettement, en séparant ses deux syllabes, le mot *jar...din.* Le valet répète jardin, et le maître furieux lui redit encore : jardin. On renonce à comprendre, on porte un crayon. Le malade écrit : *jardin,* et, quand il voit ce mot écrit, il se lamente, comprend qu'il s'est trompé, fait des excuses. En fait, au lieu de *jardin,* il voulait dire *lit.* Sa pensée était de dire : « Allez me préparer mon lit ; je veux me coucher. »

En ce qui concerne les paraphémies avérées, il semble établi que certains malades n'ont pas conscience de ce qu'ils disent. Ceci s'explique aisément, si l'on admet que le schème 5 représente schématiquement l'état de l'appareil idéo-phonateur dans celles des paraphémies dont la cause est une altération des voies de communication entre CP et CB.

Dans cette affection les processus psychiques ne peuvent plus se percevoir sous la forme motrice ; — enfin les incitations et les actes phonateurs, l'articulation (orale ou mentale) ne s'effectuent plus selon les formes adéquates aux idées à exprimer, et ils ne se projettent plus sur le cortex psychique.

Les symptômes fondamentaux de cette paraphémie centrale ou idéo-mnémonique (ou aconsciente ou encore aprojective) seront donc : emploi, le plus souvent aisé, d'un langage inadéquat généralement (1) ; ignorance où se trouve le sujet, au moment où il parle, de l'incorrection de son langage, incorrection dont il ne s'aperçoit pas, ou dont il s'aperçoit seulement *après avoir parlé,* soit par les renseignements fournis par l'observation de l'entourage ou

(1) J'emploie le mot « généralement » dans le sens de : dans sa généralité.

donnés par cet entourage, soit encore par auto-audition ; conservation possible du langage réflexe.

Quelques-uns des malades observés par Pitres, donnent bien l'impression que les lésions et les symptômes sont tels que nous venons de le dire. Notons que chez ces malades il n'y a habituellement pas de signes d'énervement ou d'impatience de ne pouvoir parler correctement. Exemples :

Obs. 91 (Pitres, obs. I, p. 347)(1). — Bon... comprend parfaitement les questions qu'on lui pose, il y répond avec une grande volubilité. Les intonations sont justes, l'expression du visage correcte, l'articulation irréprochable, mais les mots que prononce le malade n'ont aucune signification. Exemple : Quel âge avez-vous ? — Dix-sept... Non... Voyons... janvier, février, offrent trente ans, et dix trente-cinq ans... Ça fait quinze et dix ; et dix. — Vous avez donc trente-cinq ans ? — Trente degrés et puis cinq degrés, ajoutez. — Ça fait, en effet, trente-cinq degrés. Voulez-vous dire que vous avez trente-cinq ans ? — Je dois aller plus que ça. Je dois aller à cinquante-sept, cinquante-huit. Je sais que ça me donne trente-cinq, trente-sept. — Voyons, réfléchissez : quel âge avez-vous ? — Je ne peux pas le dire ; ça fait trente-cinquante, cinquante-quatre, cinquante, cinquante-cinq... Non... Je fais toujours mal (2).

Obs. 92 (Pitres, obs. III, p. 353). — Rob... parle beaucoup, avec une grande volubilité, et il accompagne ses paroles d'une mimique des plus expressives. Il comprend parfaitement tout ce qu'on lui dit en français ou en patois. Il articule très bien les mots qu'il prononce. Malheureusement, ces mots sont, le plus souvent, inappropriés ou inintelligibles. Il se rend compte qu'on ne le comprend pas, et, au lieu de s'en irriter, il cherche par ses gestes ou par des artifices variés à faire savoir sa pensée. Ainsi, pour nous demander un bain sulfureux, il nous dit qu'il désire un *quiffie cholidas*. Nous ne le comprenons pas. Alors il nous demande de l'*eau qui sent ;* et, comme nous ne le comprenons pas encore, il fait le geste de se laver la figure et le corps dans un bain. — C'est un bain que vous désirez ? — Oui, oui, c'est cela, dit-il, avec une vive satisfaction. Nous faisons marquer un bain simple ; il proteste et réclame, en se bouchant le nez, de l'eau qui

____

(1) Pitres, *ouv. cit. Revue de médecine.*
(2) Ce malade avait 65 ans.

sent, jusqu'à ce que nous ayons enfin compris son désir. Nous le prions de nous raconter comment il a été blessé en 1870. Il enfile les uns à la suite des autres une foule de mots incohérents auxquels il serait impossible de rien comprendre, si ses gestes et l'expression de sa physionomie n'aidaient à en saisir la signification. « Il y avait, dit-il, des bêtes qui faisaient fs fs, qui étaient grosses comme ça (et il montre le bout de son petit doigt), puis d'autres, des grosses qui faisaient pouff-boum et qui paffraient tout. — Et moi et mon capifré et les châteaux et les hommes nous étions tous paffrés. » Ce qui veut dire que les balles sifflaient, que les obus éclataient, et que son colonel, lui, leurs chevaux et les hommes de l'escorte, furent tous renversés.

Dans ces observations, les altérations semblent bien siéger entre le centre psychique idéo-excitateur et le centre de Broca (v. Sch. 5). Les malades ont conscience de leur état, seulement *après* avoir parlé. Si l'on attire leur attention sur l'impropriété d'un terme (ainsi dans le cas du malade qui, pour un bain, demande *quiffie cholidas*), ils cherchent des images motrices qui correspondent bien à l'idée à émettre et ne les trouvent souvent que par les parties restées saines en *a* au prix d'une recherche qui se traduit par une périphrase. Si, au contraire, on n'interrompt pas le malade, il parle aisément, avec volubilité même, et, *au moins dans la conversation spontanée*, avec un usage restreint d'*équivalents idéaux*, c'est-à-dire de mots ayant la même signification que ceux qu'il devrait prononcer, ou même d'*équivalents phonétiques*, c'est-à-dire de mots qui leur sont phonétiquement semblables. Si, dans la conversation spontanée, certains mots ressemblent par leur tournure générale ou par leur première syllabe au mot propre (ex. tiré de Rob.... — Pitres — : contat pour couteau, cassé pour canon, obs. 92) on pourrait peut-être en induire que la mise en action des centres moteurs résulte normalement d'excitations psychiques, un peu différentes d'intensité, de forme, selon la nature de l'idée, du mot à exprimer, et que l'intensité de l'énergie motrice ainsi déterminée peut, par suite, comporter, selon les mots, certaines variations d'ailleurs peu considérables ; il serait alors explicable qu'à un degré donné de l'énergie motrice de CIM correspondît parfois le réveil, plus ou moins défectueux, de l'image motrice de CB, habituellement associée à ce degré donné d'énergie avant la maladie, tout au moins le réveil des parties de cette image qui répondaient les premières à la mise en jeu de CIM, c'est-à-dire des premières syllabes.

Pour une raison analogue et qui produit des effets dissemblables, un degré appréciable d'embolophasie ou empoisonnement par le mot n'est pas rare chez ces malades. Les parties du discours qui, à l'état de santé, seraient composées de mots ayant des ressemblances phonétiques (ex. : le planton de la porte du palais), sont exprimées par l'action d'une activité motrice d'intensité uniforme qui s'accompagne, après la lésion, d'images motrices semblables. On peut aussi admettre que l'éveil de certaines images motrices détermine le *déclenchement* de tout un groupe d'images semblables, et que ce fait tend à se produire à l'état normal et qu'il se produirait sans l'intervention régulatrice du centre de mémoire (centre de Broca) (1). Il est également logique de penser que les associations sont, ou deviennent, plus faciles (de par la structure et l'état de CIM et de CB et des fibres qui unissent ces deux centres) entre les mouvements moteurs et certaines associations qu'entre ces mouvements et certaines autres. Ainsi se produit l'embolophasie (tout au

(1) Notons en effet qu'à l'état normal, par suite d'un peu de fatigue ou de distraction, ou lorsque la pensée va beaucoup plus vite que l'expression, un phénomène semblable peut se produire. On dira : chapeau pour chapitre, baraque pour bateau ; c'est qu'il y a eu rupture momentanée dans le mécanisme idéo-phonateur ; les centres moteurs ont vibré selon l'impulsion donnée, mais comme les centres psychiques ont négligé de surveiller jusqu'au bout la mise en jeu du centre de mémoire verbale, de présider complètement à l'opération, parce qu'une autre idée a surgi (ou pour d'autres raisons), cette opération s'est achevée vicieusement, et vraisemblablement selon le mode que les habitudes antérieures ont rendu le plus facile.

moins des déclenchements de signes verbaux assez semblables), dont Pitres fait remarquer particulièrement deux exemples. L'un de ces malades était intoxiqué par le mot *paffré* (1). (Le *paffré de paffrèche et la caffrèche*, etc.); c'est précisément le malade que nous avons cité, Rob..., qui parlait avec volubilité, racontait à sa façon l'histoire d'une blessure reçue en 1870 et demandait pour un bain sulfureux : *quiffie cholidas.* Du second malade, une femme intoxiquée par le mot *marmiré* (elle disait : *je marrais de marmiré et quand je marrais, natron, je marmirais...,* etc.), Pitres nous dit :

Obs. 93 (Pitres, obs. V). — La malade, Marie Duc..., est toujours d'une loquacité excessive. Aussitôt qu'on s'est approché d'elle et qu'on lui a posé une ou deux questions, elle parle avec une volubilité surprenante. Sa parole est très bien articulée. Les mots sont prononcés rapidement, mais distinctement. La phonation est évidemment intacte... Si on la laisse aller, elle n'en finit plus. C'est un moulin à paroles intarissable, un écoulement à jet continu de propos désordonnés, enfilés sans rime ni raison les uns à la suite des autres. Elle ne semble d'ailleurs pas s'apercevoir qu'on ne la comprend pas. Elle poursuit son verbiage comme si elle se parlait à elle-même, sans se soucier de ses interlocuteurs. Voici la reproduction d'un de ces longs discours, ou pour mieux dire d'une partie d'un de ses interminables monologues : *A quinze ans mon père dit, pardon... je n'en sais rien... Vingt-cinq francs, plus trente, que ma petite fillette... Gaston qui m'assure, bon fou... Alors, enfant... Toutes petites fillettes et qui rentrent dans ma partie... j'ai été fini... enfant. Alors à quinze ans quand on a action de toile... Lui qui avait vingt... cinq ans... ce qui... petit gamin... enfant... Quand il a eu cossaqui avec l'autre il dit à joque ce quara quand de ci de lui... Emplaisant de cintagrant... J'avais affecté à tecté de marméquin... Qu'il était enleveur, enserreur, meseur de lui spitève, spalise, trop pire maron que son père à qui que ce soit fini...* etc.

Un matin, à la question : *Comment vous trouvez-vous aujour-*

(1) A citer la façon dont ce malade lisait, au cours d'une lecture qu'il faisait d'ailleurs de façon tout à fait inexacte, les mots : *le principal objet de la préoccupation de l'assemblée* : *le fusch le fluch flachc, fil enfriche du friche,* etc.

d'hui ? Elle répond : « Depuis trois jours que ça, c'est très drôle... c'est sûr de moi-même... tout d'un coup je suis marmiré, je marrais me dit ce n'est rien, etc. ».

Conservation possible du langage réflexe. — Naturellement, en de semblables cas, le centre de mémoire motrice étant intact, ainsi que la voie qui unit ce centre aux centres moteurs, il pourra se faire que la lecture ou la répétition de mots, effectués d'une façon machinale, soient chez certains malades, possible ; la *dyslexie* (lecture vicieuse) ou la *dyséchophémie* (répétition vicieuse de mots entendus) peuvent ou n'exister pas ou n'exister qu'à un degré moindre que la *dysphémie* (paraphémie) dans le langage spontané. C'est une preuve évidente de l'intégrité (totale ou relative selon le cas) de la partie de l'appareil phonateur : CB — CIM — fibres d'union entre CB et CIM.

La malade, dont nous venons de parler, pouvait lire. Pitres nous dit: « La lecture à haute voix est conservée. La malade lit sans fautes ou presque sans fautes les mots simples ou les phrases compliquées, imprimés ou écrits à la main. Elle lit avec une intonation monotone, lente, comme un enfant qui ne sait pas encore lire très couramment et qui, sans être obligé d'épeler, n'est pas encore bien sûr de soi. Quand elle est fatiguée par des exercices trop prolongés, elle commet, dans la lecture à haute voix quelques erreurs d'articulation... (ex. : Musée de Masili pour Musée des Familles), mais ces fautes-là se sont produites très rarement... »

D'après l'observation dont je ne puis citer toutes les parties, la malade ne comprend pas ce qu'elle lit, et ceci confirme encore notre théorie. Il est même fort probable que, si elle comprenait, le travail machinal qui permet la lecture *courrait risque* (1) d'être interrompu, et la dyslexie reparaîtrait aussitôt.

(1) Je dis « courrait risque », car il ne semble pas fatal que l'intervention de l'intelligence consciente empêche absolument une pareille opération effectuée machinalement.

Chez Bon... (obs. 91), la lecture était encore plus défectueuse que la conversation ; par contre, les relations entre le centre de Broca et les centres auditifs étaient conservées. « Le malade, dit Pitres, peut répéter correctement tous les mots qu'on le prie de répéter, même ceux qui présentent quelques difficultés d'articulation, comme *irrévérencieusement* ou *inconstitutionnellement*. Il répète, également très bien, de courtes phrases qu'on prononce avant lui, pourvu que ces phrases n'aient pas plus de cinq à six mots. »

Il semble donc bien que les lésions dont étaient atteints ces malades, soient explicables par l'interprétation du schème 5 ; les altérations ont lieu entre les centres psychiques et le centre de Broca ; ce dernier est certainement intact, *et l'on a la preuve que ses relations avec les organes moteurs sont conservées quand la lecture vocale* (1) *ou la répétition est possible ;* par contre, il ne doit pas être rare de constater, chez *certains* malades atteints de cette forme de paraphasie, de l'excitation cérébrale ou des troubles mentaux, puisque l'affection intéresse des fibres en relations étroites avec les centres psychiques ; ceci paraît douteux en ce qui concerne Rob... obs. 92 (accès de tristesse profonde) ; et tout à fait évident en ce qui concerne Marie Duc..., obs. 93 ; qui finit démente ; ce fut également le sort de Mour..., autre malade de Pitres, et dont l'observation paraît offrir les mêmes caractéristiques (2). Par contre, Bon..., obs. 91, paraissait d'esprit très sain (3).

---

(1) Je dis *lecture vocale* pour éviter la confusion avec *lecture mentale*.

(2) Voici ce qu'en dit Pitres : « Pendant tout le temps que nous restons auprès d'elle, elle parle avec une volubilité remarquable, enfilant les unes à la suite des autres des paroles désordonnées, mêlant des mots patois à des phrases françaises, émettant continuellement des sons articulés dont il est très difficile, sinon impossible, de saisir le sens... Elle comprend très bien tout ce qu'on lui dit et paraît aussi comprendre ce qu'elle voudrait dire. Elle s'aperçoit qu'on ne la comprend pas et s'en lamente... elle ne sait ni lire ni écrire, la répétition des mots entendus est défectueuse. »

(3) Pitres signale toutefois, au sujet de l'état mental de ce malade, qu'il était inquiet et irascible (v. *ouv. cit.* p. 531).

Toutefois il serait imprudent de s'exagérer la valeur de cette hypothèse : nous verrons ultérieurement que, si vraisemblablement, chez certains malades, les symptômes de paraphémie sont dus à des lésions de l'organe de Broca, nous pouvons tout aussi bien admettre, en l'absence d'autopsies, que ces symptômes proviennent de *leitungsaphasies* ou sont des *paraphémies de subordination* (1), et que les lésions de la zone de Déjerine (en excluant de celle-ci les centres du langage intérieur), ou celles des centres visuel et auditif sont susceptibles de déterminer l'apparition de symptômes paraphémiques, variables selon les formules endophasiques individuelles des sujets atteints.

Il faut alors interposer dans le schème 5, entre la lésion a et le centre psychique CP, le centre verbal auditif ou visuel dont le fonctionnement, chez les sujets de certaines formules (V. Chap. II), détermine et commande celui du centre de mémoire motrice verbale CB, en même temps que se produit l'incitation motrice. On conçoit alors que la dysphémie ne reconnaisse plus pour cause une lésion de F^3, mais bien une altération de la région temporale ou de la région occipitale (ou du pli courbe), ou simplement une lésion d'une zone intérieure à celle de Déjerine qui atteigne les organes de transmission entre CA ou CV et CM V. (Voir schème 4, voie *am* et voie *vm*.) Il se peut qu'il en soit ainsi dans la plupart des cas *que nous avons cités comme exemples et qui seraient, non pas des paraphémies dont ils offrent d'ailleurs tous les caractères*, mais des leitungsaphasies avec dysphémie consécutive, ou encore parfois des dysphémies de subordination (1).

(1) Chez Bon..., obs. 91, pas trace d'aphasie sensorielle, mais hémiopie latérale gauche. Chez Rob..., obs. 92, cécité verbale pendant quelques mois. Chez Marie Duc..., obs. 93, il y avait perte de la lecture mentale avec conservation de la lecture orale.

Type B. — *Paraphémies conscientes.*

Les altérations (a') siègent entre les organes nerveux moteurs et le centre de Broca (V. schème 6).

Chez certains paraphémiques, il semble que la dissociation du langage s'opère entre les centres de mémoire motrice et les centres moteurs phonateurs. Il en résulte que

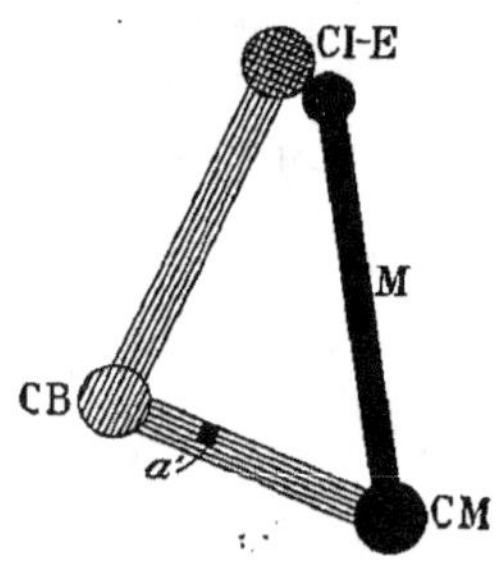

Schème 6.

l'idéation, le sujet fût-il moteur, est tout à fait intacte, et qu'il peut même n'y avoir ni perte, ni altération des images motrices ; tout au moins ne semble-t-il y avoir viciations de structure, de disposition ou de fonctionnement de fibres de l'organe de la mémoire motrice que du côté des organes moteurs de la phonation. Aussi, au moment même où il parle, le paraphémique s'aperçoit que le souvenir verbal moteur, qui correspond à l'idée à émettre et qui est à ce moment prépondérant dans le champ de l'idéation consciente, ne s'adapte plus au mouvement que tendent à effectuer les centres moteurs. Alors que dans le premier genre de paraphasies il y a absence d'images motrices (*paraphémie consciente, aprojective*), il peut y avoir, dans ce second cas, conservation des images motrices, projections motrices des mouvements à faire, mais aussi conscience que ces mouvements sont mal faits, inachevés, ou vicieusement terminés (*paraphémie projective, consciente*).

La mise en action du centre de Broca est perçue par la conscience, puisque la voie-centre de Broca, centre psychique (idéo-excitateur Cl-E ou CP) est intacte comme à l'état normal, mais aussi sont perçues les irrégularités, les obstacles à la phase de l'acte cérébro-phonateur, qui consiste en l'adaptation du mot au mouvement. Contrairement aux malades de la première catégorie, ceux-ci ne sont donc pas des bavards, ni des loquaces ; mais bien des impatients qui s'irritent de ne pas trouver le mot qu'ils pensent et qu'ils ne peuvent prononcer, des chercheurs qui font tous leurs efforts pour tâcher d'arriver à opérer l'association rompue entre les souvenirs de deux syllabes, ou entre celui d'un mot et des organes moteurs qui servent à le prononcer.

Alors que dans le premier cas l'organe des souvenirs endosensitifs (centre de Broca CB) était intact, mais sans relations avec CP (v. Sch. 5), et que, par conséquent, les mouvements dus à l'excitation des centres moteurs étaient effectués sans choix ni discernement, dans le second cas, au contraire, il y a trouble dans les associations entre les images motrices, peut-être affaiblissement de certaines d'entre elles, ou encore altérations dans les trajets qui relient le centre de Broca à la voie purement motrice CI-E—CM (centres psychiques, centres incito-moteurs et moteurs).

Aussi, chez les premiers malades, y a-t-il émission d'un langage inadéquat *généralement*, c'est-à-dire que les altérations portent sur la généralité du langage ; les mots sont dits à la suite les uns des autres sans que le sens les relie, mais sans hésitation ; le malade semble parler une langue étrangère (*paraphasies aconscientes* type A) ; chez les autres paraphémiques, au contraire, il y a des *trous* ou des *séries de trous*, que le malade ne parvient à combler que par des tâtonnements successifs, et souvent par l'emploi d'équivalents phonétiques de moins en moins imparfaits. Il faut que le sujet, au prix d'un effort presque douloureux, et après de nombreux essais, opère la réadaptation du souvenir au mouvement; et il est permis de penser qu'il n'y arrive parfois qu'en restreignant de plus en plus le champ de ses investigations, en sorte qu'il finit, dans bien des circonstances, par *tomber juste (paraphémies conscientes type B)*.

OBS. 94. — Souvent (il s'agit de Hard..., obs. VI de Pitres) il est embarrassé et n'arrive à prononcer le mot qui convient qu'après une série de tâtonnements. Ainsi nous lui montrons une *plume;* il la regarde, réfléchit un instant, dit timidement : *Prum, prume;* puis, tout à coup, d'un air triomphant, il s'écrie: *Plume... voile... c'est ça.* Pour un *crayon*, il dit d'abord un *caron*, puis un *cazon*, enfin, un *crayon.* Pour un *mouchoir*, un *muchoir*, et après un moment de réflexion : un *mouchoir.* Mais il n'est pas toujours aussi heureux et, dans un bon nombre de cas, il ne peut pas arriver à prononcer le mot qu'il cherche. Ainsi nous lui montrons une *bouteille.* Il l'examine, la prend entre ses mains, réfléchit longtemps et finit par dire timidement: c'est du *vin* ; puis, comprenant qu'il se trompe, il s'écrie en colère : *C'est épatant ça, je ne pourrai pas le dire : un litre.* Et, comme on lui fait remarquer que ce n'est pas un litre, qu'un litre est plus grand, il ajoute : *Je le sais bien, bon Dieu !... C'est épatant, je ne pourrai pas le dire.* Pour le tirer d'embarras, on lui souffle : *C'est une bouteille*, et il répète : *Oui, c'est ça, c'est une bouteille...*

Les lettres isolées sont bien répétées. Il en est de même des syllabes simples et des mots monosyllabiques : Pain, nez, dent. Mais la répétition des mots composés de deux ou d'un plus grand nombre de syllabes est, ou très difficile, ou complètement impossible. Invité à répéter le mot *plante*, il dit, tout d'abord : *Pante*; puis, comprenant qu'il s'est trompé, il ajoute : *Allons bon ! peux pas ; c'est épatant... N. d. D., plante, voilà.* On lui demande de répéter *anneau;* il dit *noa* (1), cherche un moment, puis tout à coup s'écrie: *Anneau. C'est épatant, tout de même.* Pour le mot *encrier*, il hésite, cherche, et finit par y renoncer. On le prie de répéter le mot *rhumatisme* : *C'est trop ça, dit-il, je peux pas, je sais bien ce que c'est* (il montre alors ses genoux et fait le geste de les frictionner), *mais je ne peux pas le dire, c'est épa-*

(1) J'ignore s'il s'est présenté des cas permettant de noter pour l'expression orale un phénomène analogue à celui de l'écriture en miroir. — G. S.-P.

tant, je peux pas. De même pour les mots *température, pleuré-sie, amnésie*, etc. Mais on peut lui faire répéter tous ces mots en les décomposant en leurs syllabes constitutives : *Rhu... ma... tis... me*, etc.

A plus forte raison ne peut-il pas répéter les phrases compo-sées de plusieurs mots, même quand ces phrases sont très simples et d'un usage courant, comme, par exemple : *Comment allez-vous ? Je vous remercie. Le temps est beau.*

Nous avons vu exactement le phénomène contraire chez Bon... (malade de la première catégorie, v. p. 234).

Hard... fait non seulement emploi d'équivalents phoné-tiques, mais encore d'équivalents idéaux : Voile, pour plume ; litre, vin, pour bouteille ; il dira Rochefort pour Toulon.

Obs. 94[2] *(suite obs. 94)*. — Hard..., dit Pitres, parle d'une voix assurée, bien timbrée, bien articulée ; mais il emploie très souvent un mot pour un autre ou ne peut arriver à prononcer certains des mots qui seraient nécessaires pour exprimer ses pensées. Quand il prononce un mot pour un autre, il s'aperçoit généralement de son erreur, s'arrête, cherche le mot propre, s'irrite s'il ne le trouve pas, et manifeste ordinairement son dépit en disant : *C'est épa-tant que je ne puisse pas le dire... je le sais pourtant... N. de D. Je ne pourrai pas le dire... c'est inutile... je ne peux pas...*

Il raconte ainsi son départ au Tonkin : *En soixante-trois... quatre-vingt-trois... de... le quatorze mars, à Toulon... non pas... à Rochefort... alors six mois, six jours... six: Ah! bon (signe d'énervement) que ouf... c'est épatant ! un mois et demi... je suis parti de là de Rochefort pour Toulon... à Toulon j'ai six mois... je suis parti de là sur un bateau l'Aveyron... De là... allons bon, je ne pourrais pas le dire... c'est épatant... de là au Tonkin.* La difficulté d'émettre certains sons n'est pas permanente. Elle varie d'un jour à l'autre et même d'un instant à l'autre. Nous prions, un matin, le malade de nous dire la date de sa naissance ; il répond, sans hésitation : *Le vingt-deux avril dix-huit cent soixante-deux.* Quelques instants plus tard, nous le prions de nous rappeler cette même date ; il cherche, fait des efforts inutiles et finit par nous dire : *C'est épatant, maintenant je ne peux pas y arriver.*

Dur…, autre malade de Pitres, est atteint, comme Hard…, de paraphémie consécutive à une *hémiplégie droite* (1), me semble offrir bien des points de ressemblance avec Hard… :

Obs. 95 (Pitres, obs. IV). — La prononciation est souvent distincte ; cependant l'articulation est loin d'être aussi facile, aussi coulante qu'autrefois. De temps en temps, *Dur… a une sorte de trébuchement syllabique*, de faux bégaiement accompagné de la répétition d'une ou de plusieurs syllabes. Ce phénomène ne se reproduit pas très souvent et, par là même, il n'apporterait qu'une difficulté insignifiante à l'exercice de la parole. Mais il y a, en outre, des phénomènes paraphasiques très accentués.

Dans la conversation courante, il arrive généralement à faire comprendre ses pensées, mais ses phrases sont émaillées de mots difformes, souvent incompréhensibles. On lui demande sa profession (ouvrier de chai). *Je travaillais*, dit-il, *dans un soldat*, *puis se reprenant : Non, dans un sac, dans un chac…* enfin il dit : *Dans un chai.* Il a donc conscience des imperfections de son langage. Parfois, il ne peut arriver à exprimer ce qu'il pense, et alors il s'impatiente et dit avec un mouvement de colère : *Je le sais, mais je ne peux pas le dire…*

Pour couteau, il dit : *Etrieu, poteau, premier, couteau* ; pour cerise : *ceridelle* ; pour table : *cadre, cable, coabre.*

Il est évident que ces malades sont bien plus près des aphémiques véritables que les malades de la première catégorie ; ceci dit sans préjuger d'ailleurs en rien de la gravité des deux genres d'affections. Si nous admettons le schème 6, et si nous supposons une interruption *complète* de communication entre CB et CM, au lieu de viciations ou interruptions incomplètes, nous aurons tracé le schème d'une paraphémie dont, au point de vue clinique, les symptômes seront ceux d'une *aphémie, mais d'une aphémie dans laquelle il y aurait conservation mentale des images motrices d'articulation.*

(1) Chez les deux malades de ce groupe, il y avait eu hémiplégie droite ; aucun des malades du premier groupe n'avait eu d'hémiplégie.

Les pensées chez le malade pourront se projeter sous forme d'images motrices, mais il ne pourra les exprimer, puisque les images motrices ne pourront plus s'adapter au fonctionnement des organes moteurs. Ce sera l'*aphémie phonatrice* (*véritable paraphémie* type B), qui supposerait la conservation du centre de Broca, différente de l'*aphémie mnémonique* (*aphémie pure*), dans laquelle le centre de Broca serait détruit, et par suite de laquelle le malade ne pourrait plus avoir conscience, sous la forme motrice, des mots de ses pensées. Les symptômes seraient les mêmes, à cela près que, dans le premier cas, le malade pourrait encore parler mentalement... et ceci est souvent bien difficile à apprécier.

Nous pouvons aller plus loin encore et nous demander si le pied de la troisième frontale gauche, ou centre de Broca, est bien le centre de la mémoire motrice verbale ou simplement un lieu de passage du trajet mnémonique entre les centres moteurs et le vrai centre de la mémoire motrice verbale, puisque la destruction complète d'un point de semblable trajet doit produire les symptômes de l'aphémie ; si, par conséquent, nous n'ignorons pas le siège anatomique de l'organe de Broca ; hypothèse réfutable, si l'on admet que les relations du centre de mémoire motrice verbale avec les centres de mémoire verbale auditive et visuelle, relations qui permettent la lecture et la répétition machinale des mots dans certains cas de paraphémie du premier type (schème 5), s'effectuent au moyen de fibres qui aboutissent au pied de la troisième frontale.

Il faut admettre d'ailleurs que nos conceptions sur les aphasies et sur les paraphasies sont souvent trop schématiques, et ce reproche nous devons le partager avec la plupart des auteurs, fussent-ils des plus illustres, qui ont traité de ces questions. L'hypothèse de centres strictement individualisés est trop étroite. En réalité, dans l'appareil idéo-phonateur, qui présente une expansion corticale par laquelle se produit soit directement (cas du v. moteur),

soit par l'intermédiaire d'un centre visuel ou verbal (cas
des sujets à articulation secondaire, v. chap. II), l'induction psychique, dans cet appareil idéo-phonateur, une partie
est plus particulièrement affectée aux phénomènes moteurs,
l'autre est surtout mnémonique. Cette différenciation existe
vraisemblablement au-dessous du cortex et se poursuit sans
doute assez loin. Si donc la partie mnémonique est atteinte,
fût-ce dans une région assez éloignée du cortex, nous pourrons avoir, sans anarthrie ni dysarthrie, tous les phénomènes
des paraphémies, F³ étant intacte. Ainsi nous expliquons-
nous que parfois des lésions *sous-corticales* produisent des
symptômes analogues à ceux de lésions exclusivement corticales (1).

En tout cas, je crois qu'il existe une aphémie avec conservation mentale des images motrices, telle que l'expli-

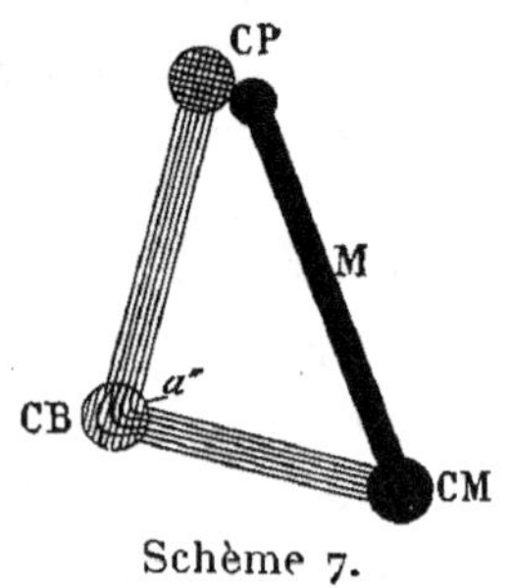

Schème 7.

querait le schème 6, en supposant complète l'interruption figurée *en a'*. *Cette aphémie serait en réalité une paraphémie complète du second type* (schème 6).

(1) En ce qui concerne les aphasies motrices sous-corticales,
P. LADAME conclut ainsi : « Il faut abandonner désormais le clas-
sement des aphasies motrices en corticales et sous-corticales,
comme ne répondant ni à la réalité clinique, ni à la réalité anatomo-
pathologique. » (Voy. : La question de l'aphasie motrice sous-corti-
cale, in *Revue Neurologique*, 15 janvier 1902 ; — Un point d'histoire
de l'aphasie. *Revue médicale de la Suisse romande*, mars 1902 ; —
Rapport au *XIIe Congrès international de médecine* et autres travaux
du même auteur.)

Il est également probable qu'il existe (v. Sch. 7) des aphémies ou paraphémies dues à une dissociation même de l'organe de Broca (a''), dissociation en vertu de laquelle les éléments d'une image motrice verbale composée ne sont plus reliés ensemble comme à l'état normal, peut-être à cause de la faiblesse pathologique de certains de ces éléments. Si je figure par Sch. 7 le schème d'une semblable affection, on voit que les troubles de la parole observés chez les paraphémiques de la deuxième catégorie, peuvent s'expliquer par ce nouveau schéma aussi bien que par le précédent Sch. 6 ; mais, dans le dernier cas (Sch. 7), aux altérations du langage correspondront des altérations des images motrices mentales, tandis que, dans l'hypothèse précédente (Sch. 6), le langage intérieur, même si le sujet est verbo-moteur, pourra être intégralement conservé.

Hard... (obs. 94, 94 [2]), le malade de Pitres (obs. VI), peut mentalement avoir la représentation visuelle des mots écrits, mais il n'est pas verbo-visuel. Ceci ressort de l'observation de Pitres (p. 459). Il déclare qu'à la suite de l'une et de l'autre de ses attaques hémiplégiques, il sut toujours ce qu'il voulait dire, « mais, dit Pitres (p. 455), il ne pouvait l'exprimer verbalement ». Tout son vocabulaire était réduit à quelques jurons ou mots grossiers.

Faite sur lui, l'expérience de Proust-Lichteim est positive :

Obs. 95[2] (*suite obs.* 94[2]). — « Quand Hard... ne peut pas prononcer le nom des objets usuels qu'on lui présente, il a cependant, la plupart du temps, la notion précise du mot correspondant au nom de ces objets. Et quand il s'écrie avec dépit : « C'est épatant, je le sais et je ne peux pas le dire », il est dans le vrai. La preuve en est donnée par l'expérience de Proust-Lichteim. Dans divers examens, où le malade ne pouvait pas exprimer le nom d'objets de lui connus, comme un traversin, une capote, un bouton, des allumettes, nous l'avons prié de nous dire au moins combien il y avait de syllabes dans les mots correspondants respectivement à ces objets, et il l'a fait très rapidement sans commettre aucune erreur.

Si Hard... n'est pas verbo-auditif, c'est que, malgré la paraphémie dont il est atteint, il a conservé ses images motrices mentales.

Toutes ces distinctions ont leur importance : une application d'une valeur considérable des données précédemment exposées est la suivante :

Chez les malades de la première catégorie (*paraphémies aconscientes type A*), nous avons supposé le centre de Broca intact, mais privé de communications avec les centres psychiques, soit directement par lésions de CP-CB, soit indirectement par altérations de la voie de communication de CB avec le centre (visuel ou auditif) dont le fonctionnement commande celui du centre de Broca.

Or, comme le centre de Broca est intact, il pourra se faire que la lecture machinale, ou la répétition des mots entendus, soit, chez certains malades, possible. Nous l'avons constaté, Duc... (obs. 93) pouvait lire, Bon... (obs. 91) répétait tous les mots prononcés devant lui et même des phrases de cinq ou six mots.

Quand, chez les malades de cette catégorie, les images visuelles verbales, au contraire, ne parviennent pas à éveiller les images motrices verbales correspondantes pour permettre la lecture, il y a de la paralexie (dyslexie), mais une paralexie (dyslexie) de forme spéciale ; la lecture sera, comme la parole, inexacte *généralement*, c'est-à-dire que les mots seront traduits par des mots tout à fait différents de ceux qui conviendraient :

Pour : « *tirez votre montre* », Bon... (type A) lit : « *La nosteron non votes vote monté monté vostre verbe non, voyons, rompre* ; » et pour : « *Quelle heure est-il ?* » il lit : « *As-tu peste prête verte.* » *Allez me chercher une chaise : — « Elle me cani cabia.* »

Rob... (obs. 92 type A) pour lire : Depuis la réouverture de la session », lit : « Defreche la rundolphe de la russotis. »

Perte du langage réflexe. — Chez les malades de la deuxième catégorie, au contraire (*paraphémies conscientes type B*), que le centre de Broca fonctionne par influence directe du centre psychique, ou au contraire que son fonctionnement soit subordonné à celui du centre verbal visuel ou du centre verbal auditif (1), la lecture ou la répétition de mots entendus ne seront jamais possibles qu'*avec des troubles correspondants à la dysphémie de la parole spontanée ou provoquée*, puisque, chez ces malades, les altérations siègent ou dans le centre de Broca, ou dans les voies de connexion entre le centre de Broca d'une part et la chaîne motrice : centres psychiques, centres incito-moteurs, centres organo-moteurs d'autre part. Dur... (obs. 95) ne pouvait pas répéter les mots. Hard... ne répétait que les monosyllabes.

Il y a perte du langage réflexe.

Chez ces deux malades, la lecture, comme le montrent les exemples suivants, n'était pas altérée *généralement*, mais renfermait seulement des erreurs ou des défaillances :

Obs. 95[3] (*suite obs. 95*). —
Dur... :

Au lieu de :	*Il lit :*
Acte de courage.	Dacte de courage.
Hier, M. Jules Bonin, employé chez MM. Momineau frères, constructeurs de yachts à Lormont, a arrêté un cheval emballé conduit par deux dames. Ce courageux citoyen n'en est pas, du reste, à son premier acte de courage.	Hier monsouilleux sole sole Monin, employé chez Monsieur Moneau frère, soustructeur, constructeur de yachts à Lormont Lormont a été un cheval a raté un cheval rembaré construit par deux dames. Ce courageux cociyen non est pas du reste à son acte de courage.
Faculté de médecine de Bordeaux.	La pureté de mejenesine de Bordeaux.
Consultation réservée aux indigents.	O consultat prature aux indigerts.

Obs. 95[4] (*suite obs. 95[2]*). —
Hard... :

Un enfant de huit ans, René	Un jeune homme de dix ans,

(1) Intercaler dans les schèmes entre CB (centre de Broca) et les centres psychiques le centre verbal visuel ou le centre verbal auditif.

Teissier, a été renversé mercredi après-midi, cours Saint-Jean, par un attelage dont le conducteur a réussi à prendre la fuite, malgré une poursuite acharnée des passants. Le jeune Teissier a eu la jambe droite brisée.

René Teissier... a été (ah! ça commence! je ne peux plus) renversé... mercredi... ave de midi... cours Saint-Jean... par un... attelage... dont le conducteur a... réussi à prendre la fuite dans une poursuite achar... (ah bon! quel travail!) acharnée des passants. Le jeune Teissier... las... jamb... (ah bon!) a eu la jambe droite brou, brou (allons!) brou... broussée... brisée... (c'est épatant!).

Dans le premier cas (*type A* : Bon..., Rob... Duc...), répétition des mots ou lecture machinale parfois possibles et convenablement effectuées ; si dyslexie : lecture inadéquate généralement.

Dans le second cas (*type B* : Dur..., Hard...), répétition ou lecture altérées (dyséchophémie, dyslexie), mais dont les altérations sont de même ordre que celles de la parole habituelle (dysphémie).

Notons que, chez Hard..., la vue du mot écrit, ou l'audition du mot soufflé à l'oreille, semblait parfois faciliter le travail de recherches par tâtonnements du mot juste.

S'il est permis, après la lecture des quelques observations, admirablement notées par Pitres et par ses élèves (1), de tirer des conclusions générales, qui n'engagent d'ailleurs en rien l'opinion de ce professeur et résultent de l'exposé des opinions personnelles que j'ai émises précédemment, je résumerai ainsi qu'il suit les différences qui permettent, je crois, de diviser en deux classes les paraphémies, de ranger chaque cas dans l'une ou dans l'autre, selon que le centre de mémoire endo-sensitive de Broca est intact, mais hors de relations avec les centres psychiques, ou bien que ce centre, resté en relations plus ou moins normales avec les centres psychiques, ne fournit plus aux organes-

____

(1) MM. Lamarcq, Portes, Venot, Cruchet, Carrière, Abadie.

m oteurs les images motrices adéquates aux mouvements phonateurs à effectuer.

<table>
<tr><td>

Type A

PARAPHÉMIE ACONSCIENTE

OU APROJECTIVE

</td><td>

Type B

PARAPHÉMIE CONSCIENTE

OU PROJECTIVE

</td></tr>
<tr><td>

Altérations des voies situées entre le centre de Broca et les centres psychiques (ou le centre endophasique au fonctionnement duquel est subordonné celui du centre de Broca).

Suppression de la projection mentale des images motrices.

Méconnaissance par le sujet, au moment où il parle, de l'impropriété de son langage (1). Le malade n'est renseigné que par l'entourage, par l'observation de l'entourage (ou par auto-audition).

Loquacité fréquente. Bavardage.

Langage défectueux *généralement* (c'est-à-dire dans sa généralité).

Langage réflexe souvent conservé.

Lecture machinale souvent possible ; si impossible, lecture vicieuse (dyslexie) *généralement*.

Répétition des mots entendus souvent possible, parfois possibilité de la répétition de phrases courtes.

Emploi rare d'équivalents idéaux ou même phonétiques.

</td><td>

Altérations des organes d'union entre les centres moteurs (incito-moteurs ou moteurs) et le centre de Broca.

Cas extrême : aphémie phonatrice.

Images motrices conscientes.

Connaissance par le sujet, au moment où il parle, de l'impropriété de certains termes ou de l'impossibilité d'émettre le mot exact. Recherche, impatience, colère.

Pas de loquacité.

Langage rendu défectueux par l'emploi fréquent de mots peu exacts ; recherche constante et souvent infructueuse du mot propre.

Perte du langage réflexe :

Lecture ou répétition des mots présentant des troubles de même ordre que ceux du langage spontané ou provoqué

Emploi constant d'équivalents phonétiques dont l'élimination

</td></tr>
</table>

(1) Il est vraisemblable que chez les v. moteurs (types Stircker, Saint-Paul), les processus psychiques ne pouvant plus se percevoir, comme avant la lésion, par les projections motrices qu'ils déterminent, il y aura, au moins au début, non pas jargonophasie, mais *aphémie totale* et retentissement sur l'intelligence. (V. p. 225.)

Embolophasie ou tout au moins déclenchements verbaux fréquents.
Souvent excitation cérébrale, troubles mentaux.

successive permet souvent par tâtonnements la découverte du mot juste.

Il est fort probable qu'il existe aussi des lésions disséminées de l'organe de Broca, susceptibles d'occasionner des paraphémies à symptômes complexes, avec ou sans prédominance des symptômes de l'un ou de l'autre groupe, les uns ou les autres plus ou moins apparents ou décelables selon le genre de l'acte phonétique imposé au malade, ou exécuté spontanément par lui.

Les observations décrivent d'ailleurs souvent des *phases* de maladie, plutôt que les maladies ; les restaurations fonctionnelles peuvent s'effectuer soit spontanément, soit au contraire sous l'influence d'une thérapeutique appropriée ; par contre, il arrive fréquemment que les lésions s'étendent et compliquent la symptomatologie.

Paraphasies sensorielles.

PARACÉCITÉ ET PARASURDITÉ VERBALES. — GÉNÉRALITÉS.

Si nous supposons une gêne dans les communications entre CI et CV, en 3, par exemple (v. schème 4, p. 208) la comparaison par le cerveau, entre les signes verbaux vus par les yeux avec les images verbales appropriées, se fera mal, et le malade, atteint de paracécité verbale, ne percevra plus que mal les mots lus ; il y aura des trous et des inexactitudes dans sa façon de lire ; il y aura dyslexie ; cette dyslexie se distinguera de la dyslexie paraphémique :

celle-ci consiste en l'impossibilité de lire oralement, d'exprimer par la voix les mots d'un texte parvenus au cerveau par le moyen des yeux ; la dyslexie résultant d'une viciation des communications entre le centre visuel et les centres psychiques, au contraire, est due à l'inexactitude des renseignements fournis à ces centres ; elle vicie ou abolit la lecture consciente, parce qu'elle altère ou supprime la reconnaissance des mots écrits. Il faudra donc distinguer entre la *dyslexie motrice ou paraphémique* et la *dyslexie sensorielle ou visuelle*.

On peut aussi penser que si un malade, atteint de dyslexie visuelle, reconnaît certaines parties d'un mot, les associations visuelles motrices ou les efforts de l'intelligence pourront cependant lui permettre de prononcer le mot entier. Il faudra donc rechercher si, au moment où ils sont prononcés, les mots sont réellement vus ou du moins lus en entier. On contrôlera l'affirmation du malade en lui faisant lire des mots sans signification, composés de syllabes qui ne se suivent pas dans un ordre logique prévisible, mots forgés et sans équivalents dans la langue ; ils permettront de vérifier si réellement le malade lit, tandis qu'avec l'emploi de mots connus, la vue d'un fragment, d'une syllabe, peut amener le déclenchement du mot vrai par le centre moteur, soit par divination, soit machinalement, et, dans ce dernier cas, sa compréhension par le malade, qui s'entend prononcer ou qui perçoit mentalement ses images motrices.

Cette méthode doit être appliquée chaque fois que la constatation de faux pas dans la lecture met sur la trace de troubles paraphasiques. Elle n'a, d'ailleurs, pas une valeur absolue ; la possibilité de lire ou de copier, même des mots forgés, peut subsister, par un mécanisme analogue à celui qui permet au paraphémique de lire ou de répéter, au paragraphique de copier ou d'écrire sous la dictée (à ce sujet V., *in* Observations de Westphal, l'exemple de ce malade qui, atteint de cécité verbale, arrivait néamoins à lire en suivant avec un doigt le contour des lettres du texte). Il est parfaitement possible qu'un malade atteint de paracécité verbale par lésion en 3 (voies de communications entre CI et CV, schème 4, p. 208) puisse continuer à lire ; *mais la lecture mentale sera abolie ;* du fait de la lésion il n'y aura plus possibilité pour le malade de reconnaître les signes écrits, et s'il lit, il ne pourra le faire que d'une façon réflexe. Si la lecture réflexe est possible, il ne comprendra les mots qu'*après* les avoir prononcés, par les images motrices, ou auditivo-motrices, et dont leur vue aura déterminé l'apparition.

Outre la *dyslexie visuelle,* nous pourrons trouver dans les cas de paracécité verbale de la *dyscopie* (exécution vicieuse des copies) *visuelle,* justiciable des mêmes remarques, et qu'il ne faudra pas confondre avec la *dyscopie paraphémique* ou *paragraphique,* de même qu'on doit distinguer entre l'*alexie* et l'*acopie visuelles* et l'*alexie phémique* ou *paraphémique* et l'*acopie agraphique* ou *paragraphique.*

Certains cas de cécité verbale paraissent être des cas de paracécité, et de même aussi est-il probable que, chez certains malades considérés comme étant atteints de surdité verbale, il existe seulement de la *parasurdité verbale,* c'est-à-dire une viciation plus ou moins complète de certains des sons de mots perçus par le cerveau.

Dans les cas d'interruption entre CA et CI (interruption figurée en 2 sur le schème 4), les centres intellectuels ne percevront plus que des données inexactes ou incomplètes ; la comparaison entre les sons entendus et les images auditives verbales se fera mal. Il en résultera une *dyséchophémie* (répétition vicieuse des mots entendus) et une *dyséchographie* (exécution vicieuse des dictées) *sensorielles,* caractérisées par ce fait que les mots mal répétés ou mal écrits sous la dictée, le seront parce qu'ils auront été mal compris, tandis que dans la *dyséchophémie paraphémique* et dans la *diséchographie paragraphique* ou *paraphémique* ils le sont parce que les centres moteurs fonctionnent mal, qu'ils sont

inaptes à exprimer convenablement les mots entendus (1).
Ici encore l'*emploi de mots forgés* permettra de déceler la
lésion, de démasquer le travail de divination ou le travail
machinal qui permet de suppléer aux lacunes de l'audition
au moyen d'associations auditivo-motrices verbales ou graphiques, ou au moyen de l'intelligence aidée par la vue du
geste, de la mimique de l'interlocuteur. Ici encore, dans
certains cas, la parole ou la copie réflexes pourront être
possibles, mais le malade ne comprendra ce qu'il a répété
ou copié qu'*après* l'avoir répété ou copié.

Type A. — PARAPHASIES SENSORIELLES APROJECTIVES.

PARACÉCITÉ VERBALE APROJECTIVE. — Symptômes :
Perte de la reconnaissance consciente des mots lus.
*Conservation possible de la reconnaissance réflexe des
mots lus.*
Conservation possible de la lecture ou de la copie réflexes.
Soit CP le centre psychique, S la voie au moyen de
laquelle se transmettent les impressions sensorielles et

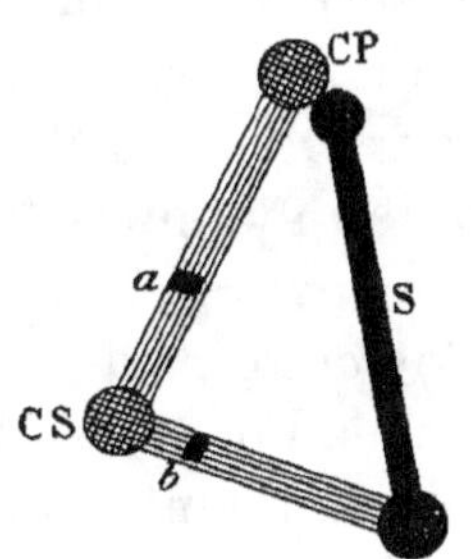

Schème 8.

dont la suppression entraîne la perte de la *vue* des signes,
CS le centre de mémoire sensorielle. Une lésion détruisant

(1) Il faudra également distinguer l'*anéchophémie* et l'*anéchographie sensorielles* de l'*anéchophémie aphémique* et de l'*anéchographie
agraphique* ou *aphémique*.

la voie CP-CS en *a* abolira *la projection* des signes verbaux sur les centres psychiques, et partant la *reconnaissance* des mots lus ; les impressions visuelles continueront à déterminer l'éveil de l'image visuelle adéquate, mais celle-ci ne sera plus perçue consciemment ; par contre, il pourra arriver que l'éveil de l'image visuelle détermine celui de l'image graphique à laquelle elle est souvent associée, ou même de l'image motrice. La copie ou la lecture réflexes seront alors possibles, mais le malade ne comprendra ce qu'il a écrit ou dit que par les mouvements effectués, après avoir copié ou parlé, mais non par les signes mêmes (les images visuelles verbales) qu'il a tracés ou lus.

Si notre théorie est exacte, on ne doit pas s'étonner de trouver des malades qui, incapables de lire et de comprendre à la lecture, copient cependant fort bien, non pas servilement, trait pour trait, comme ils reproduiraient un dessin, mais correctement en transcrivant l'imprimé en cursive. La copie réflexe est possible, le centre de mémoire visuelle est intact, mais son fonctionnement ne détermine plus de projections sur les centres psychiques. Il s'agit donc, en pareil cas, d'une paracécité verbale aprojective qui constitue toute la maladie ou, au contraire, n'est qu'un symptôme au milieu de troubles plus étendus.

Or, D. Bernard a formellement établi le fait que des malades qui présentent les symptômes de la cécité verbale *transposent l'imprimé en cursive* (1). « Le jeune Sporck, dit-il, est un bel exemple de cette particularité. L'exercice avait beaucoup développé chez lui cette faculté. L'opération se faisait chez lui très couramment, sans hésitation et absolument sans conscience. Le malade voit d'ailleurs les erreurs qu'il commet en écrivant, les corrige et ne sait pas dire ce qu'il a fait. Ainsi Sporck, copiant *vous verrez*, écrit *vous vée*. Il s'arrête, considère *verrez*, mot imprimé, et, à côté de

____

(1) Désiré BERNARD, *De l'Aphasie et de ses différentes formes*, 2ᵉ édition ; Paris, bureaux du *Progrès médical*, 1889.

vée, écrit correctement à nouveau *verrez*. « Qu'as-tu fait là, lui-dis-je ? — Pas la même chose que là, répondit-il dans son jargon. Ai changé. — Quelle lettre as-tu écrite. — Sais pas, pas la même chose que là. »

L'observation porte :

Obs. 96 (Dr Bernard, *ouv. cit.*). — Cécité verbale : rétrécissement concentrique du champ visuel plus marqué à droite ; hémiplégie droite avec contracture et hyperesthésie.

Extrait : cécité verbale complète. Le malade ne déchiffre rien des livres, des journaux, des autographes, que nous lui présentons. Alexandre ne peut écrire qu'en copiant, soit l'imprimé, soit des autographes. Son écriture n'est pas en miroir, mais régulière et ne diffère pas de celle que nous trouvons sur un compliment adressé à son père, un an avant son accident. Ce qu'il a copié demeure d'ailleurs lettre morte pour lui. Il n'en connaît rien.

Nous parcourons un livre d'images coloriées... Voici un chien. Il en imite l'aboiement et trouve péniblement son nom. La chèvre est une brebis, son chevreau un agneau. En vain on lui montre les détails de conformation qui différencient ces animaux, en vain il imite son bêlement. Il faut lui dire son nom ; de même pour une paysanne. Des abeilles sont des mouches à miel, des miels, puis des (a) beilles. Du livre dont nous venons de regarder les illustrations il n'a jamais pu lire le texte. Il ne parvient avec nous qu'à déchiffrer un mot (maman) et quelques syllabes, et encore faut-il qu'il les déchiffre non pas seulement syllabes à syllabes, mais lettres à lettres, exécutant sur chacune d'elles les mouvements du bras gauche, les mouvements des organes de l'articulation que comporte la méthode phonomimique. Si nous empêchons les grands gestes, il en fait de petits. Si tous sont empêchés, il cesse tout déchiffrage (1).

(1) Exemples de la dysphémie chez ce malade : « Qu'as-tu fait hier ? — J'ai dominos. — Qui t'a appris à jouer ce jeu ? — Mme Fournier, pension avec moi, couché, nourri. — As-tu appris le dessin ? — Moi, boîte de couleurs donnée par un monsieur ou par une dame... passementière à papa. — Que fait ton père ? — Travaille dans la passementerie. — Sais-tu ce qu'est la Seine ? — Une grande eau. » Au lendemain de son attaque, le malade ne pouvait prononcer que le mot *vau*, première syllabe du nom de sa mère adoptive. (Dr Bernard.)

Quel psychologue, dit M. Bernard, eût pu imaginer, quel pathologiste prévoir, qu'un malade, incapable de lire aucune écriture, sa propre écriture, pouvait copier, copier correctement, et d'une belle plume, des textes sans signification pour lui, dont il ne peut distinguer une seule lettre?

Marie Duc..., la malade de Pitres, dont nous avons cité l'observation (obs. 93) à propos des symptômes qu'elle présentait de dysphémie aconsciente, lisait sans fautes ou presque sans fautes, et cependant, chez cette malade, la lecture mentale était abolie.

Obs. 96ᵉ (*suite obs.* 93). — Elle lit sur le même ton, dit Pitres, les phrases ayant une signification et les syllabes, vides de sens, ajoutées bout à bout. On écrit sur une feuille de papier : voulez-vous des oranges ? Elle lit : Voulez-vous des oranges ; mais ne dit pas ensuite si elle en veut ou non. On écrit : colali tolanène charo cara couzy; elle lit avec conviction : colali tolanène, etc. On met sous ses yeux un papier sur lequel on a écrit : Vous êtes une menteuse, une voleuse, une coquine; elle lit consciencieusement : Vous êtes une menteuse, etc., sans se révolter contre ces injures. On lui remet une lettre contenant ces mots : Levez-vous tout de suite et venez dans le cabinet du médecin. Elle ouvre le papier, le déplie, en fait la lecture à haute voix, mais ne se lève pas et n'exécute pas l'ordre qui lui est donné par écrit. Il est manifeste qu'elle ne comprend pas ce qu'elle lit. Nous écrivons à la suite les uns des autres les mots : chat, chien, lapin, cheval, mouton, vache, singe, et nous la prions de nous dire si dans cette liste se trouvent les mots *chien*, *cheval* et *vache*. Elle lit à haute voix les mots les uns après les autres, mais ne s'arrête pas à ceux que nous lui demandons de chercher. Nous écrivons : Marcelle, Louise, Claire, Berthe, Marie, Julie, et nous la prions de nous dire si son petit nom se trouve sur cette liste. Elle cherche et ne reconnaît pas le nom de Marie qui est le sien (1).

Il existe donc des malades chez lesquels, les centres des images visuelles verbales étant intacts (comme le

(1) Pitres déclare toutefois que, lorsque la malade cherche à prononcer le nom d'un objet sans y réussir, il suffit le plus souvent d'écrire ce nom pour qu'aussitôt elle le reconnaisse et le prononce.

prouve la conservation de la faculté de copier en transcrivant l'imprimé en cursive, ou de lire à haute voix de façon réflexe), la projection des images visuelles verbales ne peut plus s'effectuer, soit par mécanisme centripète (apport, reviviscence), soit par mécanisme centrifuge (évocation résultant d'un effort conscient ou non). La reconnaissance réflexe peut être plus ou moins complètement conservée, mais, la projection mentale étant supprimée, la reconnaissance réelle ou psychique est abolie.

PARASURDITÉ VERBALE APROJECTIVE.— Mêmes symptômes :
Perte de la reconnaissance consciente des mots entendus.
Conservation possible de la reconnaissance réflexe des mots entendus.
Conservation possible de la répétition réflexe des mots entendus ou de leur transcription réflexe.

« Lorsqu'on questionnait le patient, dit M. Ballet, citant le cas d'un malade de Frænckel, celui-ci ne comprenait pas tout d'abord, mais il s'efforçait d'articuler les mots. En tâtonnant il arrivait, au moyen de cette ingénieuse combinaison de l'impression auditive à l'image motrice, à saisir le sens des demandes. Ce malade procédait de même avec l'écriture. *Il avait, en effet, conservé la faculté de reproduire sur le papier les mots qu'il ne comprenait pas* ; or il saisissait le sens de ces derniers en combinant ainsi l'écriture à l'audition des mots. »

Ainsi, bien que la projection auditive verbale fût abolie, le centre verbal auditif existait et fonctionnait ; la reconnaissance réflexe, c'est-à-dire l'éveil des images motrices et graphiques par les images auditives, se produisait et, grâce aux images motrices, le malade arrivait à comprendre, parce que la projection des images motrices, éveillées par réflexe auditif, ou celle des images éveillées à leur tour par ces images motrices, pouvait s'effectuer.

Au contraire, chez Marie Duc... (obs. 96²) la lecture restait machinale ; la malade ne comprenait pas, même après avoir parlé ; ceci s'explique aisément, puisque chez cette malade il y avait des troubles dysphémiques, que l'articulation verbale ne déterminait plus, soit directement, soit indirectement, de projection mentale.

De même chez Sporck (obs. 96), paraphémique et paragraphique, la copie réflexe restait inconsciente ; le malade de Frænkel au contraire comprenait ce qu'il avait écrit en suite à l'audition réflexe, soit directement ou indirectement par des images motrices, soit par la vue des signes qu'il avait tracés.

Ballet cite, d'après Abercrombie, un autre cas d'audition verbale réflexe.

Le mot entendu, sans être perçu consciemment, s'adaptait à l'image visuelle adéquate, et par celle-ci l'intelligence du mot devenait possible.

« Obs. 97 (Ballet, *Lang. int.*). — Un gentleman avait cessé de comprendre les mots prononcés, mais entendait très bien les mots écrits. Comme il dirigeait une ferme, il avait dans sa chambre une liste des mots qui avaient chance de se rencontrer dans les discours de ses ouvriers. Quand un de ceux-ci désirait l'entretenir sur un sujet, le gentleman l'écoutait d'ailleurs sans rien saisir des paroles, sauf le son. Il regardait alors les mots de sa liste écrite et, toutes les fois que les mêmes mots écrits frappaient ses yeux, il les comprenait parfaitement. »

Type B. — Paraphasies sensorielles projectives.

(La lésion siège en *b* [schème 8], le centre de mémoire est intact, les images mentales sont conservées).

Paracécité verbale projective. — Symptômes :
Perte de la reconnaissance des mots lus.
Conservation de la projection mentale visuelle des mots pensés.
Conservation possible de la projection mentale visuelle des mots entendus, prononcés ou lus (par le doigt) ; (v. p. 216 et 249).
Pas de lecture réflexe. Copie servile (copie-dessin).

(Obs. 98. Déjerine, *Mémoires de la Société de biologie*, 27 février 1892 ; in Mirallié, *De l'Aphasie sensorielle* (Paris, Steinheil, 1896), p. 192 et suiv. — Résumée.)

Cécité verbale totale, littérale et verbale, durant depuis quatre ans, chez un homme de 68 ans très cultivé. — Cécité musicale complète. — Conservation complète de la lecture des chiffres ainsi que la faculté de calculer. — Pas trace de surdité verbale. — Pas trace de troubles de la parole articulée. — Langage intérieur intact. — Pas de cécité physique, ni d'aphasie optique.— Mimique parfaite et très expressive.— Conservation parfaite de l'écriture spontanée et sous dictée. — Écriture d'après copie pénible et défectueuse.— Hémianopsie et hémiachromatopsie homonyme latérale droite. — Intégrité de la motilité, de la sensibilité générale et spéciale du sens musculaire. — Persistance des mêmes symptômes pendant 4 ans.

Autopsie : Hémisphère gauche, *lésions anciennes* (plaques jaunes) siégeant dans les lobules lingual, fusiforme, le cunéus, la pointe du lobe occipital et le bourrelet du corps calleux. Atrophie très prononcée des radiations optiques. — Hémisphère droit intact.

C..., — Ni alcoolisme, ni syphilis. — Intelligence plus qu'ordinaire ; au courant de la littérature. — N'a jamais été malade.

19 *octobre* 1887. Subitement et sans perte de connaissance, fréquents engourdissements de la jambe droite, se renouvelant pendant plusieurs jours. Cependant peut se promener et comprend les enseignes qu'il aperçoit.

Puis, brusquement, le malade s'aperçoit qu'il ne pouvait lire un seul mot tout en écrivant et en parlant très bien, et en distinguant aussi nettement qu'auparavant les objets et les personnes qui l'entouraient.

Le docteur Landolt, consulté, constate : Acuité visuelle normale. — Le malade esquisse du geste les formes de toutes les lettres de l'échelle de Snellen sans arriver à dire leur nom ; il ne peut les copier qu'avec grand'peine et trait pour trait, comme s'il s'agissait d'un dessin technique, examinant chaque jambage pour s'assurer de l'exactitude du dessin. Il ne peut nommer les lettres. Il compare A à un chevalet, Z à un serpent, P à une boucle. Il distingue les chiffres des lettres après hésitation. Il ne comprend pas la copie qu'il vient de faire. Cette copie est d'ailleurs très irrégulière. Z ressemble à un 7 ou à un 1.

Si on lui montre des objets, il les nomme sans difficulté. Les dessins techniques éveillent aussitôt le mot propre et l'idée de l'usage des objets.

Reconnaît le journal *Le Matin* à sa forme, ne reconnaît pas *L'Intransigeant*, dont il ne connaît pas le format. Au bout de cinq minutes d'efforts, il dit : c'est *L'International* ou *L'Estafette*. Après une leçon d'épellation d'un quart d'heure, il arrive enfin à lire ce titre, *mais pour se rappeler les lettres il est obligé de dessiner leur forme du geste en quittant des yeux le journal*. Copie son nom correctement. Ecrit sous dictée tout ce qu'on veut sans faute et couramment. Si on l'interrompt, il s'embrouille et ne sait plus où reprendre les lettres. Autrefois il écrivait plus vite et mieux, maintenant *les caractères sont plus gros, tracés avec une certaine hésitation*, car, dit-il, il n'a plus le contrôle des yeux.

Il écrit de mémoire ce qu'il veut, mais ne peut jamais se relire ; même les lettres isolées sont mortes pour lui. Il ne peut les reconnaître qu'en s'aidant du geste qui dessine les contours de la lettre. C'est donc le sens musculaire qui réveille le nom de la lettre, et la preuve, c'est qu'on peut lui faire dire un mot les yeux fermés, en conduisant sa main dans l'air, pour lui faire exé-cuter les contours des lettres.

Hémiopie homonyme latérale droite avec hémiachromatopsie.

15 *novembre* 1887. Le malade va à Bicêtre consulter M. Déjerine. Hémianopsie avec hémiachromatopsie droites.

Pas de trace d'hémiplégie, ni de la face, ni des membres. Pas de traces de troubles sensitifs.

Le malade se rend bien compte des phénomènes qu'il présente.

Parole spontanée, très facile et très correcte. Emploie toujours le terme approprié. Pas de trace de paraphasie.

Reconnaît tous les objets et donne leur nom sans la moindre hésitation.

Pas de trace de cécité psychique, ni d'aphasie optique.

Pas de trace de surdité verbale. Le malade comprend parfaitement tout ce qu'on lui dit.

Écriture spontanée et sous dictée parfaitement conservée. Seulement les lettres sont plus grandes et un peu plus espacées qu'avant la maladie. Spontanément, le malade écrit aussi bien qu'il parle. Aucune faute d'orthographe, aucune transposition de lettres, encore moins de paragraphie littérale ou verbale ; écrit facilement. Il indique la marque de sa maison, c'est-à-dire la valeur numérique donnée à certaines lettres pour cacher le prix des objets en vente ; il l'écrit et place au-dessous de chaque lettre le chiffre correspondant ; mais il est incapable de lire sans artifice les lettres qui en font partie.

Écriture sous dictée facile et courante. Mais le malade est incapable de lire ce qu'il vient d'écrire.

Lecture : cécité verbale absolue. Le malade ne reconnaît aucune lettre : cécité littérale complète.

Peut lire en suivant le contour des lettres avec le doigt droit ou gauche.

Copie très difficile, servile, trait pour trait, vérifiant chaque jambage. Si on l'arrête, il ne sait où reprendre ; si on enlève le modèle, il ne peut continuer.

Dans son écriture spontanée, on reconnaît la forme des lettres qu'il écrivait avant sa maladie, plus grosses cependant et plus espacées ; mais l'aspect général de son écriture est conservé. Au contraire, dans la copie, la forme des lettres est toute différente, elle ressemble au modèle: imprimé en imprimé, manuscrit en manuscrit.

Reconnaît tous les chiffres et peut faire des opérations d'arithmétique de plusieurs chiffres. Cécité musicale complète.

Langage intérieur intact. Il entend le mot mentalement, puis le voit.

L'état de ce malade resta stationnaire pendant quatre ans. Il mourut subitement, après avoir présenté pendant dix jours de la paraphasie avec agraphie totale sans trace de surdité verbale. On nota la conservation parfaite de la mimique et de l'intelligence. Les lésions *récentes* trouvées à l'autopsie, et qui avaient déterminé les derniers accidents, siégeaient sur l'hémisphère gauche (ramollissement rouge dans le lobe pariétal et le pli courbe).

Une lésion de la zone de Déjerine (1), occasionnant une leitungsaphémie, était donc venue, à mon avis, compliquer le cas ancien de paracécité projective.

PARASURDITÉ VERBALE PROJECTIVE. — Symptômes analogues :

Perte de la reconnaissance des mots entendus.

Conservation de la projection mentale auditive des mots pensés.

Impossibilité d'opérations par audition réflexe.

Conservation possible de la projection mentale auditive des mots lus, prononcés ou écrits.

(1) V. au sujet de la zone de Déjerine les beaux travaux de Déjerine et de Mme Déjerine.

Leitungsaphasies.

On pourrait se demander si le fonctionnement endophasique chez un type de formule mixte (par simultanéité) se fait, soit par fonctionnement synergique de deux centres (CMA et CMMV, par exemple, chez les auditivo-moteurs), soit par suite du fonctionnement d'un véritable centre intermédiaire, qui se serait développé sur la voie de communication entre les deux centres de mémoire verbale correspondants.

On conçoit tout ce que cette seconde hypothèse, si elle était exacte, apporterait de complications à la recherche de la nature d'une paraphasie ou d'une aphasie.

Je figure par le schème 9 ce que serait en ce cas la disposition

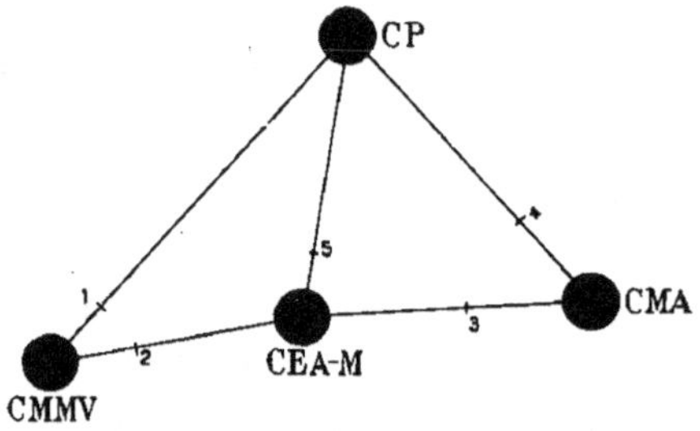

Schème 9.

du centre endophasique d'un auditivo-moteur. Soit CMMV le centre de mémoire motrice verbale, CMA le centre de mémoire auditive verbale, CEA-M le centre endophasique auditivo-moteur, CP les centres intellectuels. Nous pouvons avoir des lésions siégeant en 1, en 2, en 3, en 4, sinon même en 5 sur la ligne hypothétique CP — CEAM. A chaque lésion correspondrait des symptômes paraphasiques, paramnésiques ou mixtes, que nous ne pensons pas utile de chercher à analyser. Notons encore que les accidents pourront être compliqués de *leitungsaphasies*, situées sur l'une ou plusieurs des voies de communication qui unissent chacun des centres aux centres non figurés sur le schème 9, c'est-à-dire aux centres CMV (centre de la mémoire visuelle verbale) et CMVG (centre de la mémoire motrice graphique).

Si, au contraire, il n'existe pas, chez les types de formule mixte (auditivo-moteurs, visuelo-moteurs, auditivo-visuels), de centre mixte (comme CEA-M) individualisé, on peut prévoir une *leitungsaphasie* qui, siégeant entre les deux centres endophasiques, scindera, en quelque sorte, en deux l'endophasie, privera le malade, si l'un des centres est isolé ou détruit, de l'une des deux formes verbales de son langage intérieur, mais, par cela même qu'elle lui laissera l'autre, permettra une rééducation plus rapide de sa gymnastique cérébrale.

On peut se demander aussi si le fonctionnement toujours synergique de deux centres endophasiques, chez les sujets de formule mixte par simultanéité, ne peut pas subsister, malgré la rupture de la voie de communication qui unit ces deux centres, soit par une sorte d'induction (1), sans transmission fibrillaire ou cellulaire, et analogue à certains phénomènes d'électricité, soit simplement grâce à l'extrême richesse des voies nerveuses dans le cerveau, au moyen de trajets nouveaux antérieurement inemployés à cette tâche. Notons que, s'il est impossible de dessiner sur le papier (où, il est vrai, en de semblables études on ne figure généralement qu'un seul plan) un schème complet, sans qu'il n'y ait rencontre de voies de communication intercentrales, dans la réalité il doit exister de *ces carrefours mnémo-endophasiques*, dont l'existence, si elle simplifie le travail cérébral, complique singulièrement les recherches, si loin qu'elles poussent l'analyse et la systématisation.

Le problème est, en effet, singulièrement compliqué, si l'on admet qu'il existe à la fois des centres de mémoire verbale et un ou plusieurs centres du langage intérieur. Il faut dans ce cas faire une distinction entre l'*aphasie et la paraphasie endophasiques* d'une part (c'est-à-dire la cessation ou la viciationde fonctionnement du centre du langage intérieur, la perte ou la viciation de ce langage intérieur, ou encore le retard du langage intérieur sur l'évolution de la pensée, le mot du langage intérieur n'apparaissant plus dans ce dernier cas au moment même où se présente l'idée que ce mot signifie) — et, d'autre part, l'*aphasie ou la paraphasie mnémonique* due à une altération des centres de la mémoire verbale, ou à une viciation de leurs voies de communication avec CP, mais qui sont de pures amnésies ou paramnésies. (Je donne ici au mot paramnésie une valeur générale.)

(1) D'où par exemple l'absence imprévue de dyscopie ou de dyséchographie chez un malade qui, avant sa maladie, avait l'habitude de copier ou d'écrire sous la dictée.

Nous ne pouvons pour le moment pousser aussi loin l'analyse et nous continuons d'identifier langage intérieur et mémoire verbale.

La lésion d'un trajet (auditivo-moteur, visuelo-moteur) abolit la possibilité de l'excitation de l'un des deux centres par l'autre ; si le fonctionnement de l'un des deux centres est subordonné à celui de l'autre, il y aura suppression ou altération de la fonction du premier.

Les voies de communication intercentrales, tant corticales que sous-corticales (ex. : faisceau arqué, faisceau longitudinal inférieur), qu'il est logique d'admettre sont (V. schème 4, p. 208) :

am — voie auditivo-motrice ;

vm — voie visuelo-motrice ;

av — voie auditivo-visuelle.

Notons toutefois que nous ne pouvons pas admettre avec certitude que la formule de la parole *mentale*, la formule endophasique (V. légende du schème 4), soit la même que celle de la parole *vocale* (formule phasique). Nous avons vu que l'expression orale était souvent précédée d'une *anteception verbale*, (V. chap. II), que cette anteception verbale très nette chez les uns, était nulle ou inconsciente chez d'autres, que, pour les uns, elle se produisait par l'éveil d'images de même nature que les images endophasiques (ex. type Montaigne : il faut que notre pensée nous la parlions d'abord à nous, etc.), tandis que, pour les autres, ces images antécédentes ne sont pas motrices, ou ne sont pas de même sorte que les images endophasiques (V. chap. II chez un auditivo-moteur rôle des silhouettes visuelles antécédentes, p. 150-155). Nous ne pouvons ici que poser des problèmes.

Nous sommes donc obligés, jusqu'à plus ample informé, de considérer les choses ainsi :

Chez les sujets à prédominance d'articulation verbale : v. moteurs (STRICKER), auditivo-moteurs ou v. moteurs à audition secondaire (SAINT-PAUL), v. moteurs à visuelisme verbal secondaire, la pensée détermine directement le jeu de l'organe moteur, et c'est le fonctionnement du centre de Broca qui éveille une image auditive ou visuelle secondaire, accessoire, consécutive lorsqu'elle existe (et ce n'est pas le cas de M. Stricker).

Chez les sujets v. auditifs ou v. visuels, l'incitation motrice ne se produit suivant la forme motrice, l'image motrice adéquate, qu'autant que celle-ci a été évoquée par l'image endophasique, auditive dans le premier cas, visuelle dans le second.

LEITUNGSAPHASIE AUDITIVO-MOTRICE. — Altérations de la voie auditivo-motrice *am* (schème 4, p. 208).

a) Cas du v. moteur (type Stricker). — L'image motrice se projette parfaitement, est endophasique ; pas de dysphémie ; pas de troubles appréciables ; peut-être seulement difficulté de répéter les mots entendus (dyséchophémie) ?

b) Cas de l'auditivo-moteur qui s'entend mentalement parler mentalement. Ici il y aura, en cas de suppression de la voie auditivo-motrice, de *l'autosurdité mentale ;* le malade ne s'entendra plus mentalement parler mentalement. Il est incontestable que chez de pareils sujets l'image motrice, tout en étant parfaitement consciente, est moins nette, que sa projection est moins détaillée que chez les sujets du type Stricker ; l'image auditive secondaire est un contrôle et sa suppression entraîne sans doute de la dysphémie légère, tout au moins de la difficulté à s'apercevoir des erreurs commises. Il existera peut-être aussi de la dyséchophémie (1).

Si nous admettons maintenant qu'il existe des sujets chez lesquels toute expression orale ne se produit que par le concours de l'image auditive à l'image motrice, par une collaboration étroite des deux images, l'incitation motrice ne déterminant l'éveil de l'image motrice adéquate

---

(1) Notons que dans la répétition des mots entendus le trajet est auditif-moteur ; tandis que pour l'audition secondaire il s'agit d'un trajet moteur-auditif qui permet l'auto-audition.

que grâce au renforcement que lui apporte l'image auditive, nous serons conduit à reconnaître qu'une lésion de la voie auditivo-motrice détermine en pareil cas les symptômes de laparaphasie consciente : le malade ne trouve pas certains mots, parcequ'il ne peut opérerlajonction de l'image motrice à l'image auditive. Il a conscience qu'il parle mal, s'entend mal parler, ou du moins se rend compte que le phénomène moteur, l'acte phonétique ne concorde pas avec la projection de l'image auditive adéquate et *pensée*.

c) Cas de l'auditif (type Egger.) Nous admettons ici que c'est l'image auditive qui détermine l'éveil de l'image motrice, que c'est l'image auditive qui donne à l'incitation motrice sa forme appropriée. L'audition mentale est l'état faible, la parole est l'état fort, c'est-à-dire l'état faible renforcé, continué, terminé parl'acte moteur qui masque parfois le phénomène initial : l'audition verbale. Il y a subordination du centre de Broca au centre auditif ; celui-ci est endophasique ; les phénomènes auditifs se projettent nettement et d'une façon pleinement consciente, la projection des images motrices n'a pas ou a peu de signification endophasique.

Si nous supposons supprimée la voie auditivo-motrice, l'incitation motrice coïncide bien avec la projection auditive, mais celle-ci ne pouvant plus déterminer l'éveil de l'image motrice adéquate, le langage sera faux généralement, parce que l'acte phonateur se fera selon l'une des formes quelconques du centre de mémoire motrice, et le malade, tout en sachant parfaitement ce qu'il veut dire, en sera réduit à jargonner (jargonophasie, langage inadéquat généralement) sans s'apercevoir, au moment où il parle, de l'impropriété absolue des termes qu'il emploie, de la défectuosité de son langage.

D'une façon générale il y aura jargonophasie, dysphémie aconsciente, chaque fois que le centre de Broca ne sera plus réglé par le centre inducteur (auditif chez le v. auditif), et que les images motrices ne seront pas suffisamment endophasiques pour que le sujet puisse « penser sa parole ». Lorsqu'au contraire le fonctionnement du centre de Broca échappe suffisamment à la subordination auditive et que les images motrices sont assez conscientes, le malade, tout en éprouvant des difficultés plus ou moins considérables pour trouver les mots, ne jargonne pas.

Il est sans doute indispensable en cas de jargonophasie de tenir compte de la nature et de l'étendue des altérations de la voie lésée ; plus étendue est la lésion, plus elle se rapproche de la suppression, plus la tendance à la jargonophasie doit être marquée ; plus elle est circonscrite, plus le langage doit être resté conscient.

d) Cas du v. visuel et du visuelo-moteur. — Je renvoie au cas du v. moteur.

Notons que, pour certaines opérations, il est de règle que les images usitées ne sont pas les images endophasiques habituelles (V. chap. II) ; peut-être aussi, chez la plupart des sujets, chacune des différentes sortes d'images joue-t-elle un rôle ; ce rôle fût-il effacé, une leitungsaphasie, même limitée à un trajet, doit entraîner certains troubles.

LEITUNGSAPHASIE VISUELO-MOTRICE. — La discussion précédente s'applique sans doute dans son intégrité aux lésions de la voie visuelo-motrice ; les symptômes, chez le moteur visuel (qui normalement voit écrit le mot qu'il vient de prononcer) : perte de ce visuelisme secondaire ; — chez le v. visuel, dysphémie, etc., sont vraisemblablement analogues à ceux des leitungsaphasies auditivo-motrices des auditivo-moteurs et des auditifs.

LEITUNGSAPHASIE AUDITIVO-VISUELLE. — Il doit y avoir perte de la projection de celle des deux images dont l'éveil est subordonné à la projection de l'autre, dans toutes les opérations où cette subordination existe (ce qui se produit vraisemblablement dans l'idéation de l'auditivo-visuel type Léon Daudet.)

En résumé, on peut admettre qu'une lésion, même circonscrite, de la zone de Déjerine (en ne comprenant dans celle-ci ni le pli courbe, ni aucun des centres de mémoire verbale) peut entraîner des symptômes qui, selon la formule endophasique, ou mieux, selon la formule phasique du malade, peuvent aller des troubles les plus légers et les moins apparents à des symptômes semblables à ceux des paraphémies caractérisées.

Paraphasies de subordination.

D'après tout ce qui précède, on voit qu'il semble erroné d'ériger en loi générale, comme l'ont tenté certains cliniciens, le fait de la subordination des images motrices aux images auditives.

Il paraît établi que chez beaucoup de sujets la pensée, dans l'élocution à haute voix, se traduit directement par le fonctionnement de l'appareil phonateur; de plus, chez les auditivo-moteurs qui s'entendent mentalement parler mentalement, et chez ceux des visuelo-moteurs qui parlent et voient ensuite écrits les mots qu'ils viennent de prononcer, c'est l'image motrice qui, dans l'articulation mentale, détermine l'éveil et la projection de l'image visuelle ou auditive.

Chez d'autres sujets, au contraire, l'image motrice n'a point la même importance; l'incitation motrice et l'image auditive ou visuelle se produisent en même temps, mais c'est cette image sensorielle (auditive ou visuelle) qui détermine l'éveil de l'image motrice, qui donne la forme au mouvement phonétique, qui lui permet de se produire de la façon adéquate à l'idée à exprimer. Chez ceux-ci on peut admettre que les images motrices sont moins nettes, tout au moins que leur projection, si elle s'effectue, n'est pas endophasique, que le trajet : centre psychique — mémoire motrice verbale, n'est pas celui au moyen duquel le sujet a de sa pensée une représentation verbale nette, que le centre de Broca, même s'il existe comme chez les autres sujets, et s'il est aussi bien développé que chez eux, n'est qu'une dépendance du centre auditif ou visuel verbal.

Si nous admettons que la formule phasique se modèle sur la formule endophasique (ce qu'il faudrait bien se garder de considérer comme formellement établi), et si l'on considère que le nombre des v. auditifs est relativement considérable, on ne s'étonnera plus de trouver, dans beaucoup de travaux, la constatation du fait de la subordination des images motrices aux images auditives.

Le nombre des v. visuels et des personnes chez lesquelles c'est l'image visuelle verbale qui règle le fonctionnement de la mémoire motrice verbale, est sans doute plus limité. En tout cas, l'observation du docteur Henry de Gaulejac me paraît caractéristique (V. chap. II, obs. 33, 34[2], 37[3]). Ayant perdu la projection de la partie gauche des mots, il ne pouvait prononcer convenablement que la partie du mot lu mentalement. On lui montrait une fourchette; pour pouvoir en prononcer le nom, il évoquait la vision mentale de ce mot et parvenait à en voir la dernière partie « *ette* »; il exprimait alors aisément ce qu'il lisait mentalement « *ette* », mais se trompait sur la première syllabe et disait « *assiette* » ou « *manchette* »; la dysphémie était donc étroitement subordonnée aux troubles de paracécité aprojective; elle se limitait aux parties du mot qui ne se projetaient pas.

Cet exemple explique parfaitement pourquoi certaines paraphasies sensorielles occasionnent aussi fréquemment de la dysphémie. Si le centre de mémoire motrice verbale est subordonné au centre auditif, par exemple, et que la lésion respecte les voies d'union entre ces deux centres, mais qu'elle isole le centre auditif du centre psychique, abolissant ainsi la projection mentale auditive (parasurdité verbale aprojective), au moment où l'incitation motrice se produit, le centre auditif, qui se trouve isolé du centre psychique, ne peut plus éveiller l'image motrice convenable, donner la forme nécessaire au mouvement phonétique, et la dysphémie est constituée. Par contre, la répétition réflexe des mots entendus, la dictée réflexe pourront encore être possibles.

Il faut distinguer les cas suivants :

1° *Altérations de la voie d'union entre le centre psychique et le centre de mémoire motrice verbale chez un sujet dont le centre de Broca est subordonné directement au centre psychique* : paraphémie ou aphémie (v. p. 247, note 1) ; pas de paraphasie de subordination.

2° *Mêmes lésions chez un auditivo-moteur qui, dans le langage mental, s'entend mentalement parler mentalement* : dysphémie ou aphémie (v. p. 247, note 1) ; au cours de l'articulation mentale il est vraisemblable que le sujet s'entendra mentalement mal parler.

Chez un visuelo-moteur qui lit mentalement les mots qu'il vient de prononcer, il y aura dans les mêmes conditions perte de l'image visuelle secondaire ; du moins l'image visuelle qui se projettera correspondra au mot inexact émis et non à la pensée à émettre.

Dans ces deux cas auditivo-moteur, visuelo-moteur, le malade étant renseigné au moment même où il parle, il est probable que, s'il n'y a pas aphémie totale, il n'y aura pas non plus jargonophasie. (V. p. 247, note 1.)

3° *Altérations de la voie d'union entre le centre psychique et le centre de mémoire auditive verbale (parasurdité apro-jective) chez un sujet dont le fonctionnement du centre de Broca est surbordonné à celui du centre auditif verbal* : dysphémie ; possibilité de la conservation de la faculté réflexe de répéter des mots entendus ou d'écrire sous dictée.

4° *Altérations de la voie d'union entre les centres psychiques et le centre de mémoire visuelle verbale (paracécité aprojective) chez un sujet dont le fonctionnement du centre de Broca est subordonné à celui du centre visuel verbal* : dysphémie ; possibilité de la conservation de la lecture ou de la copie réflexes.

Les lésions des voies qui unissent aux centres psychiques les centres de mémoire verbale visuelle ou auditive, en même temps qu'elles occasionnent les symptômes des paraphasies (parasurdité et paracécité verbales aprojectives), déterminent donc de la dysphémie lorsque le centre de mémoire verbale isolé est celui qui règle, commande le centre de mémoire motrice verbale.

Si nous considérons que ces voies se trouvent vraisemblablement en partie situées dans la région qui s'étend entre les centres de mémoire verbale (zone de Déjerine à l'exclusion des centres de mémoire verbale), région dans laquelle se trouvent les voies qui unissent les uns aux autres les centres de mémoire verbaux, on conçoit aisément qu'un malade puisse présenter les symptômes de lésions mixtes : lésions de paraphasie sensorielle (altération des voies d'union entre un centre de mémoire verbale et les centres psychiques) et lésions de leitungsaphasies (altérations des voies d'union entre deux centres de mémoire verbale).

Ex. : lésions de la voie : centre visuel verbal-centre psychique (d'où perte de la lecture mentale), coexistant avec des lésions de la voie : centre auditif verbal-centre moteur verbal chez un sujet dont le centre de Broca est subordonné au centre auditif verbal. Symptômes : pas de surdité verbale, répétition des mots impossible ou altérée ; perte de la vision mentale des mots ; possibilité de la conservation de la lecture et de la copie réflexe ; dysphémie (1).

---

(1) Chez Marie Duc (obs. 93, 96²) nous avions : *pas de surdité verbale ; répétition des mots altérée ; perte de la lecture mentale ; lecture réflexe possible ; écriture d'après copie correcte ; dysphémie aconsciente.* — Elle avait eu, dit Pitres, des symptômes passagers d'aphasie sensorielle. Si nous supposons chez Bon (obs. 91) que le centre moteur était subordonné normalement au centre visuel verbal et que la lésion siège entre ces deux centres, nous nous expliquons aisément les symptômes : *conservation de la lecture mentale, dyslexie ; pas de surdité verbale ; répétition des mots conservée ; dysphémie aconsciente.* Pour l'écriture, le centre graphique paraît subordonné au centre moteur verbal pour les opérations psychiques, d'où paragraphie dans

Un des problèmes qui sera le plus difficile à résoudre sera celui de savoir pourquoi certains malades jargonnent. En fin d'analyse, il semble qu'il y ait jargonophasie dans les paraphasies dites sensorielles, chaque fois que, *la projection endophasique s'effectuant convenablement* (soit par les images habituelles, soit par rééducation par fonctionnement d'un centre non endophasique avant la maladie), il y a rupture des voies de communication entre le centre de mémoire motrice (avant la lésion subordonné, dans le cas particulier, au centre endophasique) et le centre endophasique de l'autre. Quand, en cas de semblables lésions, les projections motrices font défaut à l'idéation consciente du sujet, et que néanmoins l'idéation s'effectue sous une forme verbale nette, il doit y avoir langage inadéquat, généralement jargonophasie.

La question des paraphasies et des aphasies aura des chances d'être convenablement résolue lorsqu'on se souciera de déterminer, dans chaque cas, les modifications qui, du fait de la maladie, se sont produites dans le mécanisme du langage et du langage intérieur du malade (1).

l'écriture spontanée et sous la dictée, qui *dans son cas* n'est pas réflexe (ou bien il faut admettre une lésion entre le centre auditif et le centre graphique), mais il doit exister des trajets entre le centre visuel et le centre graphique, et ces trajets n'ont pas dû être altérés, car il y a possibilité de la copie (copie correcte avec dysphémie pour la lecture des textes copiés). Mêmes observations pour Rob (obs. 92) qui avait eu de la cécité verbale pendant quelques mois, avec cette différence que la répétition des mots était altérée ; l'on peut en conclure ou que la répétition ne pouvait être réflexe, manque d'habitude, à l'état normal, ou qu'il existe une lésion entre le centre auditif et le centre moteur.

Si l'on admet notre théorie de la subordination de certains centres, on doit conclure que les symptômes de dysphémie résultant d'altérations des voies de communication entre deux centres dont l'un est subordonné à l'autre, peuvent être identiques à ceux des paraphémies ; que la dysphémie peut résulter non pas de lésions de F^3, mais de lésions des trajets entre F^3 et le centre (visuel, auditif) auquel il est subordonné. (V. paraphémies aconscientes, p. 235.)

(1) V., parmi les travaux des cliniciens qui se rendent compte de l'importance des données que fournissent les recherches sur la

C'est également par l'étude approfondie et la connaissance exacte des lois de ce mécanisme qu'il sera possible d'instituer une *méthode thérapeutique* rationnelle de suppléance et de rééducation, dont le principe sera : faire coïncider la sensation qui ne se projette plus avec la conception due aux projections qui s'effectuent encore, émanant d'appareils sains ou avec la projection mentale (dans le cas de paraphasie projective).

AGRAPHIE. — PARAGRAPHIE.

Les centres nerveux dont le fonctionnement se manifeste par l'acte d'écrire peuvent être atteints isolément, et la clinique nous fournit des exemples de cas authentiques des symptômes isolés de l'agraphie.

Outre que la lésion peut porter directement sur le centre d'Exner-Charcot, que nous considérerons, jusqu'à plus ample informé, comme étant celui de l'écriture, il peut arriver que le centre graphique soit distrait, par suite d'une lésion, du centre verbal auquel il est subordonné dans l'écriture spontanée et volontaire; il en résulte de la paragraphie avec possibilité de la conservation de l'écriture, d'après copie ou sous dictée. La copie réflexe ou l'écriture réflexe sous dictée peuvent, nous l'avons vu, également subsister chez certains paraphasiques.

Les images et incitations graphiques ne sont pas endophasiques, sauf chez des anormaux, des infirmes ou des malades. Elles échappent donc à notre sujet. On n'écrit pas sa pensée, on ne pense pas des mouvements d'écriture ; tout au plus certaines personnes sont-elles susceptibles de

nature de l'endophasie des paraphasiques, les beaux travaux de Pitres et une observation très intéressante de A. Pick de Prague : Fortgesetze Beiträge zur Pathologie der sensorischen Aphasie, Sonder-Abdruck aus dem *Archiv für Psychiatrie*, Bd 37, Heft 1.

ressentir ou de percevoir les incitations ou images motrices graphiques lorsqu'elles le veulent, ou lorsqu'elles sont impatientes d'écrire et que des circonstances retardent le moment de le faire.

Nous pouvons admettre que chez beaucoup, et notamment chez des moteurs, le centre graphique est subordonné dans l'écriture volontaire au centre endophasique ; nous avons dit que certains moteurs ne peuvent pas écrire, sans prononcer préalablement tous les mots que leur main va tracer sur le papier (induction verbale). Ils n'écrivent, ne copient, ne transcrivent sous dictée qu'après avoir prononcé antérieurement. Mais chez certains sujets les images graphiques se subordonnent sans doute à d'autres images qu'aux images endophasiques habituelles ; peut-être en est-il aussi qui transcrivent directement par le centre graphique leurs pensées sur le papier ; les images graphiques seraient endophasiques au cours de l'écriture ; mais cette supposition est moins vraisemblable.

Quoi qu'il en soit chez tous les sujets qui écrivent beaucoup, le centre graphique contracte des relations avec l'œil et la mémoire visuelle verbale, avec l'oreille et la mémoire auditive verbale. Il se crée chez certains de véritables trajets ; on arrive à copier sans comprendre et même à écrire sous dictée sans comprendre (écriture réflexe). Il existe des malades chez lesquels la projection auditive ou visuelle verbale est supprimée, et qui copient ou écrivent sous dictée, correctement, sans comprendre ce qu'ils ont copié ou transcrit. Il est même de ces derniers dont les images graphiques déterminent le fonctionnement adéquat d'autres centres d'images verbales et qui, après avoir copié, comprennent ce qu'ils viennent d'écrire par les mouvements qu'ils ont faits pour écrire. Il peut arriver aussi que dans certains cas de paraphasies projectives, les projections des images verbales, auxquelles sont subordonnées les images graphiques, subsistent et que ces images graphiques, après l'accident, leur demeurent subordonnées et soient intactes : il peut y avoir perte de la faculté de copier ou d'écrire sous dictée et conservation de l'écriture spontanée. (V. obs. 98.)

Il faut tâcher de découvrir dans un cas d'agraphie à quel centre était particulièrement subordonné le centre graphique pour l'écriture spontanée et volontaire. Il est évident que chez certains le centre graphique fonctionne sous la dépendance du centre moteur verbal ; les lésions de celui-ci retentissent donc sur le premier, et si le centre moteur verbal est lui-même subordonné à un autre centre (V. par. précédents), il se peut qu'une lésion des appareils de mémoire visuelle ou auditive entraîne la dysphémie, et conséquemment l'agraphie. Mais, même chez un sujet verbo-moteur, et dont le centre graphique serait sous la dépendance du centre moteur verbal, il se peut qu'une altération visuelle produise des troubles de l'écriture, car il est vraisemblable que, même parmi de semblables individus, il s'en trouve qui n'arrivent à écrire convenablement que par le concours de représentations visuelles, puisqu'on écrit à l'aide de papier et avec le contrôle de la vue ; que, pour beaucoup, par conséquent, une image visuelle au moins latente doive jouer un rôle indispensable.

Si la jargonographie est rare, c'est que, hors les cas de cécité mentale, les yeux interviennent pour renseigner le malade, et aussi que l'écriture n'est pas due à des processus aussi simples et aussi connexes que le sont ceux qui produisent la parole.

L'acte d'écrire est compliqué ; il ne peut s'effectuer qu'avec lenteur (1) si on le compare aux actes de penser et de parler ; écrire est une association d'actes et qui se décompose en phénomènes élémentaires variant selon les individus ; le degré d'instruction, et les exercices graphiques

____

(1) Si ce n'est toutefois lorsqu'il s'agit d'écriture sténographique, dont l'étude, dans les états normaux (au point de vue des réflexes) et dans les états pathologiques serait des plus profitables.

divers que cette instruction a nécessités, ont dû entrer en ligne de compte pour la constitution de la faculté de tracer sur le papier des signes correspondant aux mots pensés, de copier, d'écrire sous dictée. *La formule graphique* est donc plus compliquée et se compose d'éléments plus difficiles à analyser, en un sujet donné, que la *formule phasique* et que la *formule endophasique* (1).

Si, dans l'écriture spontanée, l'endophasie sert en quelque sorte d'inducteur au phénomène graphique, il est vraisemblable que, chez certains, cette action s'opère par un retentissement direct du centre endophasique (visuel, moteur ou auditif) sur le centre graphique, tandis que, chez d'autres, elle ne s'effectue que par la mise en jeu d'un centre verbal intermédiaire, centre moteur verbal chez un v. visuel, par exemple, qui prononce les mots avant de les écrire, centre visuel verbal chez un v. moteur qui a besoin de la silbouette mentale du mot pour pouvoir l'écrire convenablement, etc. Dans la règle, c'est au centre moteur verbal ou au centre visuel verbal, ou à tous deux, que le centre graphique paraît particulièrement subordonné.

Il faut tenir compte aussi des trajets visuo-graphique, oto-graphique, qui, même en dehors du phénomène endophasique proprement dit, permettent des opérations conscientes ou parfois, au contraire, totalement réflexes (*écriture réflexe*).

De toutes les paraphasies, l'agraphie et la paragraphie sont certainement celles dont l'interprétation est la moins aisée. Il faut leur appliquer les données que nous possédons sur l'endophasie, et les règles générales d'examen

---

(1) Il est intéressant de vérifier si la faculté réflexe de copier ou d'écrire sous dictée est plus souvent conservée au paragraphique que ne l'est, au paraphémique, la possibilité réflexe de lire ou de répéter des mots entendus. Il est moins rare, à l'état normal, de copier un texte sans le comprendre, ou d'écrire machinalement sous dictée, que de lire sans savoir ce que le texte signifie, ou de répéter des mots sans se douter de ce qu'ils veulent dire.

critique des leitungsaphasies et des paraphasies de subordination, sans méconnaître que les inconnues sont, en général, encore plus nombreuses dans ce problème que dans ceux que nous avons étudiés précédemment (1).

AMNÉSIES

Les troubles auxquels sont dus beaucoup d'amnésies, permettent parfois d'apprécier les différenciations fonctionnelles d'une façon plus complète que les lésions, généralement macroscopiques, de l'aphasie ; il est juste toutefois de constater qu'il existe des aphasies et des paraphasies fonctionnelles, et que des troubles mnésiques peuvent être consécutifs à la destruction de cellules et de fibres.

Dans la paraphasie aconsciente ou aprojective il y a suppression de la projection d'images, et cette suppression se produit comme au hasard des altérations du tissu nerveux, c'est-à-dire que des projections d'images peuvent encore s'effectuer alors que des projections d'images de même ordre ou de même valeur sont abolies.

Ce qui caractérise généralement l'amnésie, au contraire, c'est non l'abolition de certaines projections en relation avec la lésion des territoires nerveux correspondant aux images

---

(1) Les symptômes à rechercher sont : l'*agraphie*, la *dysgraphie* ou écriture spontanée inadéquate à la pensée à écrire ; la *jargonographie*, l'*acopie*, la *copie servile* ou *copie-dessin*, la *dyscopie*, ou copie défectueuse des textes lus, l'*anéchographie*, la *dyséchographie* ou exécution vicieuse des dictées.

Il faut noter, si elle existe, la possibilité de l'écriture réflexe sous dictée ou d'après copie, et chercher à se rendre compte de l'endophasie du sujet, de la nature des troubles paraphasiques ou aphasiques concomitants, savoir à quel centre se trouvait subordonné le centre graphique, le genre des associations plus ou moins complexes qui permettaient d'écrire (habitudes professionnelles), si, en cas de paracécité, la lecture *par les doigts* (v. p. 216, 249, 256) est possible et quelle sorte de projection elle détermine (V. paracécité projective).

supprimées, mais l'émoussement des fonctions par lesquelles s'effectue la projection ; et il arrive que la fonction est émoussée ou supprimée pour toute une série d'images de même valeur (celle des noms propres par exemple), alors qu'elle est conservée pour les images employées sans cesse au cours de l'idéation et du langage. V. les lois de Ribot (disparition des noms propres en premier lieu, puis des noms communs, enfin des adjectifs et des verbes).

A l'état normal, l'émoussement des fonctions de projection peut se produire passagèrement et sous l'influence de causes banales (1). L'hyperexcitation des cellules est suivi d'un degré appréciable de torpeur et d'affaiblissement de la mémoire (tabac, alcool, etc.). Dans les traumas graves, qui suppriment momentanément les fonctions psychogéniques et partant les projections, il y a oubli de tout ce qui se rapporte à l'accident, et même abolition, plus ou moins durable, des fonctions de projection ; tout au moins les projections antérieures au trauma ne peuvent-elles plus s'effectuer, tandis que généralement les sensations qui ont été projetées à partir de la restauration des fonctions psychogéniques, peuvent bientôt devenir l'origine d'images mnémoniques. La possibilité de la projection des images emmagasinées antérieurement au trauma est constatée dans beaucoup de cas ; mais ce sont les images qui se sont projetées à la fois avec le plus de force et de fréquence qui reparaissent les premières ; tout au moins, celles dont, pour une raison ou pour une autre, la projection est la plus facile, tandis que les sensations et images qui ont précédé de peu le trauma ou le shock, sont oubliées, *et ce dernier fait paraît vraisemblablement dû aux modifications qui, par suite de l'accident, se sont produites dans le cortex psychique, dont le fonctionnement a été brusquement et anormalement interrompu, bien plus qu'aux perturbations survenues dans les couches péripsychiques.*

(1) Voy. Ribot, Van Biervliet.

Si nous laissons de côté les cas d'amnésie totale, auxquels notre sujet ne nous conduit pas directement, et dont les auteurs ont fait des descriptions d'autant plus confuses qu'ils les identifient plus ou moins avec certains phénomènes des états subnormaux (dédoublement de la personnalité, distraction cérébrale, hypnotisme, etc.), nous constaterons que certaines amnésies nous permettent de nous rendre exactement compte des mécanismes au moyen desquels s'effectue la projection des images et qui sont : — un mécanisme centripète, qui permet, sous l'influence du dynamisme péripsychique, la projection des images sur les zones psychiques ; cette projection, qui se produit sans doute fréquemment à l'état normal, est très nette à l'état passif (rêve, hallucination);—un mécanisme centrifuge, par lequel l'activité psychique détermine la projection des images, projection qui s'opère sur les zones psychiques comme dans le cas précédent (mais non plus sous l'influence du dynamisme péripsychique), soit par un acte conscient (effort — et c'est ce qui arrive, par exemple, lorsqu'on cherche un nom et qu'on le trouve) ; soit par un acte inconscient (ce qui se produit sans cesse, puisque, sous l'influence de l'activité psychique, nos idées s'enchaînent sans que nous ayons généralement conscience d'effectuer un effort pour arriver à ce résultat).

Pour étudier les amnésies verbales, on pourrait utiliser un schème analogue à 5, 6, 7, 8; *mais en prenant soin dindiquer cette fois le dédoublement de la voie CP* (centre psychique) — CM (centre de mémoire verbale) en deux voies : l'une conductrice des excitations centripètes (v. c. p.), par laquelle s'opèrent les projections sur le centre psychique (*apport, reviviscence*) ; l'autre conductrice des excitations centrifuges (v.c.f.), au moyen de laquelle le centre psychique agit sur le centre de mémoire (*évocation, consciente ou non*), détermine l'éveil des images qui se projettent alors sur lui par la voie précédente (*fonction-miroir*). V. schème 10.

Il est par conséquent rationnel de diviser les amnésies en :

A. — *Amnésies centrifuges*, qui rendent impossible l'évocation, tout en laissant intacte la reviviscence. C'est, par exemple, le cas banal du sujet qui perçoit, reconnaît un

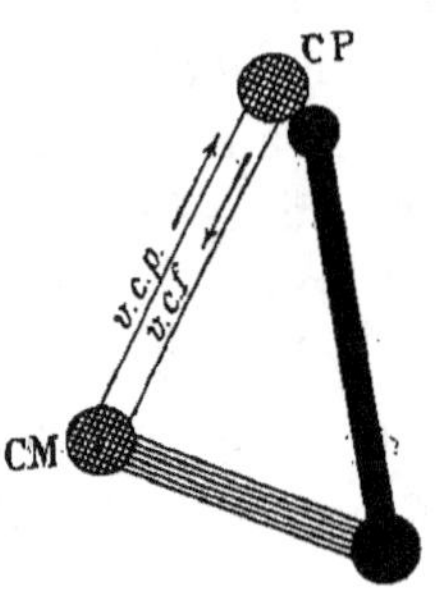

Schème 10.

CP, centre psychique ; CM, centre de mémoire ; *v. c. p.*, voie centripète ; *v. c. f.*, voie centrifuge.

objet, mais qui, malgré tous ses efforts, ne peut évoquer le nom de cet objet. En voici un exemple :

OBS. 99 (PITRES, *L'Aphasie amnésique*, p. 35). — J'ai connu jadis, comme tout bachelier, les noms des neuf Muses ; mais, depuis bien longtemps, je n'ai pas eu l'occasion de me les remettre en mémoire. En y réfléchissant, je trouve cependant ceux de Melpomène, Thalie, Terpsichore, Uranie, Euterpe. Quant aux autres, j'ai beau me creuser la tête, je ne les retrouve pas. Un voisin bienveillant me souffle : Erato, Polymnie, Clio, Calliope, et à mesure que ces noms résonnent à mes oreilles, je reconnais qu'ils font bien partie de ceux que je cherchais. Ils n'étaient donc pas complètement perdus pour moi. Peut-être les aurais-je retrouvés tout seul à un autre moment. Dans tous les cas leur image n'était pas absolument effacée dans mon cerveau. Il a fallu qu'on me les rappelle pour que je m'en souvienne, cela est vrai ; mais, aussitôt qu'on me les a rappelés, je les ai *reconnus* (1).

(1) Autre exemple, obs. 100 (PITRES, *ouv. cit.*) : Un malade de Bateman avait perdu le souvenir de la plupart des substantifs. Il faisait

Il est clair qu'en pareil cas, la reconnaissance est possible ; la sensation détermine une projection analogue aux projections relatives aux mêmes noms qui s'étaient déjà produites antérieurement, mais le mécanisme centrifuge, l'évocation, manque d'exercices, ne se produit plus.

B. — *Amnésies centripètes*, qui suppriment la projection de l'image sur le centre psychique, détruisent l'apport ou reviviscence, suppriment dans ses effets, rendent infructueuse (même s'il n'y a pas amnésie centrifuge) l'évocation, puisqu'elles rendent inutile l'éveil des images mnémoniques déterminé par un effort, conscient ou non. C'est le cas de l'homme, qui non seulement ne trouve pas les noms qu'il cherche, mais encore ne les reconnaît pas s'ils se présentent à lui, ou lui sont présentés, puisque le mécanisme de projection est chez lui supprimé. La reconnaissance est donc supprimée, puisque la sensation ou l'évocation ne déterminent plus la projection sur le cortex psychique. On conçoit que, lorsqu'il s'agit d'amnésies globales, limitées toutefois à tout un groupe d'images de même origine sensorielle, le diagnostic avec certaines formes d'aphasies soit difficile sinon impossible.

Notre classification est donc essentiellement fondée sur la distinction entre :

a) *Les amnésies centrifuges* : perte ou émoussement du mécanisme d'évocation ; reviviscence possible, reconnaissance possible.

b) *Les amnésies centripètes* : évocation stérile ; reviviscence impossible ; reconnaissance impossible (l'amnésie centripète peut être compliquée d'amnésie centrifuge, les symptômes restent ceux de l'amnésie centripète).

Je ne pense pas qu'il faille admettre des amnésies de *reconnaissance* ; car la reconnaissance fait défaut lorsque la

usage de périphrases pour y suppléer. On lui montre une bourse en lui demandant ce que c'est : Je ne puis dire le mot, répond-il... je sais ce que c'est, c'est pour mettre de l'argent. — Est-ce un couteau ? — Non. — Un parapluie ? — Non. — Une bourse ? — Oui.

projection est abolie, que cette abolition résulte de l'émoussement ou de la perte du mécanisme centripète (amnésie centripète) ; ou qu'elle soit occasionnée par des procédés qui déterminent des états particuliers de l'hypnose ou des sommeils subnormaux.

Lorsque les projections *s'opèrent normalement* et qu'elles ne déterminent plus sur le cortex psychique les modifications adéquates, ou lorsque ces modifications adéquates à leur cause ne sont plus le point dé départ des processus psychiques habituels, que la reconnaissance véritable, la reconnaissance psychique est abolie ou viciée, alors on a affaire à de véritables psychies (aliénation, imbécillité, idiotie, affaiblissement intellectuel, etc.) et non plus à une amnésie proprement dite.

Notons maintenant que les projections peuvent être inadéquates aux sensations par suite de perturbations ou altérations des centres de mémoire, ou des voies qui unissent les centres de mémoire aux appareils périphériques, et encore que la conservation ou même la pénétration des sensations peut être défectueuse pour des raisons identiques. Ces considérations justifient l'introduction qu'a faite Pitres, dans sa lumineuse classification, des amnésies, encore peu étudiées, de *fixation* et de *pénétration*.

Toutefois, il serait peut-être plus logique d'admettre dans le domaine des aphasies ou paraphasies les symptômes résultant d'altérations, fonctionnelles ou autres, des organes de mémoire et des organes de relation entre les organes de la mémoire et la périphérie d'une part, le cortex psychique de l'autre, — et par contre de rattacher aux amnésies, dysmnésies, etc., les altérations de nature encore inconnue, qui émoussent, altèrent ou suppriment les mécanismes de receptivité psychique ou ceux par lesquels le cortex psychique réagit sur les organes de mémoire. Dans beaucoup de cas, en effet, si l'image n'est pas reconnue, c'est non qu'il n'y a pas eu projection, mais que, par suite d'une modification, d'une altération du cortex psychique même (consécutive à un trauma ou à un choc moral par exemple), c'est la *mémoire* du cortex psychique qui est atteinte, ce sont des facultés psychiques qui sont altérées généralement ou bien partiellement ; il n'y a plus, soit pour l'ensemble des souvenirs, soit pour une catégorie de souvenirs, adaptation des projections aux cellules réceptives du cortex psychique ; il y a atténuation ou altération partielle ou généralisée de facultés de réceptivité ou de réactivité psychiques.

En sorte, qu'en fin d'analyses, nous reconnaîtrions des *amnésies centrifuges* par perte ou émoussement de la faculté psychique d'évocation ; — des *amnésies centripètes* dues, non pas à l'abolition des projections (comme dans les paraphasies aprojectives), mais à l'abolition ou à l'émoussement de la faculté de réception du cortex psychique pour l'ensemble des projections, ou pour un groupe donné de projections ; et les amnésies centrifuges ou centripètes seraient de véritables psychamnésies ; — *enfin des dysmnésies psychiques* dues à des altérations ou affaiblissements de la réceptivité psychique. (V. les cas de paramnésie in Arnaud et Van Biervliet.) L'amnésie, bien que des symptômes de lésions cérébrales soient identiques à ceux qui lui sont dus, serait donc psychique ; ce ne serait point une maladie des organes de la mémoire ; ce n'est point par des phénomènes de suppléance que se produit la *restitutio ad integrum* plus ou moins rapide des fonctions de mémoire dans les cas d'amnésie ; c'est la réceptivité psychique ou la faculté psychique d'évocation qui seraient atteintes. C'est le cortex psychique qui serait lésé. L'amnésie guérit non par suppléance, mais par rééducation.

Le terrain sur lequel se trouverait ainsi placée l'amnésie, tout au moins un groupe important d'amnésies, me paraît être celui qui, en l'état actuel de la question, permettrait d'apporter quelque clarté dans l'interprétation des exemples enchevêtrés d'aphasies, de paraphasies, d'aphasies amnésiques et d'amnésies.

ÉTATS SUBNORMAUX

Nous posons en principe que la reconnaissance d'un état de conscience passé, le souvenir conscient de cet état, n'est possible qu'autant qu'il y a eu, pour le produire fonctionnement simultané et concordant des zones psychiques et infrapsychiques (1).

S'il y a distraction cérébrale, c'est-à-dire si les zones infrapsychiques fonctionnent sans opérer de projections sur cette partie du cortex psychique, dont une caractéristique est la conscience, l'auto-conscience (V. p. 3o2, note 1), que cette partie du cortex psychique soit endormie, anesthésiée ou fonctionnellement annihilée *de façon à n'être plus réceptive* pour les projections, il n'y a pas, lorsqu'elle fonctionne à nouveau, souvenir des actes effectués, si compliqués et cohérents qu'ils aient été. Les modifications ont bien impressionné les appareils de mémoire, le souvenir de ce qui s'est passé existe donc; il peut donner lieu en temps voulu à des actes prédéterminés, mais comme il n'y a pas eu projection sur le cortex psychique *ou comme il n'y a pas eu réceptivité psychique* des projections opérées, le souvenir conscient, le souvenir psychique n'existe pas, quand bien même les appareils de mémoire auraient conservé des souvenirs d'une précision extrême ; le moi ne reconnaît pas comme siennes les actions qui n'ont pas impressionné le centre sans lequel il n'est pas de conscience psychique. C'est ce qui se passe dans le sommeil hypnotique. Il n'y a pas eu réceptivité, il n'y a ni conscience, ni souvenir consécutif. Dans d'autres états, par contre, s'il y a eu réceptivité, il y a conscience et souvenir consécutif possible. S'il y a réceptivité

(1) La qualification d'infrapsychiques ou péripsychiques s'appliquant, bien entendu, à la signification fonctionnelle et non anatomique des centres ou complexus auxquels elle est attribuée.

et réactivité (fonction-miroir), il existe un certain degré
d'autoconscience psychique et souvenir consécutif possible. Et c'est en se plaçant à ce point de vue : à savoir que
la conscience psychique résulte de projections sur un
cortex psychique, que l'on discerne, sans difficulté, les
raisons des états subnormaux les plus variés. (V. chap. I
et p. 3o2 note 1.)

ÉTAT PASSIF ET RÊVES. — Nous avons trop longuement
traité de l'état passif normal pour y revenir ; à l'état de
veille, des sensations se projettent sans cesse, et des projections (souvenirs) s'opèrent qui servent en quelque sorte de
point de départ à tous nos actes intellectuels, à nos raisonnements, à notre faculté d'auto-observation. De plus, en lisant attentivement certaines de nos observations d'endophasie, on se rend compte, d'après ce qu'ont noté certains
sujets, de ce que, chez eux, pendant des périodes de durée
plus ou moins prolongée, le dynamisme des zones péripsychiques domine la scène, mais qu'à un certain moment, la
faculté d'apprécier (fonction-miroir) les projections (1) qui
se produisent reparaît brusquement, ou seulement que les
raisonnements, quels que soient les sensations ou projections qui s'opèrent, s'effectuent selon les fonctions du cortex
psychique. Mais nous ne considérons pas comme relevant
de l'état passif tout ce qui est inconscient ; la pensée est,
selon nous, souvent inconsciente ; elle prend conscience
d'elle-même lorsqu'elle fait usage par un acte conscient ou
non (attention) de la faculté de s'évaluer elle-même par la
fonction-miroir (V. chap. 1).

L'état passif est très marqué chez certains sujets dans
les périodes qui précèdent ou qui suivent le sommeil; avant
qu'ils ne dorment, les projections s'opèrent et souvent avec
intensité ; mais la puissance de réceptivité psychique

(1) Bien entendu par projections nous entendons non les modifications (projections sensorielles) qui se produisent sur les *zones* de
projection sensorielle, mais les modifications ou projections qu
retentissent des zones péripsychiques sur les zones psychiques.

diminue (d'où fugacité des souvenirs) jusqu'à disparition complète ; le sommeil se produit.

Il est vraisemblable qu'au cours du sommeil, il y a souvent fonctionnement, réveil de certains territoires nerveux, mais que les projections sur le cortex psychique occasionnées par ces réveils ne s'opèrent pas, ou restent sans effet, parce que le cortex psychique est annihilé, que son fonctionnement psychogénique est momentanément supprimé. Ceci revient à dire que nous rêvons bien plus fréquemment que nous ne le croyons, mais que nous ne pouvons conserver aucun souvenir de semblables rêves puisqu'il n'y a pas eu impressionnement du cortex psychique par les projections occasionnées par ces rêves.

Ce que nous appelons, à proprement parler, *rêve* est un réveil partiel ; c'est un état passif au cours duquel des projections s'opèrent victorieusement sur la zone psychique inhibée en quelque sorte ou dont le réveil est incomplet ; c'est le dynamisme péripsychique qui domine : d'où manque de coordination psychique ou rationnelle entre les projections subies ; — les projections se produisent d'après les localisations anatomiques et fonctionnelles des territoires péripsychiques *éveillés*, mais il y a possibilité de conserver le souvenir plus ou moins tenace des projections parce qu'il existe un degré plus ou moins étendu de fonctionnement psychique. Le fonctionnement psychique, avec plus ou moins de défaillances, se produit d'après les données (inadéquates ou peu adéquates aux sensations présentes non projetées, ou déformées, et souvent à l'ordre des souvenirs qui serait l'ordre logique), d'après les données fournies par le réveil de zones irrégulières des territoires péripsychiques. L'exemple suivant montre le rôle considérable que peut jouer l'intelligence au cours du rêve.

Obs. 101. (Ph. Tissié, *Les Rêves*, 2ᵉ édition, p. 43 ; Paris, F. Alcan) (1). — X... rêve qu'il reçoit une lettre d'une dame qu'il

____

(1) V. également travaux de Dugas in *Revue philosophique*.

avait connue jadis et avec laquelle il avait des relations de bonne amitié.

Elle lui avait écrit pour lui donner un rendez-vous avant de quitter la France, qu'elle était obligée d'abandonner à la suite d'une affaire malheureuse. Cette personne *avait écrit les termes amoureux au crayon*, tandis que les autres étaient à peine tracés, afin qu'à un moment donné on n'eût qu'à passer la gomme élastique sur les mots crayonnés pour rendre la lettre indéchiffrable et *n'être pas compromise*. « J'admirai cette précaution, dit X..., en me promettant bien cependant de ne pas répondre à de pareilles avances, et cela dans mon sommeil même. »

Or, depuis un mois, X... savait en effet que cette personne était dans une position difficile ; il n'en avait jamais reçu de lettre, et c'est lui qui composait celle qu'il recevait en rêve.

Il est possible à certains sujets de cultiver, en quelque sorte, la faculté de rêver ; et l'habitude de l'auto-observation, l'observation de ses propres rêves permettent souvent d'effectuer au cours du rêve des actes intellectuels et de se livrer à des remarques relativement très compliquées. Il arrive que l'on a conscience que l'on rêve, qu'il faut profiter de cet état pour s'observer, et qu'il faudra tâcher de se souvenir au réveil (1).

(1) D'autre part, je décrivais ainsi qu'il suit, en 1895, l'état mixte qui précède le réveil de certains dormeurs, et qui paraît résulter de la persistance du sommeil de certains centres coïncidant avec l'activité d'autres zones nerveuses :

« *L'état intermédiaire* consiste en une insurrection, pourrait-on dire, de tous les centres aptes à fonctionner et tendant au réveil... Là se trouve l'extrême limite du rêve. C'est le moment où l'on rêve que l'on rêve, où l'on comprend que les images que l'on voit sont un simple rêve, qu'elles n'ont point un caractère réel, et il arrive de penser : « Je rêve, je voudrais être éveillé », ou, lorsque quelque image effraye ou étonne : « C'est un rêve, inutile d'y attacher d'importance. »

Cet état intermédiaire noté seulement, je crois, chez des nerveux, la netteté des images, leur caractère hallucinatoire, la possibilité d'une certaine auto-observation, l'hyperesthésie concomitante, peuvent le faire considérer comme la limite du rêve, l'état le plus voisin possible de la veille. Voy. *Annales médico-psychologiques,*

De ce qui précède résulte que la fonction endophasique peut s'effectuer au cours du rêve ; elle est la modalité verbale de pensées, parfois fort complexes, comme nous venons de le voir, plus habituellement provoquées par la nature des projections dues au rêve.

Tous les centres de la mémoire et de la mémoire verbale peuvent donner lieu à des rêves ; mais le rêve est rarement dû aux seules projections d'images de même nature ; cependant il s'en peut trouver, bien que les rêves mixtes d'images soient les plus fréquents.

Je passe rapidement en revue les différents types que l'on rencontre, en donnant, pour chacun d'eux, un exemple choisi dans un grand nombre de rêves notés au réveil (au milieu de la nuit parfois), par un sujet qui ne dort presque jamais sans rêver.

Rêve visuel. — Assez rarement exclusif, c'est-à-dire non

nov.-déc. 1895 : (Laupts) Le fonctionnement cérébral pendant le rêve et pendant le sommeil hypnotique (par. III, *Deuxième sommeil ou sommeil supplémentaire*).

J'ai noté, dans la période qui précède le réveil, la projection d'images visuelles nettes, colorées, qu'il est possible de retenir et d'examiner. Parfois le rêve est continué après le réveil, l'esprit s'attache aux images qui venaient de l'impressionner. Un rêve triste, fait quelques instants avant le réveil, peut rendre triste pendant quelques heures après le réveil. Il y a parfois avant le réveil une sorte de lutte entre les images du rêve et le désir de recommencer à raisonner normalement, comme si le cortex psychique, bien que fonctionnant déjà, n'arrivait pas à se soustraire à l'influence prédominante du dynamisme péripsychique. Ce manque de synergie paraît dû à la persistance du repos des organes sensoriels, d'où absence de projections des *sensations* visuelles auditives, etc., alors que les projections mnémoniques prédominent et se présentent non dans un ordre logique, mais selon la répartition de l'excitabilité des zones dont le fonctionnement produit le rêve ; j'ai observé parfois en ce cas un désir violent d'ouvrir les yeux pour s'assurer de l'irréalité des images, une impossibilité complète d'y arriver malgré des efforts violents. J'ai noté, au cours d'un de ces rêves, cette réflexion: « Il faudrait que je pusse ouvrir les paupières avec les mains » ; après des efforts pour le faier, le réveil est survenu au moment où les mains se portaient aux yeux.

mélangé d'images verbales ou auditives. C'est souvent dans ce cas un rêve d'extase ; exemple :

Obs. 102. (Rêve fait quelques heures après ingestion de café très fort). Un soleil éblouissant, mais qui cependant est vu en face ; brusquement, une nuit épaisse, intense, couvrant toute une moitié du tableau ; peu à peu, elle envahit tout le champ du regard, mais en s'éclaircissant ; dans les ténèbres : des rochers, un endroit très sauvage, une voiture glissant silencieusement sur des rails entre deux rangées de statues merveilleuses, dont la première a des yeux vivants et brillant d'un éclat incomparable et insoutenable... (ici le réveil)...

Rêve auditif. — Également peu fréquent à l'état de pureté : bruit de roues, de voitures, de cloches, de wagons en marche ; réveil rapide.

Rêve visuel verbal. — Parfois extrêmement curieux, suit généralement les journées marquées par un grand effort cérébral de composition, ou encore de corrections d'épreuves ; tantôt les lettres sont vues manuscrites et tantôt imprimées ; exemple : « ... vue d'une page de la préface d'une brochure écrite par le sujet à l'état de veille, et reconnaissable au format, aux caractères, à une tache ; il cherche à lire et lit avec peine les mots : *et cependant il faut que...* (mots qui ne se trouvaient pas dans le texte réel), puis tout se brouille ». D'autres fois, des phrases entières apparaissent ou des épreuves avec des coquilles, souvent des titres en grosses lettres ; parfois des mots sans liens logiques, des phrases construites plus ou moins convenablement au point de vue grammatical, avec ou sans signification.

Rêve auditif verbal. — Sans éléments étrangers, il constitue parfois un phénomène très désagréable, à caractères hallucinatoires. Ce sont des mots chuchotés à l'oreille pendant la nuit ; souvent le prénom du sujet appelé sur un ton inquiet et triste ; le dormeur se réveille alors subitement, doutant s'il a été réellement appelé.

Rêve par articulation verbale. — Il n'est point rare d'entendre parler un sujet endormi ; mais, la plupart du temps, les mots prononcés se rapportent aux autres images et en particulier aux images visuelles qui le hantent ; le sujet ne parle pas toujours à haute voix ; les images ou incitations motrices verbales peuvent se produire au cours du sommeil, par la seule excitabilité des zones dites motrices d'articulation ; parfois en rêve on cause mentalement avec une personne imaginaire, et dont l'image visuelle se projette sur le cortex psychique.

On peut rêver que l'on saute, que l'on danse, que l'on court... ; souvent, en pareil cas, les images sensorielles déterminent le mouvement approprié. Mais le rêve est un état peu cohérent ; les images sont peu systématisées, car le sommeil *normal* du cortex psychique cesse aisément, et, d'autre part, le rêve n'est pas dû, comme le sommeil somnambulique de l'hypnose, à l'activité de tous les centres, (sauf un, le centre psychique), centres conservant les uns avec les autres leurs relations fonctionnelles, mais à l'excitabilité inégale et inégalement répartie de certains points. Aussi, contrairement à ce qui se passe dans le sommeil somnambulique, les réactions motrices déterminent-elles aisément le réveil. Il ne s'agit donc pas, comme dans l'hypnose, de l'inhibition, de l'annihilation, en quelque sorte, d'une zone de cortex psychique, mais bien de la cessation physiologique et momentanée du fonctionnement psychogénique de cette zone, dont l'activité reparaît dès que s'opèrent des projections étendues.

Les *rêves mixtes* d'images sont de beaucoup les plus fréquents ; toutes les images se suivent et s'enchevêtrent.

Obs. — 103. Voici un exemple curieux : « Je rêve d'un coq, qui dans la rue s'envole devant moi en criant : « Je suis blessé » ; il vole aussi haut que le toit des maisons, puis soudain pousse un second cri plus éclatant encore que le premier : « Malheur à... » Je m'éveille et le cri se termine par le chant réel d'un coq du voisinage. » Dans cet exemple la première image auditive, non perque, a néanmoins donné une image visuelle, se rapportant au véritable son entendu. Il y a eu deux images auditives ; la première exacte, mais non projetée, et allant éveiller l'image visuelle appropriée, et la deuxième, déformée, puis nettement perçue par le dormeur.

Autres exemples : rêves occasionnant un sentiment de peur.

Obs. 104 — Je me promène à la lisière d'un bois, avec mon chien ; le soleil baisse lentement ; soudain, un renard sort du bois ; au lieu de fuir, il vient à la rencontre du chien et se met à causer avec lui ; en ce moment terreur épouvantable (occasionnée par la surprise de voir causer un animal) (1) et réveil en sursaut.

Obs. 105. — Autre exemple : Une ville antique, merveilleuse, vue le soir. — Places, larges voies, statues, etc., mais peu de monde dans les rues ; tout à coup cette réflexion : « Cette ville est Pompéi » ; puis, cette autre : « Elle va être engloutie. » Ici terreur affreuse et réveil en sursaut.

En somme, nous considérons comme rêves *véritables*, des modifications, des excitations des zones péripsychiques qui ne retentissent pas sur le cortex psychique et qui ne laissent par conséquent aucun souvenir. On peut s'apercevoir que certains sujets rèvent qui, au réveil, n'en n'ont aucun souvenir. Ce que, *par contre*, nous appelons couramment rêve (et qui est un réveil partiel) est occasionné par un état d'excitabilité de certaines zones, coïncidant avec un réveil plus ou moins étendu du cortex psychique *ou même pro-*

_____

(1) L'auteur de ce rêve ajoute : « J'ai compris depuis ce jour pourquoi l'Ecriture donne comme un signe de profonde horreur « les animaux parlèrent », ce que je n'avais point compris jusqu'alors. » Il est probable que c'est l'inconscient souvenir du mot de l'Ecriture et du sentiment auquel il fait allusion, qui avait occasionné la peur. Notons que tel a peur en rêve d'un événement qui ne l'émotionnerait pas s'il était éveillé. Ceci peut s'expliquer par les associations d'images, de souvenirs qui remontent parfois à l'enfance, c'est-à-dire à une époque où les sentiments étaient différents-

voquant ce réveil pendant des périodes plus ou moins longues. Ainsi, au cours d'un rêve, il arrive que l'on raisonne à de certains moments les images subies, qu'on reconnaît rêver, et même que l'on veut observer, puis que l'on retombe sous la domination des imáges qui se projettent. Dans le sommeil tous les intermédiaires sont possibles, depuis le rêve *réel* avec sommeil réel du cortex psychique (d'où inconscience, absence de souvenirs) jusqu'à l'état d'activité complète du centre psychique avec conservation de l'autoconscience psychique et compréhension de l'inexactitude, du manque de concordance des images projetées (et de façon souvent intensive) avec les actes psychiques ; il y a dans ce cas éveil du cortex psychique et excitabilité de certaines zones péripsychiques, alors que d'autres, que des zones de projection des appareils sensoriels et que des zones motrices sommeillent encore. Dans le rêve habituel, le dynamisme péripsychique domine nettement, et la passivité avec laquelle se produisent les projections, leur ordre d'association en relation avec la situation anatomique et fonctionnelle des zones excitées, le manque de relations logiques, psychiques, indiquent l'état de passivité du territoire psychique, dont le fonctionnement est plus ou moins diminué ou aboli, dont ne subsiste souvent qu'un certain pouvoir de réceptivité (1) (d'où conscience).

Mais des considérations qui précèdent résulte aussi que *l'autoconscience psychique* (1) persiste plus ou moins net-

---

(1) D'une façon générale on se souvient d'autant mieux d'un rêve 1° que l'on se trouve davantage sous l'influence de l'état passif et par conséquent que l'on est moins éloigné de la période du sommeil; 2° que la réceptivité psychique et les fonctions psychiques ont été davantage conservées au cours du rêve. — Il arrive que le souvenir d'un rêve disparaisse et qu'on ne puisse se le rappeler ; parfois ce souvenir revient au moment où l'on va céder de nouveau au sommeil et où l'état passif commence. C'est plus rarement spontanément, au cours de l'état de veille, que le souvenir d'un rêve oublié est ressaisi ; c'est vraisemblablement, dans ce cas, parce que les

tement au cours de certains rêves, et que les rêves (particulièrement ceux qui sont dus à des états mixtes ou intermédiaires) peuvent laisser, pendant des intervalles plus ou moins courts, *la fonction endophasique* s'effectuer.

Quant à l'*hallucination*, c'est un état passif, ou un état de distraction cérébrale, au cours duquel des projections intensives, dues à des troubles fonctionnels ou autres, se projettent avec un caractère absolu d'objectivité sur le cortex psychique, dont la réceptivité et même l'activité peuvent subsister (*hallucination véritable*), ou dont ne persiste, au contraire, qu'un certain degré de réceptivité ou dont le fonctionnement est amoindri, d'où absence, au moment où elle se produit, d'appréciation critique des phénomènes. Signalons, par contre, l'*hallucination, ou rêve somnambulique spontané ou de l'hypnose*, au cours desquels il existe perte de la conscience psychique par suite du non fonctionnement du cortex psychique, et *oubli consécutif*. Et d'autre part mentionnons l'*hallucination psychique* de certains délires, dont les images sont en corrélation avec des processus psychiques pervertis. Nous ne pensons pas qu'il y ait intérêt à citer des exemples de cas, aujourd'hui bien connus, d'hallucinations verbales, visuelles, auditives ou motrices (V. par. suivant). Il serait également aisé de citer des cas d'hallucination non hypnotique, ou somnambulique, avec conservation de l'autoconscience psychique et parfois de la fonction endophasique.

ÉTATS DE DISTRACTION CÉRÉBRALE, SOMMEIL HYPNOTIQUE. — Contrairement à ce qui se passe à l'état normal où, périodiquement, le sommeil envahit progressivement les différents organes cérébraux, et à ce qui se passe au cours du rêve, alors que des excitations se produisent irrégulièrement

processus psychiques ou mnémoniques ont, en évoluant, rencontré des images qui s'étaient projetées dans le rêve sur le centre psychique (d'où conscience), ou déterminé, par association d'idées, la réapparition d'actes psychiques identiques à ceux qui avaient subsisté au cours du rêve.

et parviennent souvent à impressionner le cortex psychique
endormi, à solliciter sa réceptivité ; dans le sommeil hypnotique (somnambulique), subitement et par l'influence de
procédés anormaux (comme dans le somnambulisme naturel,
plus ou moins rapidement, par suite de causes mal connues),
il y a dislocation cérébrale, sommeil, annihilation ou anesthésie de parties psychiques du cortex, tandis que tous les
autres territoires nerveux *continuent* à fonctionner, et même
que l'intensité de leur fonctionnement semble augmentée du
fait de la suppression de certaines fonctions psychiques.

Le sommeil hypnotique supprime la réceptivité psychique
et partant la conscience, la fonction-miroir, qui sont nécessaires pour donner au sujet sa personnalité globale, sa personnalité réelle ; l'autoconscience psychique est abolie ; le
« je pense, donc je suis » ne sera jamais fourni par un sujet
hypnotisé qu'à titre de souvenir ou d'association conservée
par la mémoire, mais ne pourra être pensé par lui. Le souvenir de ce qui s'est passé au cours du sommeil somnambulique, ne persiste pas consciemment, parce qu'il n'y a
pas eu synchronisme des phénomènes psychiques et des phénomènes péripsychiques, que les projections ne se sont pas
opérées sur le cortex psychique, ou du moins que le manque
de réceptivité de celui-ci a rendu leur action sur lui stérile
(perte de la conscience psychique) ; le moi ne peut donc
reconnaître les phénomènes qu'il n'a pas ressentis et dans
lesquels il ne s'est pas lui-même évalué ; et cependant les
organes de mémoire ont pu s'enrichir de faits aussi nombreux que précis, les actions des différentes zones ont
retenti les unes sur les autres avec une intensité et une
cohérence plus grandes même qu'à l'état normal, et les
souvenirs qui se rapportent à des sensations que produira
un événement à venir, peuvent devenir le point de départ
d'actes dont le sujet ne comprend pas qu'il soit l'auteur
(suggestions à échéances).

Chez des prédisposés, la dislocation cérébrale peut s'établir selon des modes divers ; la répétition, une éducation

particulière entretiennent ou facilitent chez les sujets l'aptitude aux phénomènes de distraction cérébrale (1). Le potentiel des différents appareils semble augmenter lorsqu'il y a
suppression fonctionnelle, anesthésie, sommeil du cortex
psychique. Il peut arriver par contre que l'activité psychique
coïncide avec la cessation de fonctionnement d'autres
territoires cérébraux, tout au moins avec des perturbations
de fonctionnement, dont il est malaisé de découvrir le
mécanisme (V. obs. 106, 107.)

D'une façon générale, l'anesthésie du cortex psychique
paraît permettre l'hyperesthésie des centres subpsychiques
(excitabilité cutano-musculaire, crédivité, suggestibilité des
sujets en état de sommeil hypnotique); de même l'inertie,
l'anesthésie des centres corticaux incito-moteurs diminue
l'inhibition normale exercée sur les centres subcorticaux
(d'où l'hypertonicité de l'état cataleptique); enfin la suppression de l'inhibition des centres subcorticaux sur les centres
spinaux explique l'hyperexcitabilité neuro-musculaire des
léthargiques.

D'une façon générale, il semble que l'anesthésie des zones
nerveuses, en supprimant l'absorption qu'elles faisaient

(1) J'ai proposé en 1898 le terme de *distraction* pour désigner les
états où il y a fragmentation fonctionnelle du système nerveux. De
même que l'homme distrait exécute des actes, dit des paroles dont
il n'a pas conscience et que provoquent des sensations non perçues
psychiquement, ou en accord non avec ce qu'il pense, mais avec ce
qu'il a pensé antérieurement ou avec ce qu'il vient de penser, ou qu'il
n'y a plus concordance entre le phénomène psychique et les sensations, projections et réactions; de même, dans les états subnormaux
il peut y avoir manque de concordance entre le jeu des différents
territoires cérébraux, dont les fonctions de certains peuvent être en
quelque sorte momentanément supprimées. L'étude rationnelle des
états subnormaux conduira forcément à la connaissance des différentes fonctions cérébrales. (V. in *Perversion et Perversité sexuelles* ;
(Laupts) Paris, Naud, 1896. p. 302 et suivantes, et in *Annales médico-
psychologiques,* novembre-décembre 1898 (Laupts) : Les phénomènes
de la distraction cérébrale et les états dits de dédoublement de la
personnalité et *ouv. cit.* — v. p. 286 — le fonctionnement cérébral
pendant le rêve, etc.)

normalement d'une certaine quantité du potentiel des zones sous-jacentes ou voisines, détermine *ipso facto* l'élévation de potentiel dans celles-ci.

On peut faire parcourir à un sujet prédisposé les stades suivants : *anesthésie du cortex psychique ; sommeil somnambulique* ; les centres incito-moteurs ne sont plus sous l'influence du cortex psychique, mais fonctionnent par retentissement des organes de projection sensorielle (ou inversement) ; — *anesthésie des centres incito-moteurs corticaux ;* catalepsie ; hypertonus ; — *anesthésie des centres moteurs cérébello-cérébraux ;* léthargie ; hyperexcitabilité neuro-musculaire.

Mais souvent les fragmentations fonctionnelles se font selon des répartitions plus complexes ; il peut y avoir, par exemple, conservation de l'activité psychique avec anesthésie des centres moteurs sus-spinaux. Pitres a signalé sous le nom de léthargie lucide les cas suivants :

OBS. 106 (PITRES, *Leçons cliniques sur l'hystérie et sur l'hypnotisme,* t. II, p. 134). — La léthargie lucide est essentiellement caractérisée par une sorte de stupeur générale avec inertie musculaire et impossibilité de réagir aux excitations extérieures, mais avec conservation de la conscience, des impressions sensorielles, particulièrement des impressions auditives et du souvenir, après le réveil, des événements survenus pendant la durée des accès. Cet état peut être, chez certains sujets, provoqué par des manœuvres hypnogènes ; il peut aussi survenir spontanément à la suite de grandes émotions morales. M. Dumontpallier en a rapporté une observation très précise : Une hystérique de son service, facilement hypnotisable et soumise à de fréquentes expériences, avait pour voisine une malade, qui, la nuit, dans un accès de délire, se leva et ouvrit les rideaux de son lit. L'hystérique, effrayée, se sentit aussitôt paralysée de tout le corps. Le lendemain matin, à la visite, on la trouva inerte, insensible à la piqûre et présentant très nettement le phénomène de l'hyperexcitabilité neuro-musculaire qui accompagne habituellement l'état léthargique. Réveillée par M. Dumontpallier, elle lui raconta que, depuis l'instant où elle avait été épouvantée par sa voisine, elle n'avait pu remuer les membres ni les lèvres, ni ouvrir les yeux, mais qu'elle avait entendu tout ce qui se passait dans la salle et qu'elle craignait beaucoup de rester indéfiniment dans cet état de paralysie et d'être ensevelie vivante sans avoir pu faire comprendre qu'elle n'était pas morte.

Obs. 107 (Pitres, *ouv. cit.*). — Une dame du monde, sérieuse, honnête et absolument digne de foi, m'a souvent raconté qu'étant enfant, elle tomba dans un état d'engourdissement et d'inertie tel que ses parents la crurent morte. Cet état persista pendant quarante-huit heures. La malade entendait tout ce qu'on disait dans sa chambre ; elle se rendait compte du désespoir de ses parents ; elle assistait aux préparatifs de ses funérailles, et il lui était impossible de faire un geste ou de pousser un cri. Elle revint tout à coup à l'état de veille normal, à la grande stupéfaction de son entourage et a toujours conservé le souvenir des émotions pénibles qu'elle a éprouvées durant cet accès de *léthargie lucide*.

Il y avait donc eu chez ces deux malades conservation des fonctions psychiques, d'où possibilité de souvenirs conscients. Au contraire, dans tous les états, comme le sommeil somnambulique, qui se manifestent par l'automatisme infrapsychique avec, lors du retour à l'état normal, perte du souvenir conscient de ce qui s'est passé, il y a suppression de *la conscience et partant de l'auto-conscience psychiques* (fonction-miroir) *et de l'endophasie*—c'est-à-dire suppression de la projection consciente des images de centres endophasiques et de mémoire verbale, quelque précises et intenses que puissent être ces projections *verbales* — lesquelles, pas plus que les projections non verbales, n'impressionnent plus le cortex psychique, mais retentissent les unes sur les autres, ou sur différents appareils nerveux d'où production du rêve essentiellement systématisé qu'est le rêve du sommeil somnambulique. Et cette systématisation tient à ce que, contrairement à ce qui se passe dans le sommeil normal, où le sommeil des centres psychiques accompagne ou suit le sommeil des différentes régions cérébrales, dans le sommeil somnambulique *rien* n'a été endormi hors certaines régions psychiques : le rêve est cohérent, *il peut être puissamment moteur* ; au cours du rêve normal, le moindre mouvement détermine le réveil ; l'anesthésie psychique dans le rêve somnambulique ne cesse, dans la règle, que sous l'influence de procédés spéciaux.

Les états subnormaux sont naturellement fort nombreux et fort variés ; on peut en rencontrer ou les provoquer et les développer chez un prédisposé. Je dois citer ici un ouvrage de science fort remarquable, où l'auteur, Th. Flournoy, fait justice des arguments spirites. Le sujet, Hélène Smith, a présenté à son observation, admirablement minutieuse et précise, une série d'états subnormaux, parmi lesquels on trouve les différentes variétés de l'hypnose, et notamment le sommeil somnambulique (avec perte de la conscience psychique et perte du souvenir consécutif), et celles de l'état passif (hallucinations, considérées comme telles ou non, avec souvenir consécutif).

Ce qui me paraît de nature à intéresser particulièrement à la lecture de l'ouvrage de M. Flournoy, c'est la description d'un phénomène dont l'exagération, tout anormale qu'elle soit, ne doit cependant pas, à un degré moindre, être fort rare. Il semble, à la lecture des observations, si bien faites par cet auteur, que chez son sujet, Hélène Smith, le fonctionnement intellectuel soit souvent inconscient. Or, je rappelle que nous avons considéré (V. chap. I) l'activité intellectuelle comme inconsciente en soi, et ne prenant conscience d'elle-même que par les modifications qu'elle détermine sur des organes cérébraux voisins, lesquels, *faisant office en quelque sorte de réflecteurs*, renvoient au cortex psychique la modification venue de lui, par laquelle il prend alors mesure et conscience de son propre fonctionnement ; c'est ce que j'ai désigné au chapitre I par le nom de fonction-miroir : l'autoconscience psychique résulte d'une *réverbération*, d'une *réflection* de l'activité psychique sur des organes voisins qui, tout en renvoyant, en projetant, la modification subie selon la modalité fonctionnelle adéquate à leur constitution anatomique, en conserve cependant l'empreinte.

Or, il semble que chez Hélène Smith se produise fréquemment le phénomène suivant : les actes psychiques retentissent bien sur les zones de mémoire, mais, la réflection n'ayant pas lieu immédiatement sur le cortex psychique, ils demeurent inconscients ; cette réflection se produit cependant au moins pour certains actes, mais longtemps après, et les données que fournissent alors les centres de mémoire où elles se sont d'ailleurs généralement précisées, enrichies, systématisées, apparaissent à la jeune fille comme douées d'une valeur objective ; ce sont des hallucinations, mais des hallucinations qui portent l'empreinte d'une élaboration psychique due au sujet lui-même (cf. p. 168). Il en va vraisemblablement de même chez beaucoup d'hallucinés, encore que chez un grand nombre le travail psychique auquel se lie l'hallucination n'ait pas été inconscient. Il arrive aussi chez Hélène Smith que, même si la *réflection* n'a pas lieu, le sommeil somnambulique permet l'éclosion de ces manifestations d'origine psychique, dont elle ne conserve point par la suite de souvenirs conscients.

On trouve aussi chez Hélène Smith à peu près toute la gamme de ces états bien connus de distraction cérébrale, qui constituent les phénomènes médianimiques, et particulièrement l'écriture médianimique. Ils consistent en ceci que certains centres fonctionnant séparément, et *distraits* de l'influence psychique, soustraits à l'inhibition normale du cortex psychique, fournissent selon la règle des données parfaitement systématisées. Souvent chez Hélène Smith on trouve la trace de cette *induction psychique restée inconsciente* (parce que non réfléchie sur les zones psychiques), dont je viens de chercher à expliquer le mécanisme et les effets. Ainsi le sujet parle et écrit une langue martienne (c'est-à-dire de la planète Mars), fabriquée par elle sans qu'elle en ait le souvenir. Ainsi une critique du professeur Flournoy devient-elle le point de départ d'une nouvelle création inconsciente : celle du langage ultramartien, dont les signes graphiques sont différents de ceux du martien, et qui échappe aux objections formulées par le professeur Flournoy contre cette dernière langue ; ainsi les rêves de Mlle Smith dont les personnages se manifestent, les uns surtout visuellement, d'autres auditivement, d'autres enfin plutôt par l'écriture ou par la parole, donnent-ils souvent l'impression d'avoir subi une élaboration, une induction psychique antérieure, restée souvent inconsciente, et qui apparaît enrichie et précisée par la cohérence, la systématisation, qui sont l'apanage des états passifs généralisés et du sommeil somnambulique, c'est-à-dire des états où il y a impuissance ou anesthésie du dynamisme psychique, diminution ou suppression de l'inhibition psychique, prédominance formelle du dynamisme péripsychique.

Il faut lire dans l'ouvrage, admirablement consciencieux, de Th. Flournoy, l'exposé des faits qu'il a observés chez Hélène Smith. Je me borne à citer une page qui traite des hallucinations ou rêveries verbales.

Obs. 108 (Flournoy, *Des Indes à la planète Mars. Un cas de somnambulisme avec glossolalie*, 2ᵉ édit., p. 193) (1). Paris, F. Alcan :

1° *Automatisme verbo-auditif*, hallucinations de l'ouïe accompagnant des visions à l'état de veille plus ou moins parfait. Dans les visions spontanées, Hélène note au crayon, soit pendant la vision même, soit immédiatement après, les sons inintelligibles qui frappent son ouïe ; mais elle en laisse à regret beaucoup échapper, n'arrivant à recueillir parfois que la première ou la dernière phrase des paroles que ses personnages imaginaires lui adressent, ou des bribes éparses de conversations qu'ils tiennent entre eux. Ces fragments eux-mêmes renferment souvent des inexactitudes que rectifie ultérieurement, au moment de la traduction, Esenale (personnage imaginaire) ayant la bonne habitude d'articuler très nettement chaque mot martien avant d'en donner l'équivalent français. Dans le cas des visions qu'elle a aux séances, Hélène répète à mesure les paroles qu'elle entend sansles comprendre, et ce sont les assistants qui les notent tant bien que mal.

(1) Tout ce qui suit n'a trait qu'au cycle martien d'Hélène Smith.

2° *Automatisme vocal*, hallucinations verbo-motrices d'articulation. Ici encore ce sont les assistants qui recueillent ce qu'ils peuvent des paroles étrangères prononcées en état de trance, mais cela se réduit à peu de choses, car Hélène, dans son état martien, cause avec une désespérante volubilité. Il y a du reste une distinction à faire entre les phrases relativement nettes et courtes qui sont plus tard traduites par Esenale, et le baragouin rapide et confus dont on ne peut jamais obtenir la signification, probablement parce qu'il n'en a en effet aucune et n'est qu'un pseudo-langage.

Un nouveau procédé de communication, l'écriture, se fit jour avec un retard de dix-huit mois sur la parole.

3° *Automatisme verbo-visuel* (1), c'est-à-dire apparition de caractères exotiques devant les yeux d'Hélène éveillée, qui les copie aussi fidèlement que possible, comme un dessin, sans savoir ce que veulent dire ces mystérieux hiéroglyphes.

(1) Pour montrer le degré de suggestibilité de Mlle Smith, je reproduis le fait suivant, noté par elle de la façon suivante (Th. Flournoy, *ouv. cit.*, p. 48). Obs. 109. : « La veille de mon départ, nous sommes allés visiter l'exposition, et, tout en regardant le ballon s'élever, Mme X... me faisait cette réflexion : J'aimerais tant vous voir faire une ascension en ballon, afin que vous nous disiez l'impression que vous ressentiriez en vous élevant dans les airs. Je lui ai répondu que je ne craindrais pas du tout de faire cette ascension, qu'au contraire cela me ferait plaisir. Nous en sommes restés là et n'en avons pas reparlé le reste de la journée. Mais pensez que depuis cet instant je ne manque pas de voir tous les jours, vers cinq heures de l'après-midi, le ballon se balançant devant moi et toujours à la même place, la nacelle ne contenant jamais plus de six personnes. J'avais oublié de vous raconter cette chose, et c'est parce qu'il est cinq heures et que j'ai le ballon devant les yeux que je pense à le faire. C'est très curieux, surtout que quand que ce soit, n'importe où je me trouve, et chaque jour sans exception, je me trouve forcée de lever la tête pour regarder ce ballon, dont je distingue les plus petits cordages, étant donné qu'il ne me fait pas l'effet d'être éloigné de moi de plus d'une vingtaine de mètres. » Mlle Smith note que le ballon s'efface peu à peu ; on le dirait couvert d'un voile, puis il disparaît. Cette hallucination, dit M. Flournoy, durait une dizaine de minutes et pendant les premières semaines absorbait Mlle Smith au point de la rendre absente de la conversation pendant ce temps. Elle débutait par des sensations générales et motrices ; avant d'avoir l'apparition visuelle du ballon, elle *sentait sa présence* dans une certaine direction et était instinctivement *forcée de se tourner* de ce côté-là pour le contempler. (Th. FLOURNOY.) Le phénomène dura six semaines.

4° *Automatisme graphique*, écriture tracée par la main d'Hélène complètement intrancée et incarnant un personnage martien. Dans ce cas les caractères sont généralement plus petits, plus réguliers, mieux formés que les dessins du cas précédent. Un certain nombre d'occasions où la phrase a été prononcée par Hélène avant d'être écrite, et surtout l'articulation d'Esenale au moment de la traduction, ont permis d'établir avec certitude les relations entre les sons vocaux et les signes graphiques de la langue martienne.

« Il est à remarquer, dit le professeur Flournoy, que ces quatre manifestations automatiques du langage martien ne portent pas une égale atteinte à la personnalité normale de Mlle Smith. Dans la règle, les hallucinations verbo-auditives et verbo-visuelles ne suppriment point chez elle la conscience de la réalité présente ; elles lui laissent une liberté d'esprit sinon complète, du moins suffisante pour observer d'une manière réfléchie ces automatismes sensoriels, les graver dans sa mémoire et les décrire ou en prendre copie, en y joignant souvent des remarques témoignant d'un certain sens critique. Au contraire, les hallucinations verbo-motrices d'articulation ou d'écriture paraissent incompatibles chez elle avec la conservation de l'état de veille et sont suivies d'amnésie. Hélène est toujours totalement absente ou intrancée pendant que sa main écrit mécaniquement, et s'il lui arrive, très exceptionnellement, de parler automatiquement martien en dehors des moments d'incarnation complète, elle ne s'en aperçoit ni ne s'en souvient. Je ne sache pas qu'elle se soit jamais trouvée dans le cas des médiums qui regardent consciemment leur main écrire sans leur participation, ni dans celui bien plus rare, il est vrai, des sujets qui s'entendent avec étonnement proférer sans le vouloir des paroles inconnues qu'ils peuvent recueillir eux-mêmes. » (V. la curieuse auto-observation de L. Baron, *A case of psychic automatism « speaking with tongues »*, publiée par W. James.)

Il est vraisemblable que les automatismes verbaux de

Mlle Smith relèvent tantôt d'états passifs purs (c'est-à-dire au cours desquels persiste la réceptivité psychique, d'où conscience et souvenir consécutif) ; — d'états mixtes caractérisés par la réceptivité psychique avec des périodes de réactivité psychique, d'où autoconscience psychique (fonction-miroir), et même fonctionnement psychique plus ou moins étendu permettant ce que Flournoy appelle un certain sens critique, — et d'états somnambuliques avec anesthésie psychique, suppression de l'autoconscience psychique et même de la réceptivité psychique, en un mot anesthésie psychique et perte de souvenir conscient consécutif.

C'est d'ailleurs, quels que soient les états coexistants de dissociation ou distraction des appareils subpsychiques, à cette distinction que nous rapportons les états de distraction psychique. Et, de même que nous avons distingué trois sortes de rêves, ou plutôt trois états distincts du rêve :

Rêve sans projection (pas de réceptivité psychique ; les projections n'existent pas ou ne sont pas perçues, rêve inconscient et ne laissant pas de souvenir consécutif) ;

Rêve projeté (réceptivité et même réactivité psychiques subsistant plus ou moins, donc conscience et même autoconscience et possibilité de souvenirs consécutifs).

Rêves mixtes ou intermédiaires (réceptivité psychique et, au moins par moments, réactivité très appréciable, d'où autoconscience psychique (fonction-miroir), élaboration psychique des éléments projetés et même parfois fonctionnement psychique plus intense, sens critique, notion de la réalité, conservation relative de la notion du temps et approximativement de celle de la durée des projections qui peuvent se succéder beaucoup plus lentement que dans la plupart des autres rêves), états laissant, bien entendu, des souvenirs conscients.

De même, d'une façon générale, nous pouvons discerner les états suivants dans les états subnormaux :

État passif pur avec inhibition de fonction psychique,

conservation de la réceptivité psychique (conscience et souvenir) ;

États mixtes ou intermédiaires (prédominance du dynamisme péripsychique ; réceptivité psychique, réactivité psychique constante ou se manifestant de temps à autre, autoconscience psychique ; parfois dans l'état intermédiaire véritable fonctionnement psychique étendu, notion de la réalité et sens critique) ;

État somnambulique, véritable état de distraction (anesthésie du cortex psychique, inconscience, perte consécutive des souvenirs conscients).

Enfin, peuvent se manifester soit isolés, soit coexistant avec les états précédents, des états de distraction subpsychique, vraisemblablement dus à la cessation ou à la diminution de l'inhibition exercée normalement par des centres psychiques ou autres. (V. ce que nous avons dit de l'écriture médianimique et de l'induction psychique, de la léthargie et de la catalepsie.)

En ce qui concerne *la fonction endophasique*, nous estimons qu'il est possible qu'elle se manifeste, chaque fois que, les centres verbaux ou plutôt endophasiques n'étant pas anesthésiés, il y a autoconscience psychique, que cette autoconscience comporte la notion de la réalité ou qu'elle résulte de l'élaboration d'images inadéquates à la réalité (1).

DÉLIRE. ALCOOLISME ; INTOXICATIONS. ALIÉNATION MEN-

(1) Rappelons que pour nous la conscience psychique résulte de la réceptivité par le cortex psychique des projections des appareils subpsychiques, et que ce *que l'on appelle* couramment *conscience*, c'est-à-dire *l'autoconscience psychique* (qui comporte la notion du *moi*, du *je*), est la faculté qu'a le cortex psychique de percevoir le reflet même de sa propre activité, de sa propre existence aux moyens des projections qu'il reçoit ou qu'il provoque. Cette faculté, développée d'une façon caractéristique dans l'espèce humaine, rend possible les opérations de l'esprit. Les états qui, comme le sommeil somnambulique, suppriment la réceptivité psychique, doivent entraîner la perte de la conscience psychique (et ceci peut sans doute être produit chez certains animaux) et partant, ce qui est appréciable surtout chez l'homme, celle de l'autoconscience psychique (fonction-miroir).

TALE. — *Délire de la fièvre*. Il n'est pas rare de trouver, au cours des troubles psychiques du délire, des perturbations de l'autoconscience ; le délirant n'est pas un automate, comme l'hypnotisé, au moins si l'on réserve le nom de délire au délire véritable : le délire psychique qui se manifeste dans les pyrexies ; mais comme l'excitation psychique, constante ou intermittente, s'accompagne souvent aussi d'excitations de divers territoires cérébraux, il est assez malaisé de distinguer le rôle et la part des hallucinations diverses qui se produisent au cours des troubles, essentiellement psychiques cependant, du délire, hallucinations dont la plupart ne sont que l'effet de ces troubles, — les processus psychiques précipités ou pervertis déterminant des projections et des réactions qui leur sont adéquates, donc anormales. Si le délirant est un automate, c'est un automate psychique ; ou plutôt, si l'on admet que l'homme sain est un automate psychique, le délirant est un automate dont le mécanisme psychique n'agit plus régulièrement. L'hypnotisé est un automate subpsychique. L'étude de l'autoconscience et de l'endophasie au cours du délire et des diverses intoxications, doit se lier essentiellement à celle des fonctions psychiques. Certains troubles de l'autoconscience me paraissent essentiellement dus à ce que les processus psychiques sont tellement précipités, qu'au moment où les projections d'origine psychique sont reportées sur le cortex psychique, de nouveaux processus psychiques se sont déjà produits ; d'où troubles d'autoréceptivité ; aussi état de confusion extrême, dysconscience, qui ne cesse que par intervalles, lorsque des projections peuvent s'effectuer normalement. Mais il faut tenir compte aussi de ce fait que souvent des images inadéquates, du fait de l'excitation péripsychique, se projettent et augmentent la confusion, en devenant le point de départ de nouveaux processus délirants.

Les troubles endophasiques sont, bien entendu, ceux du phénomène général de l'autoconscience, dont nous venons de parler.

Au sortir du délire il n'y a souvenir que des projections, verbales ou non, qui se sont normalement effectuées sur le cortex psychique, qui n'ont pas échappé à la réceptivité psychique.

ALCOOLISME. — Il y a lieu de distinguer entre l'excitation psychique de l'ivresse, qui peut occasionner des états de l'autoconscience, anormaux *d'apparence*, mais adéquats aux phénomènes psychiques perturbés ; les hallucinations de l'alcoolisme chronique, et le délire aigu avec dysconscience. On comprendra aisément que, dans l'exemple suivant, ce n'est ni l'autoconscience, ni l'endophasie qui sont en cause, mais qu'il s'agit, même en ce qui concerne les images dites psycho-motrices, de simples hallucinations, de phénomènes de distraction cérébrale, dus à des causes localisées d'excitation, et vraisemblablement consécutifs à des inductions auto ou hétéro-psychiques, telles que les reproches ou les conseils entendus par la malade ou qu'elle s'adressait à elle-même :

OBS. 110 (P. COLOLIAN, *Les Hallucinations psycho-motrices verbales dans l'alcoolisme*, p. 4, obs. 1). *Extrait* : Mme B..., 36 ans. Dégénérescence mentale et hérédité : grand'mère aliénée. — Début des habitudes alcooliques à 23 ans. Signes d'alcoolisme chronique à 35 ans. Hallucinations de l'ouïe, de la vue et psycho-motrices verbales (en 1896).

En 1896, elle a perdu tout appétit ; double alors la dose des apéritifs. C'est à cette époque qu'elle a des troubles hallucinatoires.

Elle a eu d'abord des hallucinations de l'ouïe, entendait distinctement par ses deux oreilles une ou plusieurs voix d'hommes, de femmes qui lui faisaient des reproches : « Tu fais mal ton ménage, tu ne balayes pas bien. » Ces voix avaient des réflexions sur tout ce qu'elle faisait.

Dans la soirée, à la tombée de la nuit, elle voyait des fantômes autour d'elle, des têtes grimaçantes. Mais les hallucinations de la vue ne prédominaient pas, elles étaient fugaces et peu nombreuses.

Hallucinations psycho-motrices verbales. — Les voix des oreilles lui posaient aussi des questions, et elle s'aperçut un jour qu'une autre voix, non articulée celle-là, sans aucun timbre, qu'elle entendait néanmoins, répondait aux questions posées par les voix des oreilles. Ainsi s'établissait en elle un dialogue singulier de la voix intérieure avec les voix externes.

Les voix externes disaient : « — Tu n'as pas payé tes notes, tu as des dettes partout. » — « Ce n'est pas vrai, répondait la voix intérieure, je n'ai pas de dettes, j'ai tout payé. »

La malade s'étonnait que la voix intérieure parlât en son nom, répondant comme pour elle ; mais souvent cette voix parlait aussi au nom d'un tiers : « Non, affirmait-elle, elle est une bonne personne, vous avez tort, vous. »

Quelquefois la voix intérieure et les voix des oreilles ne tombaient pas d'accord : la malade, affolée, assistait alors à des discussions, les voix s'entrechoquaient ; celles des oreilles criant tant qu'elles pouvaient, la voix intérieure ne parvenant pas à se faire entendre.

Mme B... assistait, muette spectatrice, à cette bataille hallucinatoire, incapable de bouger. Elle crut comprendre plus tard que la voix intérieure était sa voix intime, causant, disputant malgré elle. Elle parlait donc automatiquement ; quand les voix des oreilles l'accusaient, la voix intérieure répondait sans son assentiment : « Non, je n'ai pas fait ça. »

Elle ne pouvait désigner d'où venait cette voix, où elle se faisait entendre ; c'était parfois à l'estomac qu'elle sentait la réponse. « Je réponds par l'estomac, disait-elle, tandis que j'entends par les oreilles les questions et les injures que l'on m'adresse. » Elle ressentait au même moment une contraction épigastrique, mais la langue ne remuait pas.

Elle était hallucinée déjà depuis plusieurs jours quand, le 7 mai 1896, les voix des oreilles lui prédisent un grand malheur : elle allait devenir folle. Désolée, elle se sauve, les voix la poursuivent.

« Jette-toi par la fenêtre », lui crie-t-on dans les oreilles, et c'est ce qu'elle a fait..... (*elle est grièvement blessée et transportée à l'hôpital*). Trois semaines après sa sortie de l'hôpital, les cauchemars, le tremblement des mains réapparaissent avec une légère variante. Ainsi la zooptie est plus caractéristique cette fois, la malade voit des figures dans des lunes, elle a des visions de chiens, de grenouilles, de chats, de souris. Les voix des oreilles sont moins nombreuses. Elles sont au nombre de trois, dont une d'homme, une bonne celle-là, qui la protège contre les deux autres : des voix de femmes ; la voix intérieure n'a pas changé de caractère..... A la suite du traitement, tout accidentalcoolique disparaît. Mais la malade reste triste, déprimée ; elle redevient ce qu'elle était avant les habitudes alcooliques (plutôt triste, misanthrope, recherchant la solitude).

ALIÉNATION MENTALE. — Ici encore il faut distinguer entre le délire aigu (A) analogue au délire fébrile ; — les désordres psychiques des délires chroniques avec manifestations de l'autoconscience et de l'endophasie d'apparence plus ou moins anormale, mais adéquates aux troubles psychiques (B) ; — et les hallucinations et états divers de distraction cérébrale (C).

A. — Obs. 111. — Dans le délire aigu, dit von Krafft-Ebing (1), la marche des images mentales est très accélérée, confuse ; tout au plus le cerveau fait encore des associations d'idées d'après l'assonance et l'allitération des mots. Le délire devient excessivement décousu, et, à l'apogée de l'agitation, il ne se manifeste plus que par des mots détachés, des syllabes, des mots, des cris. Le lien des pensées se rompt à chaque instant et, sous l'impulsion psycho-motrice continuelle, il se produit passagèrement de la verbigération. — Les délires sont surtout de nature anxieuse et terrifiante. La plupart des malades délirent sur la fin du monde, l'extermination générale, sur la mort, les empoisonnements. Ils voient tout s'écrouler autour d'eux, tout brûler ; ils se voient ensevelis sous les décombres. Ils n'ont jamais été de ce monde, ils n'ont jamais existé (destruction de la conscience de la personnalité). En même temps, du délire des grandeurs peut apparaître spontanément et épisodiquement. Les visions de sang et de feu sont particulièrement fréquentes. Comme phénomènes de réaction motrice, il y a des tentatives désespérées pour échapper au sinistre menaçant. Ces actes moteurs, bien qu'ils soient produits par un mobile psychique, ont quelque chose de particulièrement incohérent, d'incertain, d'impulsif, par suite du trouble profond de l'intelligence et de la perte des sensations musculaires et des images motrices. Des phénomènes d'excitation dans les centres moteurs s'y ajoutent de bonne heure ; le malade se roule sans but ni fin, trépigne des pieds, enfouit sa tête dans les oreillers, halète, souffle par la bouche, souffle par le nez, respire spasmodiquement, avec un rythme de plus en plus accéléré.

(1) Von KRAFFT-EBING, *Traité de psychiatrie* ; traduit sur la 5ᵉ édit. allemande par Émile LAURENT ; 5ᵉ partie : « Délire aigu », p. 654.

A ces phénomènes psycho-moteurs, qui se manifestent par des mouvements ayant encore une apparence volontaire, s'ajoutent, au cours de la maladie, des symptômes d'excitation dans les centres infracorticaux. Il peut se produire des grincements de dents, un jeu grimaçant des muscles de la figure, du strabisme, du spasme tonique des muscles maxillaires, des spasmes du nez, des mouvements convulsifs des extrémités allant jusqu'aux spasmes généraux toniques et cloniques. Le langage aussi est troublé, balbutiant (par ataxie, insuffisance musculaire, sécheresse de la cavité buccale), nasillant (par suite de la parésie du voile du palais).

Je renvoie au traité de von Krafft-Ebing et aux ouvrages traitant de l'aliénation (Schule, etc.) pour l'étude des différentes formes de la folie, les troubles du langage chez les aliénés, etc. C'est évidemment dans le délire aigu que nous trouvons les troubles les plus profonds de la conscience et de l'endophasie.

B.— Obs. 112 (Extrait de l'obs. xl du *Traité de Psychiatrie* de von Krafft-Ebing, *ouv. cit.*, p. 478). — *Paranoia reformatoria.* Mme R..., 48 ans.

La malade est actuellement occupée de ses projets sociaux. Elle se sent l'étoffe d'un orateur public, d'une réformatrice, « quand même elle devrait se placer sur les barricades ». Elle veut la religion primitive, et alors il n'y aura plus de guerres de religion ni de haines de races. Elle supprimera la pauvreté et la misère simplement en supprimant l'argent. « En quoi avons-nous besoin d'argent, puisque tout pousse dehors ! S'il n'y avait pas d'argent, il n'y aurait pas d'impôt. Les impôts rendent la vie difficile. Ce que nous mangeons, c'est de l'impôt... »

Elle veut abolir la monarchie, et elle est convaincue que, si elle pouvait exposer ses idées à l'Empereur, celui-ci abdiquerait aussitôt de sa propre volonté. Elle abolira ensuite les maladies en supprimant les médecins, car ceux-ci, en inventant toujours de nouvelles, en augmentent le nombre.

Elle inventera de nouvelles machines, une machine qui donnera des vêtements tout faits. Elle veut aussi supprimer l'armée. Un jour elle a déjà moralement forcé les soldats à quitter le champ d'exercices : elle leur avait lancé un regard ironique...

Elle croit de son devoir de faire des conférences publiques pour conquérir à ces idées le peuple. Ses idées grandioses lui

viennent souvent comme par inspiration ; souvent elle les entend
sous forme de voix. Alors elle se sent comme une divinité et
pourra, s'il le faut, vaincre le monde.

La malade dédaigne la compagnie des autres, se tient à l'écart,
s'occupe, pendant son séjour à l'asile, de travailler à ces problèmes sociaux, à rédiger ses idées sur la solution de la question
sociale... « Chacun doit se gouverner soi-même. Un peuple cultivé se gouverne lui-même. Il est temps d'ôter ses chaînes à l'humanité. A la place du mariage il faut mettre l'amour libre. A la
place de l'Église, il faut mettre la cuisine ; au lieu des messes il
faut à manger »... « Il viendra un temps où ils (les souverains) me
demanderont à sauver la société, mais je serai sourde à leurs
prières. »

Elle a prédit bien des choses... Cette prophétie aussi s'accom-
plira. Dans un nouveau « Projet de délivrance de l'Univers »,
elle apostrophe à la fin les maîtres de la création et leur con-
teste le droit de gouverner le monde. Ce droit ne revient qu'aux
femmes, car ce sont elles qui mettent les enfants au monde...

La malade dispose d'une quantité de connaissances assez considérables, de réminiscences de lectures, d'une certaine éloquence ;
à la clinique, elle fait avec beaucoup de plaisir et d'aplomb une
conférence improvisée. Elle défend assez habilement ses idées
insensées contre les objections qu'on lui oppose. Elle ne présente pas de stigmates de dégénérescence ; bien conservée et bien
portante au physique (a eu quelque temps des habitudes alcooliques). — KRAFFT-EBING.

OBS. 113 (KRAFFT-EBING, *ouv. cit.*, p. 579, obs. LXVI). — *Extrait* :
Le 13, il (le malade, épileptique) se croit momentanément
dans la maison des aliénés, ensuite dans le Saint-Sépulcre. Il
est le prince héréditaire Rodolphe ; les gens de l'entourage sont
pris pour des empereurs et des apôtres. L'après-midi, il prend
l'attitude de quelqu'un qui prête serment ; ensuite, profondément
contri, il voit devant lui le jugement dernier ; tout repentant, il
se jette par terre, glisse sur le ventre, se frappe de coups de
poings la figure et la poitrine, crie : « Je n'ai jamais assassiné personne, j'ai folichonné ; je n'ai jamais été Dieu, ni Empereur, ni
Satan ; je me suis fait passer pour le Christ ; en effet, c'est moi
qui suis le Christ avec la couronne d'épines, car je n'ai jamais été
faux monnayeur et je n'ai jamais volé trente kreutzer. » Il n'a
toujours pas de sommeil. Contrit, profondément troublé, il
éprouve à plusieurs reprises les peines du jugement dernier, se
cache en se fourrant dans sa paillasse qu'il prend parfois pour

le Saint Sépulcre, gémit désespérément, présente à l'occasion un accès de crampes cloniques.

OBS. 114 (KRAFFT-EBING, *ouv. cit.*, p. 420, obs. XXVII). — *Extrait:* Vésanie aiguë menstruelle. Episode sous forme de reptus. « Laissez-moi sortir, s'écrie-t-elle ; il faut que j'aille chercher mon âme, le diable l'a emportée. » Angoisse très accentuée à cause de son âme perdue ; défense désespérée contre l'entourage qu'elle considère comme hostile.

On peut conclure de ces trois observations que, quels que soient les troubles psychiques et les troubles subpsychiques concomittants, quelles que soient même les modifications de l'autoconscience (certains malades se prennent pour des animaux et poussent les cris de l'animal qu'ils s'imaginent être), il existe des cas où l'autoconscience, le langage et, vraisemblablement, l'endophasie restent adéquats aux idées ou images délirantes.

Voici, maintenant, extraits de l'ouvrage très instructif de Séglas, des cas d'hallucinations verbales, observées chez des malades atteints de troubles psychiques. Ici encore, il ne semble pas que la fonction endophasique soit essentiellement altérée ; les malades parlent et expliquent leurs hallucinations comme il est normal qu'ils le fassent, c'est-à-dire de la façon qui correspond à leur genre de folie.

C. — OBS. 115. *Hallucinations verbales visuelles. Persécuté ambitieux* (SÉGLAS, *Des troubles du langage chez les aliénés*, p. 181 ; Paris, Rueff). — Un jour étant à dîner, il put lire distinctement sur sa lampe en porcelaine les mots : « Je t'aime » qui, pour lui, avaient été envoyés en cet endroit à l'aide d'un miroir. Dans la suite, il a vu de plus en plus fréquemment des lettres par les yeux : il s'est alors, dit-il, habitué à écrire par les yeux et à lancer les mots dans l'espace. Les lettres sortent de l'œil : elles sont jaunes, ont l'apparence de petits caractères d'imprimerie, puis elles augmentent de grandeur en s'éloignant à une certaine distance, après laquelle elles diminuent et blanchissent. Il a pu dès lors par ce moyen correspondre de Bicêtre avec certaines personnes de Clichy, et il leur demande ainsi de faire des démarches pour lui obtenir un brevet d'écriture par les yeux. — Ajoutons que ce persécuté qui, à côté de ces hallucinations verbales visuelles, en a d'autres auditives et surtout motrices (voix muettes), est extrêmement visuel. Quand il s'est bien pénétré d'une partie de la cour, par exemple, il ferme les yeux ; l'endroit se détache très net en bloc, puis s'efface en fuyant vers l'occident. Cette faculté de visualisation est regardée par lui comme un pouvoir *photographique* spécial dont il dispose et qui excite la jalousie de ses ennemis. Les photographies sont bien plus belles, dit-il, en fermant les yeux parce que la paupière sert de réflecteur : elles sont alors nettes et vivantes.

OBS. 116. *Hallucinations verbales auditives* (SÉGLAS, *ouv. cit.*, p. 185). — Mlle A... est en butte aux persécutions du diable et des esprits (des francs-maçons sans doute), qui lui parlaient d'abord par l'oreille, lui disaient des injures, des menaces. Maintenant ils parlent intérieurement, au dedans d'elle-même ; souvent même ils la font parler malgré elle et dire le mal quand elle pense le bien.

Une autre malade, mélancolique avec idées de culpabilité, perçoit des voix intérieures, qu'elle n'entend pas par l'oreille, s'accompagnant de mouvements des lèvres : l'une qui rappelle des faits passés pour elle ou d'autres personnes et une autre qui la gronde : c'est celle du bien qu'elle n'a pas fait. « D'ailleurs, ajoute-t-elle, il y a toujours en moi deux idées qui se contredisent. » Une voix intérieure lui dit de me dire : « Vous avez aimé une femme qui est le diable ; » et une autre lui dit qu'elle a mal fait de le dire. — « Je suis Jésus en vous », lui dit une voix au cœur, et une autre répond à la même place : « Tu es ironique. »

Certains malades interprètent ces hallucinations comme une faveur, ils voient là un fait de communication de pensée, une inspiration qui leur vient d'en haut. C'est le cas des théomanes, des prophètes. — Une aliénée que nous avons observée à la Salpêtrière se prétendait en relation avec les esprits de divers hommes célèbres. Elle a conversé d'abord mentalement avec eux ; ils lui parlaient intérieurement, dans la tête, mais pas dans l'oreille. Elle sentait alors sa langue remuer comme si elle allait parler. Plus tard elle a obéi à cette sollicitation et a commencé à parler sous l'inspiration des esprits.

OBS. 117. *Hallucinations motrices* (1)(SÉGLAS, *ouv.cit.*, p.128).—

(1) « Il est des malades, dit M. Séglas, qui disent qu'une voix leur parle, mais qui cependant ne perçoivent aucun son. Pour nous, l'hallucination psychique est une véritable hallucination... ; c'est

Extrait : Mme L... se plaint d'être emplâtrée, emboucanée, empestiférée par cinq prêtres, dont l'un est dans sa tête, deux dans sa gorge, un dans son ventre, un dans son estomac. Quand elle passait sur un pont, ils la poussaient à se jeter à l'eau malgré elle ; ils font remuer ses doigts de pieds. Ils la font parler malgré elle, surtout la nuit, et dire des tas d'horreurs. Ils la possèdent si bien qu'ils parlent par sa bouche, voient par ses yeux, etc. — Un jour qu'elle lisait le journal, elle l'a jeté de colère parce que c'était eux qui lisaient ; en effet, sa langue marchait malgré elle pendant qu'elle lisait.

Ils lui parlent intérieurement, sans qu'elle les entende par l'oreille : « Je ne les entends pas, dit-elle, je les sens parler. » Ces voix intérieures viennent du ventre, de l'estomac, de la tête, du dos, de la gorge et surtout de la langue. Ils se cachent sous sa langue et la remuent pour lui parler ; quelquefois elle sent aussi ses lèvres frissonner. Elle est tellement consciente de ces mouvements de la langue, qu'elle attribue à la présence des prêtres, qu'elle demande à chaque instant qu'on regarde sous sa langue pour voir s'ils n'y sont pas. Une fois, elle est allée chez un pharmacien pour faire constater leur présence dans sa langue. « Le pharmacien a regardé avec un tube de verre, mais ne s'est pas prononcé. »

Quand ceux qui sont dans le ventre et dans l'estomac veulent parler, elle sent à cet endroit quelque chose qui se décroche. Cela saute et remonte dans la gorge jusque dessous la langue. Comme elle n'a plus de pensée, il y en a un qui lui sert de pensée « c'est le souffleur » : il est placé dans le dos, entre les deux épaules. Elle sent que cela roule ou monte et descend à cette place, mais elle ne comprend pas. Mais il y en a un autre plus haut dans la gorge et sous la langue, qui répète « comme un interprète » ce que le premier veut dire, et c'est alors qu'elle comprend par les mouvements de la langue...

Une de nos malades, ajoute le docteur Séglas, qui a des voix épigastriques, s'exprime ainsi : « Il y en a qui viennent parler dans la bouche et qui obligent la langue à remuer, mais la

surtout une hallucination psycho-motrice, intéressant la fonction du langage dans ses éléments psycho-moteurs (SÉGLAS). Il me semble que nous ne connaissons pas suffisamment le mécanisme des fonctions psychiques pour affirmer que l'hallucination dite psychique relève en tous cas du fonctionnement d'un ou de plusieurs des organes moteurs, qu'elle soit toujours une hallucination motrice.

bouche reste fermée et il n'en sort aucun son. Je comprends ce que les voix disent aux mouvements de la langue, sans prononcer rien ni haut ni bas. » D'autres fois, elle prononce les paroles à voix basse ou même à voix haute. Elle dit que par moments la voix intérieure ne s'accompagne pas de phénomènes de ce genre, mais pour nous ils passent inaperçus. Ainsi, devant nous, elle entend deux voix intérieures qui conversent. L'une dit : « Il est une bête » ; l'autre répond : » Non, il n'est pas une bête. » Or, bien que la malade dise que cette dernière phrase seule ait été articulée en même temps par elle-même à voix basse, nous avons très nettement entendu les deux phrases prononcées à voix basse sur le même ton, sans aucune différence. Nous avons maintes fois constaté ce fait.

Terminons par ces considérations sur les impulsions et hallucinations graphiques.

Obs. 118 (Séglas, *ouv. cité*, p. 248).— Comme pour les hallucinations verbales motrices d'articulation, on peut distinguer, dans les hallucinations verbales graphiques, différents degrés d'intensité, suivant qu'elles ne s'accompagnent pas de mouvements correspondants (hallucinations graphiques kinesthétiques proprement dites) ; ou bien qu'il y a un mouvement réel, plus ou moins accentué, dans la main (hallucinations motrices graphiques); ou bien même que les mouvements d'écriture sont réellement exécutés, que le malade écrit. Ce dernier cas constitue l'*impulsion graphique*.

D'un autre côté, quel que soit le degré d'intensité que revêtent ces phénomènes particuliers, le sujet peut se rendre un compte exact de leur nature pathologique (v. ouvrage de Séglas) ; ou bien il leur donne une interprétation délirante en rapport avec ses idées particulières. C'est ainsi qu'un persécuté prétend qu'à l'aide d'un appareil « dynamo », ses persécuteurs en arrivent à écrire avec sa propre main et à défigurer les lettres qu'il trace. Ses lettres sont très curieuses, et l'on y voit deux écritures distinctes. Par exemple, après avoir minutieusement décrit les épouvantables tortures qu'on lui fait subir dans sa baignoire, il signe :

« Léon G..., persécuté et exécuté tous les lundis de terribles et cruelles expériences électriques sur moi, chaque fois que je suis dans ma baignoire depuis 39 mois, « *et nous espérons encore en faire des expériences et te faire souffrir effroyablement dans les contorsions et les contractions...* » Suit l'annonce de souffrances nouvelles pour le jour suivant avec le détail de tout ce qu'il endurera. Les prédictions se réalisent toujours, d'ailleurs, de point en point ; ajoutons que le malade disait écrire ainsi sous la dictée de ses persécuteurs. »

J'interromps là l'étude de la *fonction endophasique*, en prévenant les lecteurs que je recevrai toujours avec reconnaissance toute communication relative à quelqu'un des sujets traités dans ce volume ou de ceux qui seront traités dans le volume suivant.

Je compte en effet publier l'exposé des considérations d'ordre pratique sur les méthodes que les recherches entreprises permettent, à mon sens, d'édifier, en examinant d'abord les points dont l'examen a déjà conduit à des résultats (*Langage intérieur et art oratoire. — Langage intérieur et phénomènes dits de transmission de pensée. — Langage intérieur et étude des langues vivantes*) (1).

Tours, septembre 1902.

(1) Voy. Maurice Ajam, *La parole en public* ; Paris, Chamuel. — *Étude sur un cas du phénomène dit de transmission de la pensée* (Laupts ; 1895), et Travaux de Binet-Sanglé, in *Revue de l'Hypnotisme*. — G. Saint-Paul, « La Physiologie, La Psychologie et l'Étude des Langues » et « Le Visuelisme et l'Étude des Langues », in *Revue Scientifique*, 8 juillet 1899 et 25 août 1900. — Voy. également une excellente publication, la *Revue des Quatre-Langues*, de M. Chamronnaud ; Paris, Nony et Cie.

TABLE DES MATIÈRES

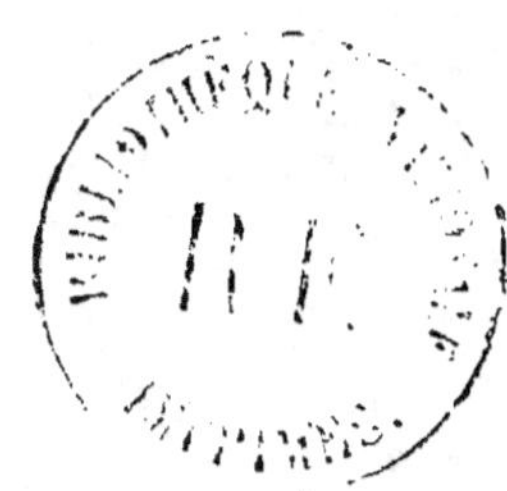

CHAPITRE PREMIER

Le mécanisme cérébral et le langage intérieur.

CHAPITRE II

La formule endophasique.

CHAPITRE III

L'endophasie dans les états pathologiques et dans les états subnormaux.

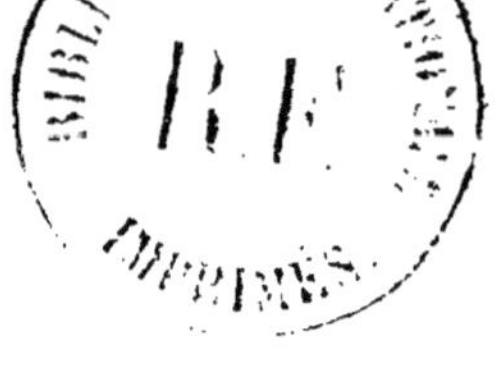

21-3-03. — Tours, Imp. E. ARRAULT et Cie.

www.ingramcontent.com/pod-product-compliance
Lightning Source LLC
LaVergne TN
LVHW010755060726
842527LV00002B/480